羞耻感

羞耻感的共情理解与心理治疗指南

Understanding and Treating Chronic Shame

[加]帕特丽夏·A.德扬 (Patricia A. DeYoung) 著

黄明贵 译　郭玮晗 校译

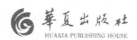
华夏出版社
HUAXIA PUBLISHING HOUSE

北京市版权局著作权登记号：图字01-2021-6421号

图书在版编目（CIP）数据

羞耻感：羞耻感的共情理解与心理治疗指南 / (加)
帕特丽夏·A.德扬 (Patricia A. DeYoung) 著；黄明贵
译. -- 北京：华夏出版社有限公司, 2025.2
　书名原文：Understanding and Treating Chronic
Shame: A Relational/Neurobiological Approach
　ISBN 978-7-5222-0602-8

Ⅰ.①羞… Ⅱ.①帕… ②黄… Ⅲ.①情绪—精神疗
法—指南 Ⅳ.①R749.055-62

中国国家版本馆CIP数据核字（2023）第228722号

羞耻感：羞耻感的共情理解与心理治疗指南

作　　者　[加]帕特丽夏·A.德扬　著

译　　者　黄明贵

校　　译　郭玮晗

责任编辑　陈　迪

出版发行　华夏出版社有限公司

经　　销　新华书店

印　　装　三河市少明印务有限公司

版　　次　2025年2月北京第1版　2025年2月北京第1次印刷

开　　本　710×1000　1/16开

印　　张　19.5

字　　数　270千字

定　　价　69.00元

华夏出版社有限公司　地址：北京市东直门外香河园北里4号　邮编：100028
网址：www.hxph.com.cn　电话：（010）64663331（转）若发现本版图书有印装质量问题，请与我社营销中心联系调换。

致我成年的孩子们
安德烈（Adriel）、罗恩（Rowan）和詹森（Jason）

改写羞耻感的历史
带着执着和爱

羞耻感确实是一种存在于我们的大脑、心智以及你我之间的现象。德扬博士用深思熟虑的、人道的和科学的方法，在应对治疗长期羞耻感以及带着羞耻感生活的挑战方面，做了很扎实的工作。

路易斯·科佐利诺（Louis Cozolino），博士
佩珀代因大学教育与心理学院心理学教授

帕特丽夏·A.德扬从不同的临床案例和多样化的诊断开始，解决了困扰我们来访者的隐性核心问题，即无声但强烈的羞耻感。她用优美的语言为缺乏协调的毁灭性影响赋予了声音和形状。德扬还指出，因为羞耻感源于人际关系，我们必须用关系来进行治疗。同样重要的是，她提醒我们，为了有效地开展这项工作，治疗师必须参与到他们自己正在进行的工作之中。这本书特别值得我们所有人阅读。

帕特丽夏·L.佩普诺（Patricia L. Papernow），博士
哈佛医学院心理学讲师

帕特丽夏·A. 德扬将羞耻感首先定义为一种关系体验，揭示了长期羞耻感的广泛、破坏性后果，同时用清晰易懂的语言阐述了有效的治疗方法。对于希望从心理动力学的角度理解和治疗羞耻感的临床医生来说，这本书是一个重要的参考。

玛莎·斯威齐（Martha Sweezy），博士
哈佛医学院剑桥健康联盟辨证行为治疗项目副主任兼培训主任

推荐序

到阳光下，让羞耻感慢慢消散

最早接触德扬大师的这本书还是大概在 2016 年读博的阶段，有好多同学和导师都推荐。刚开始我都不大敢看，怕太沉重，直到 2020 年才下定决心开始读，前后花了近 10 个月慢慢读完。中间几次暂停。一方面当时自己还在处理个人成长中很深层的羞耻感，太沉重了。另一方面，这真是一本好书，句句说到我心窝，句句醍醐灌顶，恨不得每一句话都划重点。仿佛是一道非常有营养、有滋味的硬菜，要细嚼慢咽，才能摄取所有的营养。2024 年，我很荣幸参与到这本书的翻译出版过程中，又重温一遍，感受仍旧那么深刻。现在，我已经消化了很多自己当初的羞耻感，更加看到这本书在当下治愈很多人的深刻意义。

在我的咨询工作中，羞耻感几乎无处不在："我不够好""我太矫情了""我这样的人没有人喜欢没有人爱，所以我要不断努力""我那么差劲，所以才把生活过得一团糟"。很多人深陷于羞耻感中，越痛苦越攻击自己，越攻击自己越无法自拔，越焦虑低谷越无法寻求出路。

德扬从关系中定义羞耻感，当面对一个无法消化你的情绪的人的时候，一个人产生的自我崩溃瓦解、情绪无处安放的痛苦感受，是和他人失去连接感的状态。

一个例子：孩子哭了，父母去安抚。如果孩子的情绪被接受，则他慢慢平缓下来；相反，如果孩子哭了，父母心烦，大怒"你哭什么哭！"，那孩子对自己的情绪会产生强烈的羞耻感；如果孩子大哭，但父母不加理会，"折腾累了你就老实了"，那孩子看似安静了，但并没真正消化自己的情绪，最终也会产生强烈的羞耻感。

由此看出，羞耻感并非只是被羞辱出来的，也是在情感长期被忽视、不被接受和消化的关系中产生的。

意识到这一点深刻地影响了我这些年的临床工作。非常多的来访者在成长过程中也许并没有遭受明显的语言暴力，却无法形容自己内心的痛苦、孤独和无助。很多时候，帮助他们认清情感"被忽略"本身是一种冷暴力，也是一种造成羞耻感的极大伤害，对来访者的意义都是深刻的。

同时，在治疗中重新建立化解羞耻感的真诚的连接，让深藏的羞耻感逐步地暴露到阳光下，从脑神经学角度，治疗师用右脑感知来访者的情绪，再用左脑语言帮助来访者表达，慢慢让羞耻感消散，让羞耻感隐藏和解离的部分整合到健康的人格中去。这本书在这些治疗过程中给了我很多启迪和指引，是对我的临床工作影响最深的书本之一。五星推荐。

沈萌

英国心理咨询学院咨询心理和心理治疗双博士

UKCP、BACP 认证临床心理治疗师，UKCP 认证临床督导

致　谢

本书已酝酿了十年有余，在这期间，我对书里的内容进行了多次临床检验。我要感谢所有的同事、接受我督导的治疗师以及我的学生。多年来，我向他们谈起来访者生活中的羞耻感，以及羞耻感对其生活的影响，他们认真地倾听，并提出了很多想法。我很荣幸能在这样一个思维活跃的环境中，与大家一起热烈地讨论各种临床理论和心理治疗实践，阐述我自己的理论。

我的一些同事还深度参与了本书的编写。和我同在多伦多人际关系心理治疗研究所任教的罗珊·格里马尔德（Rozanne Grimard）、詹森·温克勒（Jason Winkler）、凯伦·埃塞克斯（Karen Essex）和朱迪·古尔德（Judy Gould），他们仔细阅读了早期的书稿。他们的评论特别有用，因为我们分享了各自对人际关系治疗（relational therapy）的理论理解和实践理解，在我们教授临床基本右脑模型的过程中这些理解得到了深化。

其他四位同事，邦妮·辛普森（bonnie Simpson）、大卫·沙茨基（David Schatzky）、苏珊·马库斯（Susan Marcus）和帕特·阿彻（Pat Archer），带着临床的智慧和作家的敏感阅读了书稿。在我的多伦多读者的回应中，我感觉自己积极写下在我们的工作中经常遇到的以及我们自己身上也有的羞耻感的热情得到了理解。没有人能提供比一群人际关系心理治疗师更深入的支持！他们很认真地研读了相关内容，为了尽可能地给出最好的表达，我请他们大刀阔斧地修改、删除了其中的冗词赘句，直到我觉得清楚地表述了"所要表达的意思"。

这些年来，为了寻找一个能给大量羞耻感材料赋予清晰条理和意义的关键理论，本书四易其稿。正如我在文中解释的那样，就在一年多以前，我在艾伦·肖尔（Allan Schore）的右脑治疗实践会议上找到了这个关键理论。我很快就写出了一些新的章节，并交给我的女儿安德烈·韦弗（Adriel Weaver）阅读。虽然她不是治疗师，但她是一位颇有成就的法律和学术作家，我很感激她从读者的角度对一些开放性问题所作的思考和给予的帮助。我也很高兴，在所有实质性的修改完成后，她抽出时间对书稿进行了最后的编辑工作。

感谢所有这些人的帮助：我要感谢本书的编辑、劳特利奇出版社的安娜·摩尔（Anna Moore），感谢她在最初提出这个项目之前就鼓励我写这本书，感谢她的可靠工作，让我们通过电子邮件就可以畅通交流。我相信她会给这本书带来最好的服务。劳特利奇出版社的审稿者们也给了很多帮助，我还要特别感谢帕特丽夏·L. 佩普诺，她是一位治疗师、作家，虽然我们从未见过面，但她细致地研读了本书前半部分内容，并在去除冗余方面给予了宝贵的帮助。

　　毫无疑问，很多人都在关注这本书，希望它能成为对人类健康有用之物。我在书中也提到了过去和现在的许多理论家，他们影响了我的思维形态和方向。虽然我受益于如此多的现实以及虚拟的学术对话，但我还是要说，是我提出来的这种理解和治疗长期羞耻感的特定方法，因此我要为它如何走向世界负责。

　　虽然我不能提及来访者的名字，但如果没有他们让我接近他们的情感体验，他们的生活、痛苦和希望，那么本书就不可能完成。我被他们的痛苦、勇气和信任所感动。书中的大部分来访者案例都是虚构的合成故事，但是情感是真实的。书中出现的那些未经改编和掩饰的故事，使用前已征得来访者的同意，对此我要向他们致以深深的谢意。

　　本书每章的书稿打印出来后，我都会立刻交给一个人，她就是玛丽·格蕾（Mary Greey），她是我二十多年的伴侣，她知道我想表达的意思和语言表达方式，她就像另一个我，她就是我安全的家。也许"羞耻感是无法治愈的"这句话是真的，但家是安全的港湾，知道有人带着关怀和喜悦接纳自己，就会让生活变得不同。一句话，这并非那么不可思议（因为我们经常不需要说话就能对我们的所知进行推理），这也是本书要传递的信息。

帕特丽夏·A. 德扬

2014 年 5 月

于加拿大多伦多

前　言

　　羞耻感会带来伤害。如果我们感到羞耻的事被曝光了，将会带来难以承受的痛苦。为了拯救自己，我们会迅速用更易接受的心态掩盖羞耻感。这种心态就是我们认为不只是自己有这种羞耻之事，其他人也有。它们是一种补偿，也是给自己下的台阶；它们是心理面具，也是心理诡计，但它们并不是羞耻感本身。羞耻感本身是什么？本书提出，尽管羞耻感有许多伪装，但它可以被理解为一种独特的、具体的人际体验。这样的理解，有助于我们看清羞耻感伪装背后的本质。它还有助于作为治疗师的我们与长期感到羞耻的来访者进行人际接触，以减轻他们的痛苦。

　　在本书第一部分，我界定了羞耻感的人际体验，并用这个定义将现有的羞耻理论的各个方面凝聚起来。所有羞耻理论都试图揭示这一变幻莫测的现象，照亮这个"阴暗之地"。感谢这些理论家们，他们为羞耻感的研究作出了诸多贡献。他们在黑暗中探索羞耻感，形成理论框架，并进行了详细阐述。这些理论是本书的重要组成部分。在这部分，我还介绍了早期的非言语的羞耻感在没有得到处理的情况下，如何以长期羞耻感的形式对人们产生隐秘而强大的影响。我相信，对于那些生活被羞耻感严重破坏的来访者，这种理解可以给他们一些公正对待，因为他们对给他们带来麻烦的这一存在所知甚少。

我采用人际心理动力学的方法来研究羞耻感问题，并借鉴了自体心理学、主体间精神分析、自体关系、人际关系和依恋理论。最近，人际关系理论家将神经科学研究成果与密集心理治疗过程联系起来。其中最典型的就是情感调节理论（Affect Regulation Theory，ART）。对于羞耻感的病状和治疗方法，我用艾伦·肖尔的 ART 中的"右脑疗法"（right-brain therapy）作为启发式指导，这是一种人际神经生物学的解释，可以帮助我们理解长期羞耻感及其治疗方法。情感调节理论很好地融合了心智化理论（mentalization theory）和动力系统理论（dynamic systems theory）以及人际关系心理疗法背后的其他最新科学发现。

关于心理治疗如何发挥疗效这一问题，虽然我很重视有科学基础的解释，但我对它们的阐述着墨不多。因为我相信，对于更倾向于哲学/解释学的人际关系治疗师，所有的理论都是解释。**作为一名心理治疗师，我不是科学家，我是来访者的合作伙伴，我的任务是帮助他们寻找生活的意义或让他们生活有意义的隐喻。我处理来访者的右脑关系体验，包括他们的身体、情绪和幻想。**同样，请读者朋友和我一起，用右脑疗法来研究羞耻理论。本书第一部分对羞耻感进行了定义和介绍，这样我们就可以想象，在许多人际关系情境中，羞耻感是一种什么感受。我介绍的这些理论，是为了帮助来访者将他们独特而主观的羞耻体验赋予个人情感意义。这些理论还强调，对于来访者无法忍受的羞耻感，如果要发自内心地感同身受，心理治疗师要有一定的情感敏感性，真诚面对来访者并与之建立联结。

　　我们那些深陷困境的来访者，用各种各样的情绪症状和行为，来保护自己免受长期羞耻感的困扰。治疗师必须同样擅长寻找各种方法，来解决他们潜在的问题。我们需要记住与每一个长期羞耻感来访者建立联结的多种可能性。在很大程度上，这取决于来访者自我保护的形式和力度——这往往已经成了来访者的个性风格。本书第二部分介绍了多种不同的方法，我们可以用来治疗性地回应来访者围绕核心长期羞耻感所构建的特定自我结构。没有哪种单一技术可以快速解决羞耻感问题，相反，为了找到最适合每个来访者的治疗对策，我们要学习如何在我们的多个治疗师自我之间进行转换，所有这些自我对羞耻感都有深刻的认识。

理解羞耻感

　　本书从六位来访者的生活故事开始。他们的症状和生活经历截然不同，但每个人都在与羞耻感作斗争。在反思他们的不同故事时，我注意到与长期羞耻感相关的一些共性。我对这些来访者的理解框架开始浮现：羞耻感看似是个人问题，是个人的消极自我感觉，因为他相信"我有严重的问题"；但事实上，羞耻感是人际关系的问题。尽管羞耻感隐藏在看不见的地方，是人际关系不能触及之处，但它有人际关系的起源，并且极其需要人际关系的关注。

　　紧随这些故事之后，第二章介绍了羞耻感的关系理论。开篇给出了我对羞耻感的定义，即羞耻感是个体在与失调客体的关系相处中感到自体分裂的一种体验。当我们最脆弱的时候，内聚的自我体验取决于我们从最亲近的人那里得到的情感协调或情绪调节。"失调客体"是指与我们亲近的人，他们的情绪反应导致了我们的自体分裂感。

当自我因为羞耻感而分裂时，会发生什么？四十年来，关于羞耻感和自体理论的研究，给了这个问题一些答案。情感理论强调神经放电模式的突然转变。有些理论家将羞耻感定义为一种情绪，这加深了我们对遭受羞耻感所付代价的本能感受。自体心理学家追踪研究了导致长期羞耻感的关系失调，试图弄清它们是如何转变为自我客体化的思维以及错误的自我意象的。最近的研究澄清了内疚感和羞耻感之间的区别。

所有这些关于羞耻感的理论，都描述了个体带着羞耻感生活的情境，但与我的定义并不完全吻合；我将羞耻感定义为一种基本的早期人际关系情感体验。在这一点上，情感调节理论与我的理论非常契合。第三章介绍了艾伦·肖尔的右脑疗法，这对治疗关系创伤的来访者有补充和指导意义。肖尔关于羞耻感的观点，也为长期羞耻感起源于早期反复出现的右脑情感失调这一观点提供了科学支持。

第四章探讨了这种早期失调如何成为成年来访者的既定羞耻模式。我回到早先的羞耻理论，重新阅读，以理解情感失调如何在特定关系情境下产生特定的羞耻模式。自体心理学和依恋理论中的痛苦／缺陷类型被证明最适合这种富有想象力的回读；这也不足为奇，因为这两种理论都是建立在这样的理念之上，即可靠的协调反应能创造健康联结和健康自我。

记住了所有这些关于羞耻感的发展以及羞耻感根源于人际关系的知识，我们如何识别来访者的长期羞耻感呢？第五章建议我们从感觉开始。我们的右脑会与右脑问题产生共鸣，如果加以注意的话，就会收到它出于本能发给我们的情绪信号。我们可以将自己的这些感觉与羞耻感模式联系起来，这些模式来自我们的临床经验以及羞耻感文献，例如，完美主义者、拖延者和讨好者往往隐藏着长期羞耻感。我们留意来访者原生家庭中造成他们被误解和情感孤立的各个方面，并对创伤、解离和成瘾的迹象保持警惕。

本章的结尾部分提醒我们，长期羞耻感来访者最需要的是与我们建立右脑联结，这包括我们如何对他们进行评估。有了这个说明，我们从理解长期羞耻感转向了治疗长期羞耻感。

治疗羞耻感

第六章介绍了与长期羞耻感来访者建立有效右脑联结的先决条件是治疗师全面的自我觉察，这通常需要深入的心理治疗才能实现。如果我们为关系创伤来访者提供长期心理治疗，而我们（治疗师）有羞耻感倾向，那么我们自己的羞耻感就会不可避免地与来访者的羞耻感纠缠在一起。这就是为什么治疗师必须要对自己的羞耻感进行自我反思，而且不仅仅是一次，要持续不断地进行。

在家做足功课也会有所帮助。我们翻阅羞耻感理论，思考如何为我们的治疗实践创造无羞耻感的环境。我们反思自己对所有来访者采取的基本立场，并考虑如何使之适合羞耻感来访者。我们提升自己的心智化能力以及正念能力，力求采取一个结合了有趣、接纳、好奇心和同理心的立场。

由于羞耻感来访者很快就会感到自己被评价或被误解了，我们知道我们必须温柔地开始，在潜意识中关注羞耻感。对于有些来访者，永远不要和他说"羞耻感"这个词。但是，即使需要明确地处理来访者的羞耻感，我们也必须从微妙含蓄的工作开始，即培养与他们的右脑联结。第七章告诉我们如何开展这些工作。

简而言之，我们提供全然的情感存在，相信来访者的右脑自我在他们做出反应之前就已经在倾听我们了。我们将了解到的来访者的心智纳入自己的心智，凭直觉探知他们所能讲述的有限故事中隐含的关系叙事或情感叙事。当健康的人际需求和信任出现时，我们会促进它们发展壮大。我们回应来访者的方式是，将他们的体验与他们的情绪联系起来。通过所有这些方法，帮助来访者发展他们需要的神经网络，以便更有意识地与记忆、意图和情绪等自我感觉联系起来。

第八章开篇讲述了自传体自我意识是右脑整合的标志这一原则。这种基于本能情绪的感觉连贯性，不应与左脑逻辑和语言过程创造的既有自我相混淆。关系叙事或情感叙事整合了右脑神经网络，因为这样的故事可以视为自我的一部分，即使这些叙事也有助于感受和反思。

我们鼓励来访者通过多种方式从解离叙事转向情感叙事：我们和他们一起寻找与感觉相符的语词，帮助他们保持对当下的正念反思，花数小时与他们一起了解他们的依恋史细节。比故事更重要的是，故事讲述者在与善于倾听的人交谈时，会体验到更清晰和更整合的自我意识。这种整合与羞耻感相反，因为羞耻感是当自体无法从情感上的重要客体那里找到共情认同时发生的分裂。

因此，这就是我们可以经常为长期羞耻感来访者进行的有效的自体整合工作，而且这种方式无需谈论羞耻感即可进行。但更常见的情况是，来访者需要直接谈论羞耻感，然后才能摆脱羞耻感对他们生活的支配。长期羞耻感带来的那些阴暗的情绪信念，在把它们暴露在共情接纳的阳光下之前，会让人觉得像是真理。第九章建议我们尽可能地帮助来访者把他们的羞耻感暴露在治愈所需的阳光和空气中。

相互联结的关系，可以让来访者在谈论他们的羞耻感时感到足够安全。然后，我们可以为来访者讲授一些有关羞耻感的知识，帮助他们了解羞耻感的来龙去脉。我们可以重新审视他们的原生家庭叙事，以便更好地理解他们长期羞耻感的根源。有些来访者发现，让他们的"羞耻自我"彼此交谈或与我们交谈，对自己特别有帮助。

但是，总有些来访者对自己的长期羞耻感一无所知，即使它已经渗透到他们的生活和人际关系中。第十章介绍了如何为这样的来访者进行治疗。我们讨论了解离、创伤和无意识，并分享了一个高度解离的来访者的治疗案例，通过治疗，她变得有力量，可以直接接触她的羞耻感了。

当来访者极力隐藏他们的羞耻自我和脆弱自我不让他人知道时，我们很难与他们进行真正的接触。我们无法触及他们的羞耻感，但我们可以和他们一起探索各个细分自我结构的功能。我们希望，通过持续、有耐心的理解，他们的僵化能缓和下来，允许他们与自己的脆弱也与他人建立更多更真实的联结。也许随着治疗的推进，在持续联结的支持下，他们对那些一直在被驱逐的羞耻自我和脆弱自我，最终会有一些认识。

通常情况下，来访者解离的羞耻感会通过治疗关系中的行动化（enactment）而浮于表面。当行动化非常强大并触及治疗师的弱点时，来访者和治疗师可能会陷入相互行动化的局面，这是人际关系治疗师面临的最大困难之一。在第十章的结尾，我引用了唐纳尔·斯特恩（Donnel Stern）对这种相互行动化的解释，以及对如何结束它们的论述——不是通过洞察，而是通过伙伴之间情感和关系上出乎意料的非预设的改变。我注意到，斯特恩认为非言语认知——"**领悟（realization）**"可以使人走出／摆脱行动化，这与肖尔的右脑关系认知或情感认知非常相似。以此作为结尾，我为右脑案例画上句号。

还有最后一章。第十一章提出了一个问题："长期羞耻感有方法治愈吗？"答案很复杂。治疗不能消除童年关系创伤的影响，但是在与我们的治疗关系中，成年来访者可能会在他们的内隐关系认知模式中体验到深刻的积极变化。另外，只要来访者说出他们的羞耻感并勇敢面对它，我们就可以与他们合作，降低羞耻感的影响，为他们提供具体的指导，帮助他们建立无畏羞耻感的生活。

首先，来访者需要学习如何与生活中的重要他人建立真正的联结。我们鼓励他们分享情感，磨合需求，停止羞耻和责备的循环，发现内疚感可以通过承认和宽恕得到缓解。其次，他们需要与自己建立更真实的联结。我们建议他们培养从治疗中学会的自我关怀和正念习惯，随着他们长期羞耻感的缓解，让人惊喜的新的自我主动性就会出现，我们向他们表示祝贺。

随着追求完美的幻想逐渐淡去，容易感到羞耻的来访者学会了如何为他们的雄心和抱负冒险。他们能够从承认失败、接受丧失以及生活的局限性中找到力量。在结束治疗时，来访者接纳了羞耻感的管理是一项终身任务。在说再见的时候，他们可能会补充说，"有需要时我可能还会给你打电话"，因为他们现在相信，需要帮助和寻求帮助是正常的。这毕竟是一种改变，它来源于来访者与他人、与自己以及与他们自己的羞耻感之间关系的质变。当我们采用人际神经生物学的方法来理解和治疗长期羞耻感时，这就是我们预期中会出现的改变。

目录

第 3 章　羞耻感与大脑连接

第 4 章　羞耻感的人际神经生物学叙事

第 5 章　羞耻感的评估

第二部分　羞耻感的治疗

第 6 章　治疗羞耻感的先决条件

第7章 培养右脑联结

第8章 叙事即右脑整合

第9章　让羞耻感暴露出来

第10章　解离性羞耻感的治疗挑战

第 11 章　终生的减耻行动

第一部分

理解羞耻感

第1章
说不出口的羞耻感

三十年来，我经常问来访者是什么让他们来接受心理治疗，但没有一个人说"我来寻求帮助是因为我被羞耻感困扰"。来访者来寻求帮助是为了解决他们混乱的情绪和糟糕的人际关系。他们会说自己有压力、焦虑、抑郁或自尊等方面的问题，但他们却不会认为羞耻感是问题之一。作为治疗师，我们可能也不会问及来访者的羞耻感，因为我们知道这是一个会让人感到不安的词。仅仅是承认自己有羞耻感，就会让人深感羞愧。但是，即使我们和来访者心照不宣地不去谈论这个话题，一种弥漫出来的羞耻感也很可能是他们日常体验的一部分，特别是对于那些同时受到关系创伤（relational trauma）其他症状折磨的来访者来说，更是如此。

我认为心理疾病的大多数症状——从抑郁障碍和焦虑障碍到人格障碍和分离障碍——都与童年时期的关系创伤有关。作为一名人际关系治疗师，对于来访者在童年时期与内心有创伤的需要情感支持的脆弱父母的关系中产生的那些隐形创伤，我经常有所耳闻。我还知道，照护者的严酷虐待所造成的深层创伤，会减弱孩子对**依恋**的渴望。[1]

人一旦受到伤害，就会想方设法进行抵抗，以避免受到更大的伤害。因此，关系创伤会引发一系列的自我保护行为，以及一些常见症状。来访者经常告诉我们，他们的焦虑远远超过了与生活现状相匹配的程度，甚至在一切看似很正常的时候，抑郁也会把他们拖垮。焦虑和抑郁似乎无处不在。此外，虽然他们可能会提到自信或自尊方面的问题，但对于关系创伤的另一普遍症状——长期羞耻感，他们通常不会提及。

很长一段时间以来，我一直在关注来访者的隐形羞耻感，这种羞耻感遮蔽了他们自己对现实生活的真实体验。我认为，羞耻感比我们大多数人所意识到的更强大、更普遍。我的这种说法回应了一小群理论家，他们在过去四十年里发表了很多关于羞耻感和精神分析心理疗法的文章。人们对于羞耻感这个话题的兴趣起起落落，随着最近关于羞耻感的图书的畅销——如布琳·布朗（Brené Brown）的自助书、朗达·迪林（Ronda L.Dearing）和琼·普赖斯·坦尼（June Price Tangney）的论文集——人们对羞耻感的兴趣再度升温，这些图书要么是由心理治疗师编写的，要么是为心理治疗师编写的。[2]

关于长期羞耻感是如何破坏情绪健康的，或者它是多么可怕的终生痛苦，我没有什么新的补充。相反，我将把发展理论、羞耻理论以及临床实践理论等多条理论线索编织成一个新的叙事，讲述人际关系心理治疗师如何帮助那些经历过早期关系创伤、长期在羞耻感中挣扎的来访者。如果羞耻感是核心问题，那么我们需要解决它。既要潜移默化地进行，又要直接地处理。要做到这一点，我们首先需要理解羞耻感。

不过，我不会从讲述理论开始，而是以我治疗实践中的一些故事作为开始。人物和背景是虚构的，但核心情况是真实的，这些核心情况中隐藏的长期羞耻感也是真实的。这些不同的故事，说明了长期羞耻感多种多样的伪装。虽然这些来访者看似各不相同，但他们的故事揭示了一些重要的共同主题，这些主题都与他们长期经历的羞耻感有关。

追求出色表现

最近，一位离开了几年的来访者又回来找我治疗。我们暂且叫她克莱尔（Clare）。她第一次来的时候，刚刚失去了一个高管职位。她拿着丰厚的遣散费，创办了自己的咨询公司，她却无法让自己投入维持公司运营的工作中。她发现自己整天耗在厨房里，胡吃海喝，晚上也睡得很不好。

克莱尔来找我，用她自己的话说，是因为"我需要有人教训教训我"。但我发现，她需要的其实是我理解她，理解副总裁对她的意义，理解这个职位曾赋予她怎样的价值感和权力感，理解在毫无预警的情况下这一切被剥夺是什么感受。她认为自己本应预见这事会发生。她觉得自己也许应该拒绝并进行反击，"但没人能斗得过公司的律师"。

当克莱尔意识到自己无能为力的时候，她开始更强烈地感受到失去的痛苦，最终她接受了这件伤心事带来的悲伤和愤怒。她惊讶地发现，做到这一点后，她虽然悲伤，但不那么焦虑了，也能更有效地安排自己的生活了。于是，我们结束了咨询。

四年后，克莱尔回来了。她的咨询公司现在由两个人合伙经营，他们正在合写一本书。她还把自己购买、翻新和售卖房屋的爱好变成了第二事业。她再次感到自己既有能力又强大，但她的婚姻出了问题，她差点就有了外遇。我建议她去找我另一位同事做伴侣治疗（couple therapy），同时继续找我做个体治疗。

克莱尔的丈夫，我暂且叫他杰弗里（Geoffrey），对于他，克莱尔从来不会多提。他们在 30 多岁时结的婚，决定丁克不要孩子。他们有共同的兴趣，一起旅行、打高尔夫、修建乡间小屋。她让他开怀大笑，而他就像她的坚强后盾，"他是个一板一眼的会计师，但他确实是个好人"。在伴侣治疗的过程中，克莱尔和杰弗里了解到，很长一段时间以来，他们双方都处在倍感孤独、觉得自己被对方误解的状态里。

在克莱尔的个体治疗中，她努力想要搞清楚自己到底怎么了。她说，她不想为了拉里（Larry）离开杰弗里，但拉里实在太吸引人了。拉里是个喜欢玩乐的人，经常参加各种聚会。"他跟我很像。"克莱尔说。在很多方面她跟拉里很合拍，而这是她那个安全型丈夫永远难以企及的。克莱尔想要挣脱束缚，"想要展翅高飞"。

但克莱尔发现，自己越努力追求拉里，拉里就表现得越难接近。为了保全自尊心，她假装不把他当回事。与此同时，在伴侣治疗中，克莱尔和杰弗里相互吐露真情，得到了对方的谅解。克莱尔的心重新回归到丈夫身上，她的不安和焦虑减轻了。我们又一次结束了咨询。

但过了五年，克莱尔又回来了。她把自己的商业权益卖给了更年轻的合伙人，提前退休了。这样，她和杰弗里就有时间一起周末旅行和长途旅行了，这正是他们想要的快乐退休生活。可是，赋闲在家的克莱尔又感到了痛苦。

"真不敢相信，我感觉这么糟，"这回克莱尔在第一次治疗中告诉我，"几年前的往事又浮上了我的心头。我想到失去的副总裁职位，想着那本来可以不一样的。如果那时我更聪明点儿，我就能当上 CEO 了。我想到拉里，也许我错过了真正'做我自己'的机会。和杰弗里在一起的时候，我搞不清楚'我'是谁。我想到我挣到过的钱也真的不多，只够过现在这种舒适程度的但并不是特别富有的生活。我感觉生活很无聊，自己变得又胖又老，而且我没法再做我二三十年前想做的事了，那种需要用我的聪明才智才可以做的事。事实上，我每天都在被自我厌恶消耗，不停地消耗。我哪儿出问题了？"

我决定冒险说出我的想法："我认为长期羞耻感就是问题的症结所在。多年来，羞耻感一直隐藏在我们所做的所有其他咨询工作之中，我们却没有看到它。但现在，我们该直面这个问题了。你觉得呢？"

克莱尔沉默了，然后她给我讲了她打高尔夫球的经历。去年整个夏天，她都在刻苦地跟俱乐部的一位职业球员学习打球，希望能降低自己的差点①。9 月，有个外地团体过来交流，这位职业球员另外联系了四位女选手——没有克莱尔——把她们与交流团组合为四人组的两个队。

"我是偶然听说的，"她说，"你知道吗？我没法去问他'为什么没让我参加？'，我没法问，因为我知道我会当场大哭的，没错，那就是羞耻——我都这个年纪了，还像个孩子一样！于是，去年秋天起，我就再没去打过高尔夫了。"

克莱尔讨厌自己把这些事情看得那么重，比如成为 CEO、被有趣的男人追求、赚到大笔的钱、9 杆的差点，这些都是她让自己远离

---

① handicap，差点是指高尔夫球手打球的水平与标准杆之间的差距。例如，某球员水平在 85 杆，标准杆是 72 杆，所以差点就是 13 杆。差点越低越好。一般来说，高差点数值在 25 杆以上，中差点数值在 10～25 之间，低差点数值在 0～10 之间。——译者注

羞耻感的方法，但它们从来都不是万无一失的，总是有让她感到耻辱的事情发生。

"如果真的有这种长期羞耻感，它是从哪里来的？"她问道。我简要地做了个解说：儿童至少需要一个对于他的情感能够言行一致地给予回应的照护者。如果这方面严重缺失，孩子会把言行不一致的痛苦转化为一种信念（feeling）——"我得不到我想要的……一定是我做错了什么。"不一定是用这些词来表达，但的确是这样一种深入骨髓的信念，至于强烈程度，则取决于照护者言行不一致的程度和持续的时间。

克莱尔很快就将我的解释与自己的过去联系了起来。克莱尔的妈妈在她出生后得了抑郁症；四年里，她妈妈生了三个女儿，她排老三；过了三年，她的妈妈又生了个"讨人喜爱的"弟弟；克莱尔的妈妈希望女儿们漂亮又文静，可克莱尔聪明却吵闹不停。尽管她表面坚强又有趣，但在整个童年和青春期，她都觉得被误解了。

我们简要地进行了讨论，当孩子伸出双手想要抱抱的时候，身患抑郁症的妈妈是没法给予满足的。我们认为，这种缺失经常发生，使得小克莱尔放弃了对妈妈温暖怀抱的幻想。但是，孩子的需要却无法停止，因此就形成了一种复杂的模式——虽然克莱尔不再渴望被真正地看见和关爱，但她学会了在学校表现得聪明有趣，来吸引大家的关注，而这些是在家里"很难"得到的。发展自己的能力、才干和因此带来的奖赏都让她感觉好极了，占据了她整个生命，并融入克莱尔的生活。

"我已经就此做过心理治疗了！"克莱尔看着我的眼睛说。我不是她的第一位治疗师，所以我只能点点头。"我很清楚童年时那种被忽视的感觉，从那时起我就一直在努力吸引别人的关注。那么，我们要怎么解决这个问题呢？"

问得好，我想。当有疑问的时候，就专注于当下。因此我说："再跟我谈谈你现在是什么感受。除了讨厌自己，我想还有别的感受吧？"克莱尔谈了她不同的部分所体验到的不同的感受。

突然之间，他们变成了很多角色——一个坚强有趣的人，能够假装一切；一个讨好者，太在意别人；一个尖酸刻薄的人，经常贬低讨好者。"我们就叫她莉莲（Lillian）吧。"她说。

"莉莲？"

"我的妈妈。我知道那不是我妈妈。好吧，是我妈妈——但也是我。"克莱尔开始试着体会当莉莲尖酸刻薄的时候，她心中"讨好者"那部分的感受是什么。在我的鼓励下，"讨好者"开始向莉莲倾诉自己的渴望、愤怒以及过分在意别人所带来的羞耻感。

过去的凡此种种，对克莱尔来说都不是什么新鲜事，但房间里却充满了新的活力。这与对问题的新认识有关：我们给羞耻感命名，并赋予它现在和过去的叙事背景。也许最重要的是，我们并不是用逻辑去处理它，而是一种创造性的探索方式，这需要我们彼此在场，全身心地投入当下。

过着双面生活

并非所有长期受羞耻感折磨的人都能通过出色的自我表现来超越它。羞耻感的存在方式各不相同，这取决于孩子的性格，以及孩子的依恋需求与照护者的回应能力之间可能存在的多种不匹配形式。有些照护者对孩子依恋需求的回应模式比他们完全忽视孩子更让人困惑。在与孩子相处的某些时候，他们表现得非常关心，要孩子与自己建立依恋联结；而在许多其他时候，他们对孩子的需求又毫不在意。

孩子慢慢知道，如果想继续维持这种联结，他必须适应父母发出的信号。他自己的本能需求会引出他自己的信号，所以必须抑制下去，或者不表现出来。这样的联结，与其说是断开的，不如说是扭曲的，但它同样有可能给孩子造成伴随终生的羞耻感。这样的事情会在人的一生中不断重演，它看起来更像是一种对他人的迎合，而不是一种自给自足（self-sufficiency）的状态。幸福完全取决于别人的反应。当反应良好时，孩子会觉得自己很重要，觉得自己很有价值；当反应不佳时，孩子会觉得自己毫无价值，会变得情绪低落。

对那些有这种成长经历的来访者来说，双重体验或分裂体验贯穿了他们的生活。他们中的有些人是高功能的讨好者，在大多数时候都能把他们经历的黑暗面隐藏起来；而有些人则无法处理他们一天之内极端起落的情绪，这些情绪甚至能让他们从极度快乐跌入想要自杀的绝望之中。他们努力讨好他人，但他们的人际关系中充满了对预期落空和希望破灭的愤怒。

这些有"分裂经历"的来访者不会把羞耻感归咎于自我对"婴儿"部分的否定。对他们来说，羞耻感存在于那些反复出现的、让他们感到强烈恐惧的情绪状态中。如果他们事业成功，或者人际关系良好，这些情绪状态就会被遗忘。但是，当他们的自尊受到伤害时，羞耻感就会变成无法平息的强烈愤怒——针对那些给自己带来伤害的人；或者突然感到非常焦虑，只有"做点什么"才会有所缓解。

我的来访者加里（Gary），事业成功，风度翩翩，想方设法将长期羞耻感隐藏在双重生活的阴影里。他来找我，说他想控制住自己的色情成瘾。我建议我们把他生活的其他部分作为背景来理解这个问题。我了解到，加里四十多岁，婚姻幸福，是一个七岁女儿的骄傲父亲。他在一家银行工作，做的是他所说的解决 IT 问题中与人打交道的部分。"我简直是一头雾水，"他笑着说，"我学的专业不是商业或银行业。至于 IT，我也是门外汉。但我的职业培训做得非常好，因此他们一直提拔我。你知道那种冒名顶替的感觉吧。"

加里学的专业是戏剧和电影研究。由于没时间完成博士论文，于是他放弃了研究生的学习，到银行上班。"终于让我爸爸高兴了，"他说，"我有正式工作了，开始自己赚钱了。"

加里的父亲是一个白手起家的人。"有四次之多，"加里面无表情地说，"他经历过好几次成功和失败。生意好的时候，他就是超级老爸。要是生意失败了，他就会狂暴愤怒。"但不管生意成功还是失败，加里的爸爸都会坚持送他去打冰球。"我想，他把我当成他本可以成为的那个球星。但他从来不是那种对着裁判大吼大叫的冰球老爸。他只是会在我参加的每场比赛中做笔记，然后在赛后告诉我他看到的所有我本可以做得更好的小细节。"

我问加里那是一种什么样的感觉。"很好，"他说，"他那时不是很忙，还有时间和我谈心聊天。而我在做一件非常重要的事，我还做得很好，而且做得越来越好。"但加里的冰球生涯随着其他队员发育比他更快、长得更高大而中断。"我害怕被撞。于是我就开始假打，后来被教练们知道了。"

大约在那个时候，加里发现自己很有表演天分。"我在校园戏剧中扮演了一些重要角色，"他告诉我，"我以为我爸爸会来看我表演。那天是我妈妈和我弟弟一起来的，我爸爸没来。我告诉自己没关系。"

我问了他妈妈和弟弟的情况。"弟弟是个有特殊需要的孩子，"他说，"妈妈大多数时间都花在了他身上。我罩着他，尽力赶走欺负他的那些家伙，我还教他被人欺负时要如何反击。"

我问他，生活中有什么事情可以帮助我们理解他色情成瘾的原因。这时他告诉我，问题不仅仅是色情网站，还有互动网站。他在上面约会并付费性爱，大约每周一次。"我进了魔区，我就是想……想发生性关系。做完之后，我很厌恶自己，这种感觉一直持续到我再次猎艳的时候。"

在发生性行为时，加里会使用安全措施，并且每六个月做一次检查。"为了保护你自己。"我说。

"为了保护我的妻子。加里是个英雄。"沉默了很长一段时间后，他又说，"加里是个十足的混蛋。我真讨厌他。那不是真正的我。但要是这么说的话，我其实是在骗自己。"

在我们接下来的治疗中，对于那个"混蛋加里"的所作所为，加里有时感到强烈的羞愧，但他也可以轻易将其抛之脑后。我怀疑，是一种更深层的羞耻感让他与真实的自己分离了。我希望能更深入地了解那个"混蛋加里"，了解他的感受。我一直希望能更接近加里自我分裂发生的地方，我想知道，这种分裂是否在保护加里内心深处那个需要、渴望的自我一次次变得重要然后又不再重要所带来的深层羞耻感。

加里从之前的治疗中学到很多，比如要去接触自己的感受，不要用成瘾来麻痹自己。这些想法当然是明智的，但它们也是麻木的陈词滥调。因为这些想法没有触及给他造成伤害的根源，我们对那个"混蛋加里"仍然没有充分的认识。

加里告诉我，我的咨询工作做得很好。虽然他很配合，但我还是无法在他扮演的既困扰又自我意识强烈且经验丰富的来访者角色背后找到真正的他。我不知道我能否见到那个"混蛋加里"，我也不知道我能否和加里谈谈某种程度上这个咨询也是"冒名顶替"，我们——我明智的治疗师自我和他自省、机敏的来访者自我——可能会一起表演。

分裂的愤怒

　　对于另一些生活在二元分裂世界的来访者来说，在他们的生活中占据主导地位的是自我中痛苦而绝望的那一面，这同时影响着我们的治疗工作。在短暂的时刻，他们会感到自己渴望的成功触手可及，但这一面的自我总是像纸牌屋一样倒塌。然后他们就会觉得，一切都不会有所好转了，一切都无药可救了，和我谈这些也毫无意义。我听到了他们撕心裂肺的绝望，可我心中充满防御，而不是同情，就好像让他们的生活变得一塌糊涂的罪魁祸首是我，进而，我对我们的咨询也产生了愤怒和绝望。

　　来访者艾伦（Ellen）和我分享了她的这些苦恼。她在童年和青少年时期，一直梦想成为一名钢琴家。20岁时，学琴时的竞争压力超出了她的承受能力，于是她放弃了梦想和一大笔奖学金。现在，35岁的她已经"安定下来"，做着一份稳定的音乐教学工作。她事业很稳定，但情绪却不稳定。透过她的成长经历和情绪，我看到一个小女孩是如何适应她那个高需求感且控制欲极强的妈妈的，有时这个聪明且特别的孩子让她妈妈觉得特别自豪，有时又表现得一无是处，让妈妈感到非常失望。我看到那个小女孩经常觉得自己不重要，又是如何通过一些可怕的混乱危机让自己从无人在乎、被忽略的状态中恢复过来。可能只有这样她的妈妈才能真正看到艾伦而不是那个神童。艾伦的绝望和崩溃也表达了一些难以用语言表达的东西，即她的母亲深深地伤害了她，在这段关系中她感觉糟糕透了。

在咨询过程中，我对她的绝望感同身受，并帮助她在某次咨询结束时找到了一些平衡，但到目前为止，并没有带来太多改变。她在接受咨询的这几周或几个月里绝望无助的危机状态还是不断出现。艾伦和我继续探索她痛苦沮丧的根源。我们细细地探索她像"掉进兔子洞"般落到这种境地之前发生了什么。我们回顾了她的童年经历、她母亲的情感需求和情绪失调，直到从这段双重束缚的关系中得不到更多的发现为止。

最重要的是，艾伦需要的是我不会和她一起陷入分裂状态。我必须对她的危机做出整体回应，也就是说，以冷静包容的姿态来面对。我必须记住她不记得的事情：这种绝望感和无价值感并不是她全部的经历。同时，我也不能鼓励她表现出色才能感觉良好的那一面。我需要为她想象一种自我体验新的可能性，在这种可能性中，自我不会被羞耻感分裂为超凡自我或无价值自我。在这种更加整合的自我体验中，艾伦就可以超越"失败的神童"叙事，进而享受她导演了广受欢迎的音乐节目所带来的成功感。但是，一贯的普通成功对她来说还不够。这并不能阻止她时刻努力成为出类拔萃的人物，也不能阻止她在表现得不那么完美的时候陷入自卑。

我希望有一天，艾伦能对她的困境有一个全面的了解。也许到那时，她就能对自己感到同情——追求的"出类拔萃"总是遥不可及，而陷入的无价值感却痛苦得让人无法承受。但现在，她似乎无法停止重温在别人眼中从"出类拔萃"沦落到"一无是处"的糟糕时刻。

无法忍受的孤独感

某些长期感到羞耻的来访者不会过着分裂的生活，相反，他们每天都在持续的孤独感、绝望感和无用感中挣扎煎熬。在他们目前疏远他人和情感痛苦的生活背后，隐藏着本可以信赖的照护者对他们的身体、情感或性的虐待史。

我想起了苏茜（Susie），她父亲在没喝醉的时候最喜欢她；晚上喝醉了，也会去"看看"她。其他晚上，他会殴打她的母亲。要说苏茜的母亲偏爱谁的话，那一定是苏茜的哥哥们，而不是苏茜。苏茜确信，如果她告诉别人她父亲对她性虐待的事，一切都会乱套，甚至会闹出人命。

苏茜15岁的时候，第一次试图自杀。我见到她时，她才24岁，独自生活，靠社会救济勉强度日。她被强烈的情绪折磨着，迫切需要、又常常憎恨着她生活中的几个人。药物治疗对她的情绪有缓解作用，但并没有消除她的自杀倾向。

苏茜反复地进出医院急诊室和精神科病房。每次初步信任刚建立起来，苏茜能放心地分享她的自杀想法时，她正在进行的治疗就会中断，工作人员或治疗师就会采取适当的措施，让她住进医院来确保她的安全。但苏茜却认为他们这是在抛弃她，于是她就会结束治疗。

苏茜和我的治疗关系能够维持十多年，部分原因是医院特别授权我的一位同事监测苏茜的自杀倾向。我们三人明确分工，由我那位同事记录苏茜的自杀情绪，决定她是否需要住院、何时需要住院，并管理她在医院的治疗，而当苏茜的身体状况恢复到可以出院回家的时候，由我做她的心理医生。

苏茜跟我谈了很多她的故事——恐惧的童年、现在和家人的关系、和朋友的纠葛、她养的宠物、她想成为一名作家的梦想，还有当她想自杀时所做的事情。建立起危机管理之后，在危机出现时以及危机过后，我们都能对危机进行讨论。

我开始明白，对于苏茜来说，悲观失望的感觉永远存在着，但有时，她的父母、哥哥或男朋友会让她经历更糟糕的事情。与他们的每次谈话都会被误解，这让她感到特别孤独。然后，日常的悲观失望情绪就会变成想要去死的念头。根据她与精神医生达成的协议，这时她就要到医院去，告诉工作人员她打算自杀，并告诉工作人员她的精神医生的名字。

虽然去医院能保护她的生命安全，但这也对苏茜造成了精神上的毁灭性打击。她希望医院的工作人员能感受她内心的悲痛，以及她对此无能为力的痛苦。但与此相反，护士和工作人员都很讨厌她，觉得她用自杀相威胁，就是想获得关注。虽然没人这么说，但她能从他们对待她的方式中感知到，对此她说："就好像（来到医院）就已经把事情解决了一样。"

跟我谈她在医院的经历似乎对苏茜很有帮助。给她带来自杀倾向的强烈的愤怒、绝望和自我厌恶等需要真正被人听到的情绪，通过我们的谈话似乎得到了一定程度的疏泄。我们共同"理解"了重要的事：那就是不要独自承受所有那些可怕的情绪。虽然我并没有真正参与干预她所遭遇的最严重的危机，但苏茜用我对她的理解，缓解了她绝望的孤独感。

现在回想起来，距我最后一次见到苏茜已经过去十多年了。我在想，如果那时我和她谈谈羞耻感，是不是也会有所帮助。我听过她一连串痛恨和厌恶自己的理由，我未赞同过她的理由，但我同理了她的悲伤感受。我告诉她，当你受到虐待时，你会不由自主地认为自己只配被人这样对待，尽管事实并非如此；当没有人关心你或在乎你的感觉时，你难免会情不自禁地觉得自己毫无价值。

我没跟她谈羞耻感。那些使她陷入危机的渴望被关爱的羞耻感，我们没有谈到。我们也没有探究这种需求本身，以及当这种需求——被充分理解的需要——被拒绝时，那种难以忍受的羞耻感会如何爆发。现在我意识到，我们本可以把她的自杀行为看作她长期压抑着的羞耻感突然爆发的时刻，在这之后其他人的误解则进一步加剧了这种羞耻感。

如今，每当遇到这种容易陷入极度绝望的来访者时，我就时刻保持警惕，找机会引入羞耻感的概念。当来访者的自我厌恶（self-loathing）超出了他的承受限度时，我会指出他正在经历的是羞耻感——它是敌人，一种此刻比他自身更强大的力量，但它并不是真实的他。这样，我们就有了更多可以共同应对的事物。

再无爱的能力

然而，有时候，避免使用"羞耻感"这个词也是明智的。对我的来访者安德烈娅（Andrea）来说，发现她对童年时期情感被忽视的愤怒已经很难了，她需要在她准备好了的时候再来自己发现成长经历中的羞耻感。安德烈娅成长的家庭环境与苏茜的截然不同，要"正常"很多，但对安德烈娅来说，悲惨的结局却与苏茜相差无几。她也过着郁郁寡欢的孤独生活。安德烈娅说，她不想因为自杀而给别人添乱，但她经常发现自己希望尽早结束这种毫无意义的生活。

表面看起来，安德烈娅的生活很有意义。她受过良好的教育，做事很有条理，而且能言善辩。她在一家社会服务机构担任执行董事，旨在帮助边缘化妇女解决住房和就业问题。下班后，她和朋友们一起吃饭喝酒，并与几个朋友保持着线上联系。但是，从来没有人来过她的家。她养了两只猫和一只鹦鹉。她这样解释自己的孤独——"我不是世上任何一个人的命中注定"。

安德烈娅有五个兄弟，三个比她大，两个比她小。她的父亲是一名家庭医生，她说他是个安静善良的人，但工作很忙。在她的记忆里，母亲总是沉默寡言，但满是怒气。"在我来看，她就不应该生孩子。我觉得用'殉道者'来形容她最恰当。"

我问安德烈娅，有没有被逼做家务和照顾弟弟？她说没有，母亲甚至从没教过她如何做饭、如何打扫卫生。"她不在乎我出门穿的衣服是否干净，头发有没有洗，所以我总是脏兮兮的。"

安德烈娅在学校里被人欺负时，她从不告诉任何人。作为没人喜欢的人，她觉得自己被欺负也是合情合理的。在家时她独自待在房间里，一待就是几个小时，看着一台黑白小电视，这对她来说就像个特别的朋友，上大学她都带着它。"待在房间里看电视更好，"她说，"至少我可以变聪明。"

现在，安德烈娅仍然能从看电视中得到很大的安慰，电脑游戏也给她提供了另一种独自度过漫长周末的方式。她说，她脑海里的才是她的真实世界。虽然她在这个世界上四处走动、与人交谈、做事，但没有人知道她的真实想法和感受。

在谈论了她的生活史和成长史一段时间之后，安德烈娅开始对多年来她所忍受的情感忽视感到愤怒。很明显，她一直需要帮助，而她的母亲却视而不见。同时，安德烈娅害怕自己也会变成一个痛苦的老太婆，她不知道自己内心深处是否还有能力去爱另一个人。

我问了安德烈娅和她母亲的早期互动情况。安德烈娅说，当她还是婴儿的时候，就经常感受到母亲的缺席。我给她讲了"静止脸实验"（Still-Face experiment）中的婴儿：当母亲的脸上没有任何表情时，婴儿会一次又一次地尝试得到回应，最后他们放弃了，双目低垂，身体颓然地坐在那儿。[3]"是的，"安德烈娅说，"我放弃了。我当时无法去爱她，所以我现在也无法去爱任何人。"

"我想还有更多的原因，"我说，"在某种程度上，情况甚至比这更糟。婴儿们不会放弃，也许暂时会，但他们总会再试一次。因为他们必须建立情感联系。如果不这样做，他们就会被饿死。"

"嗯，我没有死，"安德烈娅冷冷地说，"我想我爸爸有空的时候总会陪着我。"

"你一直在努力引起你妈妈的关注，你充分利用各种机会，而且你还一直想方设法弄明白这一切。孩子们都会这样做。每次你尝试了，但没有成功，你都会努力找出其中的原因。"

"比如是什么原因？"

"比如可能是你自身有问题，所以才有需求。"

"我不会让自己对任何人的任何东西有需求。我讨厌需求感——我说的是我自己，而不是别人。我讨厌需要别人。"

"也许你讨厌需求感，是因为得不到所需的东西太痛苦了，你只是不喜欢这样的感觉。"

"那种感觉是最痛苦的，"安德烈娅非常平静地说，"你简直无法想象，是人所不能承受的痛苦，简直太难受了。"

我们默默地坐了几分钟，然后我告诉安德烈娅，觉得需要被爱是错误的、是糟糕的，并因此而感到难堪，我认为这正是长期羞耻感的深层根源所在。"如果不解决它，它就会占据你的生活，"我解释说，"被人拒绝的感觉让人难受，经过一段时间后，这种痛苦会内化于你心中。你感到很无助，内心被扭曲了，觉得自己卑鄙、不值得被爱。小孩子并不会有这些想法，这些想法是后来产生的，用于解释那些被扭曲的感觉。"

安德烈娅点了点头。我补充说："并不是说你现在一直有这些想法。它们只是在你认知中已然存在着的'事实'，能明白吗？就像你家墙上贴的壁纸、你看的电影的配乐一样。"

"现在如果我提出需求，却被拒绝了，我确实会感到丢脸，"安德烈娅说，"总是有这种被拒绝的可能的，甚至是大概率会发生的。这就是为什么我会觉得活在我自己幻想的世界里，比和别人在一起要安全得多。"

对安德烈娅来说，给羞耻感命名、感受到这些都与自己成长经历中的痛苦有关，让她如释重负。在接下来的几个星期里，她发现自己不再那么受羞耻感的思维习惯摆布了，也能更主动地去接触他人了。现在，当一个小错误威胁到她的幸福时，她能够反驳自己的羞耻感了。总的来说，她感觉好多了，觉得更有力量了。虽然安德烈娅离感到自己值得被爱还有很长的路要走，但我相信她会慢慢实现。

愤怒地纠正错误

最后这个故事，经常出现在伴侣治疗中。当伴侣双方陷入反复争吵的恶性循环时，羞耻感通常是导致这一循环持续不断的主要原因。双方进入关系时，都希望真爱能消除他们的脆弱，弥补他们童年时期依恋关系中的缺失。但是，每个人当然都有无法理解和欣赏对方的时候，此时，对另一方来说，"不被在意"的原始创伤就会被重新唤起，渴望被爱的脆弱感变成了羞耻感，然后在反击羞耻感的过程中，愤怒猛然爆发。

为了挽救他们的关系，特雷弗（Trevor）和他女朋友梅根（Megan）来找我做心理咨询。他们一开始只是朋友，同在一家管道供应公司工作。特雷弗负责运输和收货，梅根是会计。他们惊喜地发现，两人有很多共同的兴趣，彼此相互吸引，于是他们考虑一起生活，但争吵开始后，梅根退缩了。因为害怕失去梅根，特雷弗决定去看心理医生。他说，他知道发脾气骂她是不对的，他再也不会这样做了。

在讲述与梅根之间不断出现的问题时，特雷弗的身体紧绷着，声音也很紧张。特雷弗觉得，他应该得到更多的认可，因为他努力想做个好男友。"我总是想着你，"他说，"总是想着怎样才能让你幸福开心。你知道的！"

"我知道你确实很努力，"梅根说，"但是只要我说一点点消极的话，我就会为你对我做的那些事感到非常愤怒，所以我让你回家，好让自己忘了这事，但你给我发了上百条短信，快把我整疯了。至少现在，我可以关手机了。如果我们住在一起的话……"

"确实是！"特雷弗爆发了，"你关掉手机，玩起了消失，切断和我的所有联系！这是你对待一个爱你的人的方式吗？我一直给你发短信，因为我想谈谈我们的关系，把它搞清楚！”

“不，你不是！”梅根反驳道，“我知道如果我见你会‘收获’什么———一顿谩骂。我从小就受够了被人骂，我不会让你再这样对我。”她转向我：“他内心有很多问题要解决。我接受过心理治疗，我知道这是怎么回事，但他必须自己去面对这一切。我代替不了他。”

我问特雷弗是否知道梅根在说什么。“我有焦虑症，”他说，“医生给我开了药，但我不想吃。那些药我吃了感觉脑子很迟钝。”

“还有你爸爸的那些事。”梅根说。

我问了特雷弗关于他爸爸的事。“他是名警察，但完全是个十足的混蛋。在我十岁的时候他就离开了。”

“那你对这件事怎么看？”

“我无能为力。”

“你后来见过你爸爸吗？”

“是的，周末我去找过他，但不欢而散，因为他的新欢以及其他一些原因。后来我长大了，对这一切都很气愤，我吸毒、酗酒，甚至我妈妈也把我赶出来了。”我问特雷弗，当他对梅根感到挫败时，有没有觉得自己过去的一些经历又回来了。他耸了耸肩：“嗯，我猜是吧。”

在第二次咨询时，特雷弗和梅根说起了又一次的失联和短信发个不停的事。我们达成了一个协议，特雷弗只要发一条短信说他想谈谈，梅根就不会对他避而不见。她答应会回一条短信，然后约定一个下班后的时间谈。特雷弗说，只要梅根不玩“消失”，他就能做到。

但是，这个协议没有起作用。两周后，一切再次重演，他们被困住了。“我来这里，只是因为我不知道还能做什么了，”梅根说，“我真是受够了。”

　　现在我看到了特雷弗在绝望时的样子。他激动得浑身发抖，把为她做过的事、买给她的东西全都列举出来。他想挽回这段关系，他在努力，而她总是让事情变得不可能，贬低他，把他当成坏人。"你觉得我就像是个大坏蛋！"然后特雷弗气冲冲地走了出去，说他要去洗手间。

　　梅根和我沉默地坐着，我认真地思考该怎么进行接下来的咨询。我知道，这种争吵的循环根源于羞耻感，它总是涉及双方的弱点，我不想把特雷弗的行为孤立地看作这段关系中唯一的问题。但特雷弗太难过了，以至于伴侣咨询没法继续。梅根已经在接受心理治疗了，因此我对她说："我觉得特雷弗现在不适合继续和你一起做伴侣咨询了。这对他来说太难了。他需要更多帮助，先解决他的一些问题。"

　　特雷弗回来后，我们探究了他当时感到的强烈焦虑，正是这种焦虑搅乱了他们的关系。他再次告诉我，抗焦虑和抑郁药物对他不起作用。

　　"好吧，"我说，"治疗焦虑和抑郁有两种方法，药物治疗是一种，心理治疗是另一种。既然你告诉我药物不管用，那我建议你找我单独做一些心理治疗。就是说，我们会谈论你的感受，不只是你现在的感受，还有你成长过程中的。比如，我们会谈谈你和你父亲。谈论这些事会让你感觉好一些，我知道，这听起来有点奇怪，但我看到它对很多人都有效。"

　　从那之后，特雷弗找我做了十几次治疗。他已经摆脱了处在困境中、被惩罚的感觉。我们现在齐心协力，讨论他应该如何更好地管理自己的情绪，这样他才能从他的伴侣关系中得到更多快乐，并减少苦恼。我们讨论了他爸爸的愤怒是如何让他感到焦虑的，以及他在害怕得不到自己想要的东西时，是如何变得愤怒的，又该如何控制愤怒。特雷弗愿意和我谈这些，是因为他觉得和我在一起很安全，我不会评判他。我知道，长期羞耻感是他过分敏感、自我防御、好争论、容易发怒等问题的根源。

　　并不是说特雷弗需要一个新的诊断，"抑郁和焦虑"就足够了。我可能也找不到合适的时机向他解释羞耻感。特雷弗不需要诊断结论，也不需要解释。他甚至不需要关于如何维持关系的建议，虽然在他的要求下我们经常谈论这个话题。在我说话的时候，我试着从我自己对特雷弗的情感体验中，向他反映他的情感自我。这才是特雷弗所需要的，即不被羞耻感扰乱的真实的人际交往。是我全身心的陪伴，而不是我的建议，可以帮助他更加了解自己，对自己更负责，也能更好地与他的女朋友建立和保持良好的关系。

这些故事的共同点

　　上面介绍的这些案例中的来访者均来自不同的人群。有些来访者已经能够正常生活了，有些还在苦苦挣扎。他们苦难的印记就像他们的人生故事一样独特，根据他们的症状，每个人的心理健康诊断都不同。但是，在本质上他们有一些共同点，我把这个共同点称为"长期羞耻感"。接下来，我想讨论一下他们的故事中经常伴随着羞耻感的一些其他类似主题。

　　克莱尔极其出色的表现，使她内心深处的羞耻体验与她平常的自我体验之间有很大的偏差。她比很多受羞耻感困扰的人都幸运，因为她有能力克服羞耻感。但是，每个来访者的故事都告诉我，"好好表现"是他们的一种生活方式——通过"好好表现"掩盖他们身上某些令人厌恶或有损身份的一面。

　　加里同时扮演好人和混蛋，在欲望两边摇摆不定。艾伦被她脑海中母亲的要求所困扰，觉得自己彻底失败了，但仍然绝望地想要完成一场精彩绝伦的表演。她想摆脱这种表演的桎梏，但目前她还做不到。苏茜和安德烈娅以完全不同的方式，尽其所能地表现出幸福的样子，以免被人知道她们的内心有多么痛苦孤独。特雷弗费尽心思想扮演一个好男友，努力切断那些会让他变成"魔鬼男友"的渴望与恐惧。

　　加里比其他人更清楚自己的双面生活。大多数想要解决长期羞耻感的人，对自己不同的"自我"了解得并不多。当艾伦渴望做出特别表现的时候，她会忘记自己毫无价值的感受；当她觉得自己毫无价值的时候，她没办法回忆起她的能力。当克莱尔的表现没有达到自己的预期时，她那焦虑、不快乐的自我就会出现。苏茜通过药物来消除她那个想要自杀的自我，特雷弗否认那个容易暴怒的自我，而安德烈娅撇下她悲伤、孤独的自我，看电视、打电子游戏和上网玩乐。

　　安德烈娅很珍惜她的这些嗜好。在这个让她感觉不到快乐和爱的世界里，它们给了她一些安抚和满足。我认为，成瘾是长期羞耻感的一种表现，因此我一直小心翼翼地不去强调它们。但是，几乎有羞耻感的人，都有某些成瘾行为，以至于很容易让人觉得，成瘾是他们的首要问题。从克莱尔的过度活跃（以及她的饮酒行为），到加里的色情成瘾，到安德烈娅逃避现实的幻想，到特雷弗的青少年期酗酒和吸毒……除了这些成瘾行为，还有艾伦过度追求完美以至于会在暴饮暴食后催吐，以及特雷弗见不到梅根并且控制自己不给她发短信的晚上，为了让自己平静下来，所做的我不知道的那些事，都能麻痹他们，让他们不会因自己的长期羞耻感而感到焦虑。我还知道，当一个人因自我厌恶而焦虑难忍时，能够麻痹自己的活动或药品，就是他的庇护所，或是帮他逃避现实的唯一方法。

　　当你确信自己身上有重大缺陷时，会很难交到朋友。你可以假装"很友好"——加里与"朋友们"相处得很好，安德烈娅也是公认的善解人意、可以信赖的倾诉对象。但是，你把自己最重要的部分隐藏了起来。你保护自己的内心不受伤害，你厌恶自己的需求，你假装不嫉妒，或者你装作坚强，一副刀枪不入的样子。没有人认识真实的你，因此你感到非常孤独。也许就像苏茜一样，你的孤独变得难以忍受，无法继续活在世上。也许正如安德烈娅所做的那样，你虽然非常想得到爱，但还是决定这一生放下对爱的追求，不让别人爱上自己。

　　长期感到羞耻的人们非常孤独，他们在爱情方面也有困难。最重要的是，他们很难相信有人真的爱他们。但是，他们通常会试着继续去爱一个人，也试着让别人爱上自己。有些东西告诉他们，他们迫切想要得到的东西就藏在"爱"里面。即使他们处理得完全不对，把他们深深的渴望隐藏在表演之后，他们的这种感觉也是完全正确的。他们对于自己的过错有正确的理解，正如特雷弗自己也知道，对所爱之人大发雷霆注定会失去这段感情，但他希望留住女朋友。

　　一方面，这是事实：他们已经失去和正在失去的，是与他人建立真正的联系；这些人能够理解并接受他们这个人，以及他们的感受。另一方面，试图建立这种联系是一件非常危险的事，特别是在感觉自己非常脆弱、过度敏感、容易受伤和不完美或被人严重误解和感到非常愤怒的情况下。

　　在为来访者做咨询的时候，我把这些牢记在心，我开始觉得在咨询室里谈论羞耻感的来访者多了起来。我想知道来访者分享的东西是不是他们"自我"（self）的真实表现，我想知道我看到的是否只是"自我"的某个版本，而其他版本的"自我"可能是什么样、在哪里我还并不清楚。我倾听来访者故事深处的孤独，我关注我与来访者之间情感联结的质量。如果我总是有一种隔离感，那我会思考来访者是否真的能够信任他人。我在脑海里琢磨，爱和被爱对他是否"有用"。当我对所有这些感到疑惑的时候，我就思考长期羞耻感是不是一个强大的未知因素。

而如果问题背后的根源是长期羞耻感，那该怎样处理呢？正如克莱尔用挑战的眼神对我说的："那我们该怎么办呢？"

对所有来访者而言，最重要的问题是："你如何让我感觉更好？"就像我对自己说的那样——我该怎样才能与长期感到羞耻的来访者建立关系，并给他们带来根本性的改变呢？本书第二部分讨论了人际关系治疗的问题。但在治疗羞耻感之前，我们要对羞耻感有充分的了解，这就是本书第一部分内容的目的。关于长期羞耻感是什么、它来自哪里、它是如何运作的，以及它对来访者的生活有什么影响，我会给出人际神经生物学的理解。

注释

1. Patricia DeYoung, *Relational Psychotherapy: A Primer* (New York: Routledge, 2003).

2. Brené Brown, *I Thought It Was Just Me (but it isn't): Making the Journey from "What Will People Think?" to "I Am Enough"* (New York: Gotham, 2007), and *Daring Greatly* (New York: Gotham, 2012); Ronda L. Dearing and June Price Tangney, eds., *Shame in the Therapy Hour* (Washington, DC: American Psychological Association, 2011).

3. Edward Tronick et al., "The Infant's Response to Entrapment between Contradictory Messages in Face-to-Face Interaction," *Journal of Child Psychiatry* 17 (1978): 1–13.

第2章
关系理论下的羞耻感

羞耻感只是带来痛苦，而长期羞耻感就像是消极思维和自卑导致的个人失败。事实上，不管是什么形式的羞耻感，都与人际关系有关。羞耻感是当"关系"破裂或断开时自我对人际关系的体验。长期与人不相往来的自我隔离，会让人感到极度孤独，反过来又会导致绝望感和无价值感。作为斯通中心（Stone Center）的自体关系理论家，朱迪斯·约旦（Judith Jordan）简洁地描述了羞耻体验："……羞耻感最主要的表现是，一种在关系中感到自己不配、不值得被爱的感觉，同时伴随着与他人建立联系的强烈渴望……失去了对共情可能性的感知，认为他人不会同理自己的感受，也失去了对自己的同理心。"[1]

朱迪斯·约旦的定义，认为羞耻感是傲慢的反面，是自尊自爱的丧失。她认为，一个人感到羞耻并不是因为没有得到崇拜、承认或赞美，而是因为与他人建立人际联系和情感联结的基本需求没有得到满足。在这些需求没有得到满足的情况下，别人的赞美也显得苍白无力。

因此，如果能重新建立联结，让共情和情感联结成为可能，那么羞耻感是可以治愈的。这是以自我关系为导向的心理治疗的任务。朱迪斯·约旦将这种人际关系视角的羞耻感治疗方法与以自我发展为导向的治疗方法进行了对比。[2]

羞耻感的新定义

关于羞耻感的起源及其治疗，我很认同朱迪斯·约旦的相关阐述，而且我将做更深入的探讨。另外，我还想发展羞耻理论，将它与心理治疗和精神分析中的那些关系理论（relational theory）结合起来。为此，我这样定义羞耻感：**羞耻感是个体在与失调客体的关系相处中感到自体分裂的一种体验。如果个体反复经历这种羞耻体验，直至塑造了他终生的自我意识模式和待人接物模式，就演变成了长期羞耻感。**

和朱迪斯·约旦一样，我把羞耻感定义为一种自我关系体验，而不是因为个体的自尊心、自豪感受到了伤害。我用"感到自体分裂"（disintegrating）代替了"在关系中觉得自己不值得被爱"，我试图抓住羞耻自我的本质体验，即在被赋予意义之前的自我人际关系体验。而且，我用"失调（dysregulating）客体"替换了"没有建立联结，他人不会同理自己的感受"。我认为，这些词更准确地说明了羞耻感袭来时自我和他人之间所出现的问题。

自体分裂

个体的幸福取决于统一整合的自我感，而人际关系可以保持自我的完整协调。自体心理学（self psychology）是一种关系理论，强调完整协调的自我必须要有整合的、协调良好的人际关系；它专门研究自体内聚（self cohesion）和自体分裂（self disintegration）的过程。自体心理学家注意到，从出生那一刻起，内聚驱动力就将婴儿的即时情感／情绪体验模式转变为对照护者的期望和反应模式。从童年到成年，这些模式都是无意识的组织者，决定着自体与他人的互动和感受。当这些模式出现问题时，首先在治疗中表现为来访者的焦虑、抑郁、耗竭和分裂的体验。自体心理学家为协调的共情关系创造条件，在这种关系中，对来访者来说，更加内聚的自我体验成为可能。[3]

如果统整内聚的自我意识在心理上对人类是必需的，那么自我意识的解体就有可能导致心理上的毁灭。与长期羞耻感的分裂力量斗争的来访者，可能不会每天或有意识地期望被羞耻感消灭。但是，威胁总是潜伏在某个地方，只是未被察觉。他们每天的生活就是为了避免陷入羞耻感。矛盾的是，对于他们来说，确保自体不分裂的代价就是损失自体的统整内聚性。

长期感到羞耻的来访者很少能独自待在家里。虚假的自我表现掩盖了他们的需求，从而把陌生的"羞耻自我"挡在了他们的意识之外。例如，我的来访者克莱尔，虽然她有能力确定自己的目标并取得成功，但她感觉自己的选择毫无意义，她发现自己一次次地被这个无意义的自我驱使着；而加里的"羞耻自我"只能在他的"英雄自我"

无法忍受的性行为中得到表达。

"分裂"（disintegrating）这个词抓住了重度羞耻感的本质。人们说，羞耻使他们感到茫然、发蒙或语无伦次，甚至对自己也是如此。在感到羞耻的时候，他们说不出话，甚至不能思考。他们感到心烦意乱，或者好像正在崩溃。他们害怕心理崩溃，恨不得马上找个地洞钻进去，或者以某种形式马上消失。我想到一个极端的例子——切腹，一种日本的自杀仪式。就武士切腹是为了用荣誉感取代羞耻感而言，它可以作为一个比喻，表明在很多文化中，为了对抗羞耻感对自我的毁灭，一个人可能需要付出多大代价。

"分裂"这个词，可能最有助于我们想象孩子们的羞耻体验，他们正忙着从与父母和生活中其他重要他人的互动中形成统整内聚的自体。当孩子行为不端时，父母的不满可能会带来短暂的羞耻感，造成孩子内心崩溃、自体分裂的危险。在足够好的育儿情境中，孩子受到惩戒后，很快就会回归人际联系中，孩子的自我体验恢复连贯性，回到"我做了一件坏事，但已经结束了，我仍然是一个好孩子"的内在感觉。这种微小的关系的破裂与修复，有助于孩子整合情感上的"善"和"恶"，并建立起如何在与他人的社交和谈判中取得成功的内隐关系认知。[4]

相比之下，如果这些分裂没有得到修复就扔下孩子，让他独自恢复与人相处时的自我感，最终可能会造成持久的伤害和长期羞耻感。如果没有帮助，自体分裂会持续，"好"和"坏"的分裂会被强化，孩子可能会为了继续前进而抹掉整段经历。但是，某种关于人际关系是如何发挥作用（以及如何不发挥作用）的内隐认知在这个过程中已经被确立下来了。

导致长期羞耻感的是父母和孩子之间未修复的心理隔离，而不是父母对孩子的有意羞辱。事实上，会带来羞辱感的互动，可能与指导、纪律或惩罚无关。如果孩子觉得他在情感上所依恋的人不再接纳他，不再认可他，那这个孩子的内聚自体就会分裂。这种分裂不仅发生在婴儿身上，也发生在幼儿身上。对他们来说，这种体验还只是直觉性的，因为他们还没有能表达"好"或"坏"的内部语言来描述它。

失调客体

"失调客体"一词来自情感调节理论，该理论探讨了人际关系中情感协调和情感失调对儿童发展和成人心理治疗中情绪健康的影响。失调客体是指在人际关系中，无法提供他人所需的情感联系、回应和理解的人，而这些对于人的健康和完整是非常重要的。

在我们的生活中，良好健康的人际关系能让我们感到有条理、有能力和被喜爱着。遇到困难时，我们会找人倾诉，同情和理解有助于我们在成年人的交往规则中重新找到自己。相反，糟糕、痛苦的人际关系会让我们失去平衡。如果处于情绪困扰中，不健康的人际关系只会给我们带来更多的羞耻、怀疑和困惑——这些都是关系失调带来的影响。我们作为成年人，其他人对我们情绪的反应尚且会对我们产生如此之大的影响，因此我们可以想象情感协调／情感失调会对脆弱的儿童产生多么强大而深远的影响。

自体心理学和主体间理论长期以来都认为，照护者的情感协调／情感失调会深刻影响孩子的情绪健康。通过对婴儿的研究，观察父母和婴儿在互动中对彼此关系进行的精微调整，我们了解到在照护者的

"自然关注"中有多少实际上是情感调节。在下一章中，我将更详细地回顾近期关于依恋和情感调节的神经生物学研究，这些研究支持并扩展了这些观点。

简言之，从孩子自我调节的角度来说，协调客体对我的情绪做出的反应会帮助我以包容接纳的态度，将这些情绪整合进能让我感到舒适的"情绪自我"之中，而不被它们压倒。而失调客体是我想信任也应该能够信任的人，本应帮助我管理自己的情绪和情感。但是，失调客体对我的反应（或者说对我缺乏反应），都起到了完全相反的作用，不能帮助我包容、接纳或整合。

于是，在与失调客体的相处关系中，自体分裂了。过程是这样的：在婴儿期，当我处于一种痛苦的情感状态时，或者在儿童期，当我感到情绪冲动时，客体的反应无法帮助我管理自己的感觉。由于感觉不到与坚强而情绪稳定之人的联结，我感到孤独。我非但没有从容不迫，反倒觉得失控了。我无法集中精力，反而感到不知所措。我不是觉得我会好起来，而是觉得自己快要崩溃了。

这种体验就是羞耻感的核心体验。所有这一切都与对重要他人的强烈需求有关，与我们之间的互动存在问题有关。我觉得"我无法从你那里得到我想要的"。这种事情如果在我的成长过程中反复出现，以至于成为一种可预期的体验，那么每当我有强烈的情绪，需要情感联结，或者在人际交往中感觉出了问题的时候，我就可能会有这种核心的羞耻感。在这些情况下，我很可能会有意识或无意识地得出结论："我的需求有问题，我的'需求自我'有问题。"

当我从蹒跚学步的婴儿成长为儿童时，对于那些感觉不好的未整合情感，我会逐渐相信，感受那些"不好"感觉的情感自我是断开联结的，这本来就有不好的成分。这时，我们通常会把"感觉不好"与

"羞耻感"联系起来。当我从儿童成长为青少年时，我可能会对不断扩展的自我体验中具有挑战的部分——我的身体、我的性别特征、我的情感或我的能力——产生羞耻感，因为这些都是自我厌恶的理由。等我长大成人后，我可能有完美的方法来掩盖和弥补我的羞耻倾向。但是，这些自我保护会使我远离自己的真实体验，并阻碍我与他人建立真正的联系。

我所描述的羞耻感核心体验——感受到情感上的痛苦和情绪上的冲动，感觉失控和崩溃——听起来很戏剧化，但其实并不戏剧化。事实上，这种发展性创伤（developmental trauma）一般都是悄然发生的。照护者并不是有意让孩子感到羞耻，但由于这样或那样的原因，他们无法以支持、陪伴的方式来回应孩子，帮助孩子整合他们的情感和情绪体验。孩子对这种失调的反应可能是戏剧性的——某种强烈的需求或愤怒的表现。但是，许多孩子很快学会了对于所获得的回应尽力表现得最好，他们把"崩溃"或"失控"的感觉抛之脑后，尽其所能地屏蔽任何不好的感觉，悄悄地摆出一副好孩子的样子，或者摆出一副没有需求的表情。他们只展现出那些能与重要他人提供的情感反应范围相协调的自我部分。

当我在治疗中感觉到来访者背负着长期羞耻感时，我有理由认为在他早期的人际关系中曾发生过类似的事情。在"羞耻感是个体在与失调客体的关系相处中感到自体分裂的一种体验"这个简洁而又专业的定义下，每个故事都是独特的，具有各种各样的个人意义。

我参考了人际关系理论（特别是情感调节理论），同时也参考了心理动力学理论中关于羞耻感的阐述，最终得出了羞耻感的这个定义。自 1971 年以来，海因茨·科胡特（Heinz Kohut）为精神分析学家重构自恋（narcissism）的概念，海伦·布洛克·刘易斯（Helen

Block Lewis）开始和他们探讨羞耻感，关于羞耻感和自体（self）的论文不胜枚举。[5]心理动力学理论家认为，羞耻感是一种情感，也是一种情绪，他们把羞耻感定义为一种思维模式，认为羞耻感在本质上是一种有缺陷的自我意象。他们描述了从不愉快的自我意识到极度屈辱的各种羞耻体验，并将羞耻感从内疚感中分离出来。本章接下来将根据我对羞耻感的定义，对羞耻理论的这些重要内容进行回顾。

羞耻感是一种情感

情感理论家认为，羞耻感是人类系统产生的一种基本情感，但相比对外部刺激的直接反应，它要复杂得多。正如唐纳德·内桑森（Donald Nathanson）所述，羞耻感是一种限制积极情感产生的痛苦机制，它造成的痛苦程度取决于情感受限程度与积极情感的"拉力"大小。当让人愉悦的神经放电模式突然中断时，这种断裂就会表现为眼神低垂、头部和肩部肌肉明显无力以及困惑感和迷失感。[6]

内桑森的导师西尔万·汤姆金斯（Silvan Tomkins）认为，情感是人类最基本的先天生物激励机制，比与剥夺或愉悦相关的驱动力更为强大，甚至比身体上的疼痛更急需解决。[7]汤姆金斯的情感理论是关于个人体验的理论，例如，当个体的强烈欲望受到限制不允许实现时，就会产生羞耻感。半个世纪后，情感理论演变为情感调节理论，它认为，羞耻感不是个体对痛苦刺激序列的反应，而是个体的情感关系需求和他人对这种需求的反应之间相互作用的结果。简单地说，羞耻感本质上是一种人际间的体验。

然而，不可否认的是，对个体来说，陷入失调或羞耻感可能是一种压倒性的身体体验。情感是人际交流性质的，但它首先是一种生理反应。正如海伦·布洛克·刘易斯在早期的精神分析理论中指出的那样，羞耻感以及它所引起的脸红、出汗、心跳加速和愤怒扩散等自主神经活动，是悄无声息的，这使得羞耻感成了一种强大的原始反应，抗拒理性解决。[8]

羞耻感是一种情绪

内桑森解释说，情感只是羞耻感的开始。当个体察觉到自己的某种情感时，这种情感就会变成情绪，而后情绪就会与记忆和意义联系起来。用他的话说，"情感是生理性质的，而情绪是传记性质的"[9]。在我们的生活中，随着时间的推移，羞耻感形成了复杂的情绪意义，当我们因突然失去宠爱而感到消沉、因突然丢了面子而感到窘迫时，所有这些"神经激活"的时刻都会产生羞耻感。

正如汤姆金斯在一篇经常被人引用的文章中所说，"虽然恐惧和悲伤让人感到痛苦，但它们是来自外部的创伤，只是穿透了自我（ego）的表面；但羞耻感是一种内心的折磨，是一种灵魂疾病。不管受辱的人是因别人讥笑还是自我嘲笑而感到羞耻，他都觉得自己就像没穿衣服的小丑似的，受到了挫败，感觉自己很另类，没有尊严和价值"[10]。

这里讲的不是生理机制，而是在真实或想象的痛苦关系中感受复杂情绪的"自体"。这正是主体间精神分析理论的支持者唐娜·奥兰治（Donna Orange）所认为的，如果我们想要给羞耻感下定义，应该从情绪入手。

奥兰治认为，作为主观体验的复杂过程，情绪永远不能被简化为简单的实体。任何单一情绪都不能从一个人全部主观感觉或思维体验的连续性和层次性中抽象出来。更重要的一点是，情绪具有关系属性。"情绪是对人际关系或需求的反应，而情绪表达是为了与他人建立联系，或调节彼此之间的关系。"[11] 对于奥兰治来说，羞耻感这种情绪既不是情感，也不是认知，当你感到羞耻时，它就是你整个的"体验世界"，而且，这种羞耻感的过程总是由主体间的羞耻系统产生和维系着。[12]

刘易斯的开创性工作，为羞耻感的研究绘制了一条关系性的道路，她还将羞耻感描述为一种人际情绪——感到自己的情感纽带受到威胁时的内部紧急反应。她说，羞耻感的体验始于一种依赖但容易受到拒绝的关系。如果一个人没有达到他所敬仰的重要他人的标准，就会因感到拒绝而自我崩溃，这与单相思中无望的爱很类似。结果就是这个人因为觉得被人羞辱而愤怒，或者因为感到羞耻而愤怒，这种感觉会引起别人更多的嘲笑，但也会带来更多的内疚感，变成对自己的厌恶。[13]

无论我们是否完全同意刘易斯对羞耻感的分析，她确实抓住了人际关系中"情绪失调"的情绪强度，这是自体心理学家和主体间理论家用来解释羞耻感起源的表达方式。他们谈论的不是无望的爱，而是长期的失调，这种失调损害了孩子的人际效能感，并形成了孩子后来产生无价值感的基础。[14] 用霍华德·巴卡尔（Howard Bacal）的话来说，孩子缺少的是情感交流或情感分享，缺少的是婴儿和照护者之间那种无微不至的亲密体验。因此，巴卡尔把羞耻感称为差异的情绪——孩子的情感需求与身边他人对这些需求的回应能力之间的差异。羞耻感还存在于个体对基本关系的需求与该需求未能得到满足之间的差异，而羞耻感正是他害怕信任和害怕接触的原因。[15]

情绪需求和情绪回应之间的差异，可能源于重大生活事件，对婴儿和儿童来说尤其如此，对那些容易感到羞耻的来访者也是这样。如果需求和回应之间的不匹配没有得到修复，随后的自体分裂可能会被掩盖，但是它会以某种方式痛苦地存在着，而这种方式可能不是"差异"一词能完全概括的。刘易斯描述的"单相思"式的无望的人际关系的痛苦和由此引发的愤怒，无论是发泄出来还是转向自我，都有助于我们理解人际关系失调的情感代价。

当刘易斯发现，精神分析治疗的失败往往可以归咎于治疗中没有处理羞耻感时，她开始撰写羞耻感带来的剧烈痛苦。羞耻感之所以在治疗中被隐藏了起来，是因为在意识层面觉察它是非常痛苦的，尤其是当羞耻感成为治疗关系的一部分的时候。在治疗中，来访者和治疗师经常对羞耻感避而不谈。来访者可能会转向强迫性的自我憎恨或者强迫性地思考自己与他人（包括治疗师）之间的互动中出了什么问题，而不是去感受羞耻感本身的情绪强度。对于来访者和治疗师而言，深入探究这些主题可能看起来像是真正的情感工作。但羞耻感的真实情绪要痛苦得多，所以我们都想避开它。这就是刘易斯想强调的重点。[16]

关于羞耻感带来的情绪痛苦，我们还能如何用言语进行捕捉呢？羞耻感像一种失败，感觉自己低人一等、有所欠缺，是一种丑陋、肮脏和恶心感。羞耻感包括让人难堪的自我意识、让人脸红的尴尬以及让人极不愉快的屈辱。羞耻感会爆发为愤怒，接着很快就会引发嫉妒和怨恨。羞耻感很像崩溃状态，也像混乱和恐慌，或感觉自己非常无能。有这么多的词汇，却无法抓住羞耻感的本质，因为羞耻感从根本上说是一种非语言的内在体验，正如汤姆金斯所说，这是一种"灵魂疾病"。

　　然而，作为人类，我们会尽可能让这些体验符合逻辑。虽然羞耻感是主体间体验所构成的"世界"，无法简化为情感或认知，但在它发生的时候，我们会试着弄清楚伤害我们的是什么，用我们可以控制的方式。因此，"羞耻的想法"就成为羞耻感理论家的一个重要研究主题。

羞耻感是一种想法

　　刘易斯认为，因为被人拒绝而觉得被羞辱继而引发的愤怒，是羞耻感的核心情绪；她认为，羞耻感同时还有认知成分，即失败的想法。[17] 我认为，羞耻感的核心是自体分裂，这种体验尚未成形为愤怒，而且不符合愤怒定义中"合理"的标准。因此，我认为在羞耻感的核心情绪体验中，没有认知成分存在。在婴儿期和儿童期，意义是在反复经历自体分裂后慢慢形成的。成年后，自体分裂感可能很快就有了某种意义，但这只是因为特定的神经通路之前被激活过很多次，而不是因为某种特定想法，如关于自己失败或缺陷的想法依然属于这种体验。但是，如果关于失败的想法没有与羞耻感同时发生，甚至不是羞耻感的必要组成部分，那它为什么总是与羞耻体验联系在一起呢？

　　根据弗朗西斯·布鲁切克（Francis Broucek）的说法，这个谜题的答案在于羞耻感和客体化之间的联系。[18] 在将自己视为失败者之前，我们必须对"自体"有客观的认识。我们从外部观察我们的那些他人身上学习这一点。而正是这种客体化的观察方式在我们心中种下了自体客体化的羞耻感，这种羞耻感是我们对自己产生的负面看法。

布鲁切克从自体心理学出发，将自体定义为关系和情境的实体。在婴儿期和幼儿期，在与照护者的共同意识中，从效能和实现意图的体验中，以及随后的喜悦和兴奋中，自我意识慢慢浮现出来。布鲁切克提出这个观点，以替代汤姆金斯关于兴趣障碍或兴奋障碍会引发羞耻感的看法。在布鲁切克看来，与人类环境相关的无效能感（inefficacy）是引发羞耻感的原因。当与照护者的关系破裂，孩子不能分享意图和想法的时候，他就会产生羞耻感。这种关系破裂，本质是从外部被感知到的，而不是共同的内部体验。[19]

这种从主体间关系到客体化关系的转变，可以通过非常微妙的非言语方式发生。布鲁切克认为，婴儿的暗示与照护者的注视和面部反应之间的不匹配，很可能带来效能失败或意图失败的早期经历 [这让我想起了特罗尼克（Tronick）的"静止脸实验"研究[20]]，至少对于视力正常的婴儿来说是这样。布鲁切克认为，带有羞耻感的注视所带来的影响也许可以解释为什么有羞耻感的人一生都会尽量避开别人的眼神或根本不与人有眼神接触。[21] 在幼儿期，父母深情的注视，会与孩子刚萌发的自我意识发生互动。而当孩子无法引起父母的支持性注视（支持他的意图、兴奋和内在自我意识）时，他就会感到自己正被以一种客体化的方式看待。

布鲁切克认为，正常的养育方式需要把孩子既当成主体又当成客体来回应，这样孩子才有机会学习在真实世界中与他人建立关系的两种方式。但是，在布鲁切克看来，父母必须首先坚定地关注孩子的主观体验和感受。如果只关注孩子身上发生的事情，而不关注孩子的感受，这种客体化模式就会引发羞耻感。[22]

正如我们所预期的那样，一个被客体化的孩子，无论是以赞扬的方式还是以批评的方式被客体化，都会慢慢地萌生这样一种自我意识，即觉得对他人而言自己就像是一个物件。孩子对这个客体自我的情绪是积极的还是消极的并不重要，重要的是他与自己的主体性渐行渐远。当这种模式被夸大时，就变成了病态。孩子失去了恢复布鲁切克所谓的"与他人进行基本交流"的可能性，这种交流可以在情感层面帮助他消除伴随自体客体化而来的疏离感。[23]

对于布鲁切克的观点我想补充一些自己的理解，客体化带来的羞耻时刻也是关系失调的时刻，对孩子而言，这种体验就是自体分裂。如果人际关系不能保持一致，孩子会依靠自己的观察者自我来帮助调节痛苦，从右脑功能转换到左脑。我将在下一章阐述这种转变。为了具有逻辑性，孩子的观察者自我借用了父母的眼睛来观察自己，来讲述自己的"客观"故事。这就是羞耻情绪和羞耻想法分裂的根源。羞耻想法属于已经客体化了的自体，已经离开了进行基本交流的主体间空间，（羞耻时）调节失效，分裂主宰一切。

因此，羞耻的想法是典型的孤独的想法。这些想法是由于觉得没有交流的可能而产生的，这也使得他们之间没有基本交流成了事实。正如维尔姆泽（Wurmser）所说，羞耻感成为一堵隔离墙，保护脆弱的自我免受他人侵入性目光和言语的伤害，保护自己的缺陷不暴露出来从而被他人看到。对于羞耻自我而言，各种弱点、缺点或丑陋等缺陷都是"客体化"带来的。[24]

这些羞耻感来访者，脑子里总认为别人在盯着他们看，而且他们也通过这些人的眼睛来观察自己。刘易斯提出，这种"他人导向"的心态直接导致了自我厌恶型的抑郁症。[25] 在这些孤独的世界里，即使失败在所难免，表现也必须完美。在别人面前感觉不舒服，问题的根源一定出在自己身上——"我太情绪化了，太无趣，需求太多了，太胖，太笨""不管我尝试什么，我都会搞砸"或者"不管我取得的成就有多大，它们都不够好"。作为治疗师，我们知道，试图与这些想法争辩的努力注定会失败。因为这些想法背后都有一个孤独的故事，有它自己存在的逻辑；这个与人际关系破裂和自体分裂一起被埋葬的逻辑，使得故事成了必然。

因自我形象而感到羞耻

关于羞耻感如何转化为消极的自我形象，内桑森给出了如下的解释：当一个孩子突然体验到羞耻感的时候，他也体验到了无能，这是一种糟糕的危险状态。为了安全，孩子们把不受约束的羞耻感与恶劣形象和危险形象联系起来。这两种体验是"连贯"的，而连贯总是比随机的混乱更安全。内桑森将这种安全联系描述为"坏我"（bad-me）的想法 - 情感复合体，"在这种联系建立之后，任何羞耻体验都会伴随着将自己定义为有缺陷、软弱或不完整的形象"。[26]

如果一个人的"坏我"会在羞耻体验（内桑森指的是积极情感的突然下降，特别是积极的人际关系情感）中被激发，那么当他感到被误解或与他人失去联结时，"坏我"体验就会发生。这种容易在很多人际关系情景中体验到"坏我"的倾向，也可以被称为自我形象障碍和自尊障碍，或者通常所说的自恋障碍。

精神分析文献将羞耻感、有缺陷的自恋和错误的自我形象联系起来。刘易斯指出，羞耻和自恋是对立的，羞耻是一种消极的自我体验，自恋是对自己积极的爱或欣赏。[27] 在维尔姆泽看来，一个人希望被别人看到的样子是"理想自我"，真正被别人看到的样子是他的"真实自我"，当这两种自我形象之间存在巨大差异时，他就会感到羞耻。[28] 经典自体心理学认为，羞耻是自恋的底部，当一个人真实自我的内在体验低于他理想的自我形象时，羞耻就会发生。

要理解羞耻感的这种定义，我们需要了解自体心理学对此的阐释——理想的自我形象是如何构建的、真实自我与理想自我之间是如何产生巨大差距的。我们需要理解自体心理学如何解释真实自我的失败，如何解释这两个自我之间的差异。安德鲁·莫里森（Andrew Morrison）从自体心理学的角度写过大量关于羞耻感的论文，并对这两点进行了解释。

莫里森认为，首先，即使没有外部羞辱者的直接影响，自我也会感到羞耻。当长期羞耻感成为一个人自恋的病理学问题时，这个问题基本上是内在的。这种羞耻感不是被别人羞辱引起的，而是更普遍的自我缺陷的表现。科胡特认为，主要缺陷是个体处理不了自己分裂出来的夸大自我；羞耻感在于现实与幻想之间的巨大差距，而他从未承认更从未弥补这一差距。莫里森的羞耻感理论吸纳了科胡特的观点，并增加了当自我未能达到既定理想时的失望感、失败感和能力不足感。[29]

莫里森重点关注的是理想化自体客体体验——它是如何形成的、当它失败时会发生什么。理想化出现在孩子为了获得更好的镜映，调整他的奋斗自我、好表现自我（exhibitionistic self），而为此进行了第一次努力之后。有时，理想化阶段可以作为对孩子健康的夸大自我没能得到最佳回应的补偿。通过他人的榜样帮助自己树立理想并实现它们，这是利用他人的存在来创造力量与活力的体验，是形成内聚自体的第二次机会。[30]

当这一过程进展顺利时，孩子就会创造出一个理想的自我形象，就像他心中内化的理想父母形象那样，这个自我形象是他主观上对完美的渴求。这就是为什么当孩子竭尽全力实现理想自我的时候，需要父母很多的理解和回应，包括平静地接受他所犯的错误。当孩子心中的理想父母与他自己的理想自我形象之间有良好的相互回应时，他就有很大机会成长为一个既敢冒失望风险又敢冒希望风险的人，一个既能幽默地接受自己也能宽容地接受他人的人。成年后，他将能够以自我反思的智慧追求理想，并能接受生活中的不完美。

另一方面，如果父母不能成为孩子所敬仰的人，不能循循善诱地教导他"成为"那个理想自我，那么对于理想自我，孩子就不会有理想化的自我增强体验。如果孩子心中的理想父母与他自己的理想自我之间不契合，如果父母未能以理解和愿意提供帮助的方式回应孩子对意志力和善良的追求，那么孩子将发展出一个耗竭自我——永远背负着无法实现、不切实际的理想自我形象。反复地在想法中批评自己，会使自尊变得脆弱，甚至变得没有自尊。

莫里森对羞耻自我的定义，与我还是有些不一致，我将羞耻感定义为个体在与失调客体的关系相处中感到自体分裂的一种体验，而莫里森的定义已经超越了"自体分裂"，认为羞耻自我是长期的羞耻情绪和羞耻想法复合形成的。他认为，羞耻感的本质是自我需要与他人进行某种特定类型的互动以避免感到羞耻。在我看来，这种互动是父母与脆弱自我之间的协调和情感调整关系。莫里森认为，这是父母对孩子脆弱的理想化需求以及镜映需求的协调反应。这两种需求都是特定的情感需求。我们都认为，羞耻感是由于照护者未能满足孩子的情感需求而产生的，这种羞耻感首先被理解为一种自我状态（用自体心理学的术语，就是解离、分裂、耗竭），由此产生了关于自我的羞耻认知。

值得注意的是，在管理分裂自体时，如果羞耻的想法和羞耻的自我形象占据上风，那么羞耻感就变成了一种逃避自我的方式。这些羞耻想法和自我形象是痛苦的，但它们并不是自体分裂或被羞耻感湮灭的直接体验。布鲁切克和莫里森以及许多羞耻理论学家在阐述羞耻感的同时，也描绘了一条逃离羞耻感核心体验的途径。

同样地，几乎所有我们认为的自恋的病理学表现都不是自我的表现，而是逃避自我的表现。更具体地说，这是在逃避一个容易分裂解体的羞耻自我时会发生的事情。与自恋和羞耻问题相关的自体客体化、自我夸大，或强迫性自我厌恶、不切实际的自我形象以及不稳定的自尊，这些都是脆弱的人们在摆脱羞耻感时避免自体分裂的路径。

各种羞耻体验

到目前为止，我们都是把羞耻感当作一种单一的体验来讨论。但是，我们的日常用词表明，羞耻感有多种不同的形式。苏珊·米勒（Susan Miller）根据对研究对象的深度访谈，尝试将不同的羞耻感进行分类。[31] 简单地说，她发现羞耻感往往与自卑有关，而尴尬则与暴露和失败感有关。一个人如果被迫处于卑微的地位，就会感到屈辱。从外部观察自己的行动就是自我意识的表现。米勒认为，内疚是一种因违反某种标准而产生的羞耻感。她把自己的研究称为羞耻感的现象学方法，认为产生羞耻感的关键因素是将自己与他人进行比较后，对自己所处身份地位的不满。

我对羞耻感的定义提出了羞耻感的替代性关键元素，这可能更支持这个观点，即这些不同形式的羞耻感在本质上是相同的体验。

如果羞耻感确实是个体在与失调客体相处中感受到的一种自体分裂，那么每一种羞耻感都应该具备这三个条件（即使方式和强度有所不同）：感到自体正在分裂，与他人的关系直接破裂（真实的或想象的），那个人被体验为"失调的"或威胁到自己的自体内聚。

例如，尴尬时的暴露和失败感是一种自体分裂，虽然没有真正的羞耻感那么强烈。当一个人感觉自己在被别人"盯着看"时，就会觉得尴尬，因为这时他人的注视会威胁他的自体内聚。一个人单独站在聚光灯下也会感到尴尬，在遭受羞辱时更是如此。羞辱给"失调客体"的行为增加了主观故意和心理暴力的元素。如果这段关系对于被羞辱的一方来说非常重要，那么羞辱的破坏性将尤为强烈。羞辱的这种极度失调的人际关系破坏力，会给一个人的自体造成深刻而持久的分裂。

相比之下，自我意识是羞耻感的温和版本。在自我意识的时刻，一个人是孤独的，觉得被排除在了情感调节或交融的舒适区之外。这段关系已经悄然破裂。一方先于对方（失调他人）让自己客体化之前自行客体化，以保持自体统整内聚。严重的羞耻或分裂尚未发生，但随时都可能发生。

那么，米勒定义为"感到自卑，或对自己在与他人的人际关系中的身份地位感到不满"的羞耻是什么？虽然她的定义抓住了个体在与他人关系中并不统整的自体感觉，但忽略了失调自体分裂的直接关系体验，比如个体感到羞耻时就会发生自体分裂。人们想尽了办法，就是为了不直接发生自体分裂。正如我们所看到的，批评自己可以帮助人们迅速地将严重的羞耻感转变为某种更稳定的体验，这种体验虽然痛苦，但更能忍受。

还有很多关于羞耻感的词汇，米勒没有进行解释，比如耻辱（disgrace）、侮辱（indignity）和屈辱（mortification）等，都可以将它们理解为与强大客体相处中的自体分裂。还有就是内疚感（guilt），米勒认为，内疚是一种违反某种行为标准时的羞耻感。正如许多羞耻理论家那样，她模糊了内疚感和羞耻感之间的区别。

人们确实可以同时感到内疚和羞耻，但是，内疚和羞耻是两种完全不同的情绪，源自两种不同的人际关系体验。琼·坦尼和朗达·迪林的研究让临床医生清楚地认识到，准确理解每种情绪以及情绪之间的区别是非常重要的。

内疚感不是羞耻感

坦尼和迪林认为，刘易斯是首先发现了内疚感和羞耻感之间本质区别的人，他们在 2002 年发表的论文《羞耻感和内疚感》中通过实证研究验证了这一区别。[32] 刘易斯认为，羞耻感是对自我的消极评价，而内疚感是对自我行为的消极评价，区别是"我是一个坏人"和"我是一个有价值的人，但我做了一件坏事"。内疚感包括焦虑、自责以及懊悔，可能感觉很痛苦；但是内疚感并不会改变一个人的核心身份。相比之下，羞耻感是一种非常痛苦的情绪，通常包括觉得自己从根本上有缺陷或是毫无价值的人。当然，一个人在对自己的不良行为感到懊悔时，可能也会觉得自己是个坏人。内疚感可能或多或少含有一些羞耻感成分，当然也可能没有羞耻感伴随。特定情境下，羞耻感以及内疚感都有时是有益的道德情感。但是，就人类的体验而言，羞耻感和内疚感的起源、含义和影响并不相同。

坦尼和迪林将内疚感和羞耻感都定义为自我意识情绪（self-conscious emotions），因为它们涉及自我评价；也将其定义为道德情绪，因为它们指导人们的选择和行为。他们指出，羞耻感总是与自我和他人的关系密不可分。[33]但是，他们没有发现羞耻感的根源是情感失调；相反，他们把羞耻感的起源与这两个认知发现联系在一起，即孩子意识到自己是独立于他人的个体，并且理解了对行为的评估标准（他们认为，直到孩子能够理解品质"我是好人"和行为"我做了一件坏事"之间的区别之后，内疚感才出现）。[34]因此，虽然他们提到羞耻感是一种痛苦的情感，但他们的定义倾向于把羞耻感视为一种思维过程。

很明显，坦尼和迪林对羞耻感的定义与我并不完全一致。虽然如此，他们发现了羞耻感和内疚感之间的区别，这对我们为来访者提供的咨询服务很重要。为什么他们的研究具有如此重大的临床意义？首先，来访者经常会谈论他们的内疚感，而实际的问题并不是来访者所做过的事情以及他们对此感到懊悔。相反，他们"内疚"背后的问题，是他们内心深处觉得自己有问题或做得不够好。我不需要纠正他们的用词，也不会把羞耻感这个词强加给他们。但是，能够听到并回应来访者隐藏在内疚背后的脆弱自我，这是很有帮助的。有时深受羞耻感困扰的来访者所能承受的极限就是去谈论内疚感。就好像他知道内疚感比羞耻感更有力量，因此，他认为这是一个更能得到治疗师尊重的位置。

事实上，内疚感不仅是一种与羞耻感完全不同的自我状态，而且比羞耻感更有力量。坦尼和迪林在论文中讨论的实证研究很好地支持了这两点。在他们的研究中，羞耻感是一种对人际关系具有破坏性影响的情绪和认知，而内疚感的能力则是一种关系力量。

具体来说，他们的研究表明，容易感到羞耻的人更容易将错误归咎于他人（以及自己），他们更容易产生强烈的怨恨或强烈的敌意，而且他们一般不太能感同身受地理解他人。相比起来，那些更容易感到内疚而不是羞耻的人，一般来说很少以自我为参照，更能同理他人，更勇于为出错的事情承担责任。他们也更少生气，即使生气也更能以公平直接、有建设性的方式表达自己的愤怒。在这个对比中，我看到了这两种人之间的明显区别，在与他人的关系中，一种人不断避免自体分裂的威胁，另一种人则能够维持自体的稳固内聚。

当然，向容易感到羞耻的人指出这些区别并没有帮助，他们已经有足够多的理由厌恶自己了。事实上，我发现经常提醒自己这种脆弱性是非常重要的，正是这种脆弱性驱动着那些受羞耻感折磨之人的情绪和行为，使他们难以与他人建立良好的人际关系。他们花费大量精力来照顾自己、保护自己，是因为他们非常确信自己必须这么做。如果在严重失调的强大客体面前没有这些警惕、避让或攻击性，他们的自体就会不断地分裂，这是他们的信念。如果这类"客体"大多是很久以前的记忆，也无关紧要了。但是，那些长期遭受羞耻感折磨且尚未意识到这一点的人，会认为这种威胁是真实存在的。

我发现，向那些真正对自己的羞耻感有一定认识的来访者指出内疚感和羞耻感之间的区别最有用。当来访者能感受到自己的羞耻感，并认识到它对自己生活的影响，他就可以开始克服这种羞耻感，从而取得更好的治疗结果。鉴于坦尼和迪林所列举的这些原因，来访者的羞耻感及其对羞耻感的反应，使他们的人际关系变得困难。等他取得了更好的治疗结果后，他可能会惊讶，自己的人际关系并没有变成他被羞耻感折磨时所渴望的那种完美状态。所谓的更好，是他可以为自己所做的错事感到内疚，而不是为自己感到羞耻；是他能真正同理他人，包括那些他伤害过的人；是他可以为自己的行为、欲望和愤怒负责。

作为治疗师，能够预期羞耻感的另一面会出现这种意想不到的更好结果，对我是很有帮助的。感到内疚比感到羞耻更好一些，但需要一些时间来适应。我希望能够帮助来访者充分利用这一转变，包括所有情绪上和行为上的变化，我们甚至可以一起庆祝他们从一个羞耻感占支配地位的主体间世界"毕业"，到一个有可能产生真正内疚感的世界中来。

注释

1. Judith Jordan, "Relational Development: Therapeutic Implications of Empathy and Shame," in *Women's Growth in Diversity: More Writings from the Stone Center*, ed. Judith Jordan (New York: Guilford, 1997), 147.

2. Jordan, "Relational Development," 152–53.

3. 关于自我心理学理论的经典案例，参见 Heinz Kohut, *How Does Analysis Cure* (Chicago: University of Chicago Press, 1984), 以及 Ernest Wolf, *Treating the Self: Elements of Clinical Self Psychology* (New York: Guilford, 1988)。

4. 参见 Louis Cozolino, *The Neuroscience of Psychotherapy: Healing the Social*

Brain, 2nd ed. (New York: Norton, 2012), 193: "从羞耻状态恢复到协调状态会导致自主功能的重新平衡，支持情感调节，并有助于自我调节的逐渐发展。从羞耻状态到协调状态的反复快速恢复，也巩固了在困难的社交互动中对积极成果的期望。"内隐关系认知（Implicit Relational Knowing）是波士顿变化过程研究小组对我们所掌握的关于如何与他人相处的情感和互动知识的术语，这是一种没有放入语言符号的程序性知识。Boston Change Process Study Group, *Change in Psychotherapy: A Unifying Paradigm* (New York: Norton, 2010), 30–53。

5. Heinz Kohut, *The Analysis of the Self: A Systematic Approach to the Psychoanalytic Treatment of Personality Disorders* (New York: International Universities Press, 1971); Helen Block Lewis, *Shame and Guilt in Neurosis* (New York: International Universities Press, 1971).

6. Donald Nathanson, *Shame and Pride* (New York: Norton, 1992).

7. Silvan Tomkins, "Shame," in *The Many Faces of Shame*, ed. Donald Nathanson (New York: Guilford, 1987), 137.

8. Helen Block Lewis, "Introduction: Shame – the 'Sleeper' in Psychopathology," in *The Role of Shame in Symptom Formation*, ed. Helen Block Lewis (Hillsdale, NJ: Erlbaum, 1987), 19.

9. Nathanson, *Shame and Pride*, 50.

10. Silvan Tomkins, *Affect, Imagery, Consciousness*, vol. 2, *The Negative Affects* (New York: Springer, 1963), 118.

11. Donna Orange, *Emotional Understanding: Studies in Psychoanalytic Epistemology* (New York: Guilford, 1995), 97.

12. Donna Orange, "Whose Shame Is It Anyway? Lifeworlds of Humiliation and Systems of Restoration," *Contemporary Psychoanalysis*, 44 (2008): 83–100.

13. Lewis, "Shame – the 'Sleeper' in Psychopathology," 19.

14. Orange, *Emotional Understanding*, 101–2.

15. Howard Bacal, "Shame – the Affect of Discrepancy," in *The Widening Scope of Shame*, eds. Melvin Lansky and Andrew Morrison (Hillsdale, NJ: Analytic Press, 1997), 97–104.

16. Lewis, "Shame – the 'Sleeper' in Psychopathology," 22–23.

17. Lewis, "Shame – the 'Sleeper' in Psychopathology," 6.

18. Francis Broucek, *Shame and the Self* (New York: Guilford, 1991).

19. Broucek, *Shame and the Self*, 34.

20. Edward Tronick et al., eds., "The Infant's Response to Entrapment between Contradictory Messages in Face-to-Face Interaction," *Journal of Child Psychiatry* 17

(1978): 1–13.

21. Broucek, *Shame and the Self*, 35.

22. Broucek, *Shame and the Self*, 47.

23. Broucek, *Shame and the Self*, 57.

24. Leon Wurmser, "Shame, The Veiled Companion of Narcissism," in *Many Faces*, ed. Nathanson, 78–79.

25. Helen Block Lewis, "The Role of Shame in Depression over the Life Span," in *Role of Shame in Symptom Formation*, ed. Lewis, 29–47.

26. Donald Nathanson, "A Timetable for Shame," in *Many Faces*, ed. Nathanson, 38.

27. Helen Block Lewis, "Shame and the Narcissistic Personality," in *Many Faces*, ed. Nathanson, 95–96.

28. Wurmser, "Shame, the Veiled Companion of Narcissism," 76.

29. Andrew Morrison, "The Eye Turned Inward: Shame and the Self," in *Many Faces*, ed. Nathanson, 271–91.

30. Andrew Morrison, *Shame, the Underside of Narcissism* (Hillsdale, NJ: Analytic Press, 1989), 83–85.

31. Susan Miller, *The Shame Experience* (Hillsdale, NJ: Analytic Press, 1985).

32. June Price Tangney and Ronda L. Dearing, *Shame and Guilt*, (New York: Guilford, 2002).

33. Tangney 和 Dearing, *Shame and Guilt*, 2.

34. Tangney 和 Dearing, *Shame and Guilt*, 140–41.

第3章
羞耻感与大脑连接

羞耻感本质上是一种非言语的情感。无论在童年还是成年后的经历中，我们与羞耻感相关的情绪、想法和自我形象都是由自体分裂的内在体验引起的，这种自体分裂是对来自重要他人或严重或持续的失调和错误认识的反应。对羞耻感的这种描述，帮助我理解了一些令人费解的临床现象。

例如，我注意到许多患有长期羞耻感的来访者都非常确信他们的父母和其他重要照护者从来没在公开场合当众羞辱过他们。他们没有经历过童年羞耻事件，但他们确切地知道，由于照护者的缺席或侵扰，他们幼小的情感和情绪自我产生了严重的失调。如果从这种错误认识开始理解他们的长期羞耻感就更合理了，这种错误认识也可以称为关系创伤。

我还注意到，大多数患有关系创伤后遗症的来访者，不管这种创伤是公然虐待、有意为之，还是由粗心大意的疏忽所引起的，他们普遍都遭受着一种非常类似的长期羞耻感。将这些羞耻感的根源归结于他们都经历过的严重失调体验，而不是归结于不同的照护者各不相同的养育方式所造成的特定羞耻事件，是更合理的。

　　我还注意到，在治疗对话进行到一半时，来访者突然沉默不语，陷入无助的羞耻状态，不是因为我说了或做了让他们感到被羞辱或被贬低的事情，而是当我的表现让他们失望、他们感觉不到我与他们之间的联系时，他们就会感到羞耻。这些发生在我们中误解或失调的瞬间，会很快变成羞耻感的漩涡。久而久之就成了习惯，容易感到羞耻的来访者通过自我贬低的想法（如，他们自己就是问题所在）来理解这种失调，这是一种可以恢复他们某种平衡的行为。如果不加以修复，这些微体验就会将隐藏的羞耻感注入治疗关系中，即使没有公然的羞辱事件，还是会发生这种情况。

　　这种顽固的羞耻感是普遍存在的，而且很难发现。正如上一章所述，试图说服那些长期遭受羞耻感折磨的来访者不再相信自己存在性格上的缺陷，是注定行不通的。我们的来访者可能会努力地进行积极的自我对话，并尽力对自己有更好的看法，但他们的羞耻感并不会消失。这种感觉很难用语言来表达，是一种比感觉更无形的"灵魂疾病"，是无法用逻辑来解释的。当我理解了来访者"我是卑鄙小人"这一想法的根源在于他们内心非言语的自体分裂，我就能更好地理解他们的这个想法。这样理解他们的羞耻感，使我与他们的经历产生了重要的同理联结（empathic link）。

　　从这个角度就清楚了为什么感到羞耻的来访者经常会觉得自己是坏人，除非他们的自体分裂体验能够被协调客体所接纳。我们对前言语羞耻感的认识与自体心理学和主体间性理论的观点很一致，不是去强调解释和洞察力，而是强调在共情协调的关系中修复分裂的自体。在非言语"氛围"的协调反应中表达的同理心，减轻了羞耻感的内在体验，即使当时没有人想到也没有人提到羞耻感。概括地说，我对羞耻的定义经临床实践证实是正确的，而且是一致的。

　　但是，要找到理论上的一致性却更加困难。关于羞耻感，自体心理学理论留下了一些基本问题。"自体分裂"和"羞耻感"是某种自我状态的同义词吗？如果是，我们该如何解释羞耻情绪呢？羞耻感或自体分裂状态，是如何与失调和没有达到理想自我形象产生联系的？我无法解决这个问题，但我决定不再把羞耻感作为自我形象问题，而是将其视为儿童情感失调的结果。但是，情感理论也不是很支持我的这个观点。我怎么能把羞耻感这种人际关系间的深层痛苦，理解为神经放电速度的突然改变呢？带着这些问题，我重新回到特罗尼克的实验里。在画面中，婴儿们跌倒在地，面无表情的母亲远远地站在旁边。在这里，羞耻感是真实的，我从内心感受到了这一事实，并将它融入了我的羞耻理论中。

　　同时，我也阅读了很多有关大脑理论方面的书。我对丹尼尔·西格尔（Daniel Siegel）关于人类大脑人际发展的阐述很感兴趣，[1] 我注意到路易斯·科佐利诺（Louis Cozolino）将心理疗法重新定义为治疗社会大脑的神经科学[2]。我注意到，人际神经生物学（interpersonal neurobiology）的理念与主体间理论中的"发展和心理疗法"非常吻合。我读了邦妮·巴德诺赫（Bonnie Badenoch）所撰写的人际整合心理治疗应用指南，其基础是西格尔对心智、发展和心理治疗的理解。[3] 但是，直到我听了艾伦·肖尔关于"右脑心理疗法"（right-brain psychotherapy）的激昂论述后，我才真正领悟了脑科学的意义。也许右脑疗法这一理念可以提供一个范式，用以解释我直觉上认为的羞耻感与情感协调、婴儿发展、依恋、自体客体体验和人际心理治疗之间的联系。

情感协调／失调与右脑

各种人际关系学派的精神分析学家和心理治疗师，对情感调节理论都很熟悉，因为这些理论对个体成长和健康所需的"关系大脑"（relational brain）进行的阐述，验证了他们一直相信的观点，这些观点主要是基于人际关系直觉和临床经验得来的。自从卡尔·罗杰斯（Carl Rogers）于 1951 年发表来访者中心疗法以来，[4] 许多心理治疗师都坚持认为，治疗师和来访者之间的关系是治疗起效的关键，是带来各种持久改变的途径。从罗杰斯到科胡特再到主体间理论，富有同理心的共情协调一直是人际关系治疗的核心。[5] 自体关系理论也持类似立场，它使用女性主义语言将有效治疗描述为一种治愈性的相互连接。[6] 波士顿变化过程研究小组（Boston Change Process Study Group）谈到了来访者和治疗师之间的"当下时刻"，这些时刻有能力改变来访者在无意识中对人际关系如何运作的认知。[7] 人际关系取向的精神分析师允许自己进入来访者无意识的关系系统中，相信通过他们共同的人际关系体验，可以促进来访者的自我系统变得更加整合、自由、有活力，内心变得更平和。[8]

这些人际关系理论都持有发展的观点。来访者和治疗师之间新建立起来的人际关系之所以如此重要，是因为来访者早期的人际关系是其痛苦的根源。自弗洛伊德以来，精神分析和心理动力学治疗师都认可这个观点。现在，就像艾伦·肖尔参考了数百项大脑研究之后得出他的结论那样，人际关系治疗师也可以用神经科学来支持自己的观点。[9]

作为一种发展理论，肖尔的情感调节理论是 21 世纪的依恋理论。从 20 世纪 60 年代的早期依恋理论开始，鲍尔比（Bowlby）和安斯沃思（Ainsworth）就告诉我们，最初的主要人际关系塑造了我们为人处世的基本方式，并且将依恋模式带进了所有的情感和社会关系中。[10] 肖尔的理论则告诉我们，依恋情感互动是如何终身塑造我们的大脑的。[11]

依恋关系是婴儿和主要照护者之间情感交流的纽带。这种交流是通过相互间的眼神、语音和语调的变化，以及两人之间的身体反应来进行的。当情感交流同步时，婴儿处于积极的情感唤醒状态。当婴儿体验到消极唤醒时，就会失去同步性，直到照护者能以互动交流的方式修复它，并在这个过程中帮助安抚或调节婴儿的痛苦情绪。因此，婴儿的自主神经系统保持在一个最佳的唤醒范围，他的关系大脑继续良好地发展。[12]

对于婴儿的情感交流和调节需求，照护者也可能以最小化的、拒斥的、侵扰的或不可预测的方式做出反应，这可能是因为照护者自身正在经历一种失调的内部应激状态。在与这个失调客体接触时，婴儿的自主神经系统将首先进入消耗能量的高度觉醒状态，然后会转为节约能量的情感解离状态。如果这些失调的互动交流经常发生，婴儿就会养成切断情感联结的自我保护习惯。然后，他的右脑（即处理关系与情感的脑区）发育就会受到影响。[13]

肖尔认为，任何形式的情感交流都发生在照护者的右脑和婴儿的右脑之间。在整个人生中，无论是安全的人际关系体验还是充满压力的人际关系体验，都被编码在无意识的内部依恋模式中，这种模式存在于右脑而不是左脑中。依恋经历与这段经历对心理结构的影响之间的基本联系是作为情感大脑／关系大脑的右脑的功能。右脑与身体和神经系统紧密相连，它不仅处理当前的情绪，还将情绪编码为身体记忆和关系记忆。右脑除了负责我们的本能和情绪，还是激情、创造力、想象力、初级思维过程和无意识过程的源泉。对于那些内心和情绪上太过痛苦的事件而言，右脑还是情绪和依恋压力发生大规模解离的部位。

换句话说，依恋创伤也是一种右脑情绪现象。因此，任何精神分析或心理治疗要想与创伤进行有意义的、治疗性的接触，就必须说右脑语言，而不是说线性的理性语言。从根本上说，右脑语言是身体对身体（body to body）表达情绪的语言，包括眼神交流和语调、反应的节奏和调节的强度、明显的手势和微妙的身体语言。右脑听的是人与人之间传递的声音（music），而不是话语（words）。[14]

心理治疗与右脑

由此可见，主体间心理治疗的基本工作并不是治疗师向来访者作阐释或解读，这些都属于左脑互动。相反，关键技术是如何以右脑对右脑的方式与来访者相处，特别是在来访者的核心自我面临分裂危险的情感压力时刻。[15]艾伦·肖尔和朱迪斯·肖尔（Judith Schore）认为，任何有效的心理治疗的核心技术都是右脑的内隐能力，例如同理心、对自己情感的调节、接受和表达非言语信息的能力、对他人表情和情绪微小变化的敏感度，以及对自己的主观感受和主体间体验的即时感知。所有其他的技术都建立在这个非常重要的基础之上。[16]

艾伦·肖尔和朱迪斯·肖尔提出了一个充分利用这些治疗技术的理论模型，并把它提供给了精神分析学家和临床社会工作者，也提供给了所有为早期遭受过人际关系创伤的来访者提供服务的心理治疗师。他们将这个理论模型描述为经典依恋理论、客体关系理论、自体心理学和现代人际关系理论的综合，所有这些理论都受到神经科学和婴儿研究的启发。可以将这种疗法看作一个依恋过程，通过这个过程，拥有不安全依恋模式的来访者有机会在成年后"获得"安全的依恋。治疗效果取决于准确的调谐和感受到的陪伴，换句话说，取决于右脑互动的可靠性和重复共鸣的情况，这有助于提高右脑功能。[17]

早期关系创伤会损害右脑的功能，但是，并不是所有的右脑创伤都会发展成全面的精神疾病。肖尔认为，情感失调是所有精神疾病的基本机制。即使是一个功能高度健全的成年人，右脑受到限制也可能导致情绪和人际交往功能的问题。如果一个人不能通过右脑解决个人和社会问题，那他会转而依赖左脑，进行明确的分析推理。但是，左脑分析只能抑制和管理这些情绪和人际交往问题，而不能解决它们。

因此，虽然右脑功能受损的来访者会寻求心理治疗并想获得左脑解决方案——有意识地通过意志去改变他们的想法、意图和策略，但他们所真正需要的其实是有人能与他们进行右脑对右脑（rigt-brain-to-right-brain）的交流互动。什么是右脑对右脑的交流互动呢？治疗中的右脑交流是持续且可靠的贴近体验（experience-near）。当来访者谈论他的任何想法时，治疗师都会做出感兴趣的回应，支持并扩展谈话，探索并更好地理解来访者正在传递的内容。这种理解最重要的部分是情感共鸣，它会随着来访者当下情感状态的微小变化而不断变化。当来访者出现情感冲动的时候，治疗师会以更强烈的情感共鸣把握住它。这是一个互动调节的过程，也是一个邀请，允许来访者更深层的情感出现。治疗师可能会简短地用言语描述这一刻，但会避免解释或诠释它。

随着治疗的推进，以及这种人际共鸣时刻的多次安全重复，当情绪出现时，来访者将能够"待在其中"甚至可能去谈论这种放大的情感状态。在这个过程中，无意识的情感逐渐变成持续的、受调节的情感，随后成为一种主观体验的情绪状态，成为可以容忍的"自我"的一部分。总的来说，与治疗师之间的安全调节关系开始替代来访者自动地脱离客体以防止关系失调的以往调节习惯。这种与另一个人之间的安全的人际关系，也使来访者以不同于过去的方式与自己相处成为可能。

如果右脑功能受损的来访者能够接触、描述和调节自己的情绪体验，变化将会随之发生。心智化理论家将这一过程称为心智化，孩子通过吸收父母如何在他们的心智中抱持他的心智（或者就像肖尔所说，父母如何通过右脑接触来调节他的情绪）来学习这一过程。在成年期，心智化是一种清晰的感觉体验，这与清晰的思考过程不同，即使它可能会涉及思考。[18] 右脑洞察力跟随情绪体验，以有机整体的形式出现。凭借右脑洞察力，来访者有了新的能力去感受他们过去的人际关系与当前的体验模式之间的联系。他们对自己作为一个有思想、情感和选择的人，有了新的认识，并对有意义的个人叙事有了新的理解。

从神经生物学的角度来看，人际关系的情感调节使来访者的右脑在水平和垂直方向上有了更多的相互联结，并使大脑系统更多地参与他的情绪处理过程中，从而带来更强的可塑性。他将体验到更广泛、更复杂的情绪和防御机制。这种更成熟的自我调节方式，被证实比病理性解离（pathological dissociation）更灵活、更有用。来访者的情感和情绪状态，不再是对内聚自体的威胁力量，而是会促进其自我意识的发展和统一。他将能更好地用右脑的方式来解决问题，并在人际关系中找到情感联结和满足感。[19]

情感调节理论对羞耻感的认识

当肖尔直接谈到羞耻感时，他试图将他的神经生物学观点与之前的羞耻感和发展理论结合起来。他首先将羞耻感描述为一种极度活跃的生理状态，包括出汗、脸红、目光回避、协调功能和认知能力丧失等，所有这些都反映了自主神经系统从交感神经（油门）到副交感神经（刹车）的平衡转变。他将这种转变与汤姆金斯对羞耻感的理解联系起来，后者认为，羞耻感是一种从积极的高唤醒状态突然下降到消极的低唤醒状态的过程。[20]

肖尔认为，羞耻感的原型始于儿童发展中的一个特定时期，即客体关系理论所谓的"练习期"。在这一时期，儿童对探索发现事物和掌控驾驭技能的洋洋得意到了顶峰，同时最容易受到失调人际关系的影响。例如，在探索和分离后重新团聚时，处于兴奋、自恋的高度唤醒状态的幼儿，会热切地期待与照护者分享情感状态。来自照护者出乎意料的情感回应，可能会对兴奋的孩子造成突然的打击而使其泄气。

在很大程度上，这种打击是由于依恋关系中已经建立了可预期的和谐协调的情感模式。没有微笑的眼神接触，违背了孩子对和谐协调人际关系的期望；在这个时候，照护者对孩子来说就如同一个陌生人。肖尔强调，羞耻感并不是发生在父母和孩子分离时，而是发生在孩子重新建立情感联结遇到障碍时。羞耻感并不是因为没有父母或照护者在身边，而是当孩子需要某种特定回应时，对方没有做出恰当的回应。

在足够好的养育环境中，也难免会出差错，但是差错总会得到及时的修复。父母会注意到孩子情感联结失败的痛苦，帮助孩子重新建立协调的关系，并将消极情绪转化为积极情绪，在这一过程中，羞耻感得到了调节和化解。具有修复补救作用的多次互动，培养了孩子的自我调节和社交技能。慢慢地，孩子就能逐渐内化父母识别、容忍和调节他的羞耻感和依恋压力的能力。[21]

继续从客体关系理论出发，肖尔在他的羞耻感理论中引入了"和解危机"（rapprochement crisis）这一概念，即当孩子无所不能的洋洋自得和幻想破灭后，他需要父母安慰和鼓励的时期。这一发展阶段的特点是抗拒和经常感到受伤，以及许多不可避免的微小羞耻感与他的新感觉——在这个强权的大人世界里，自己就是一个"弱小无助的小人儿"——交织在一起。但是在这个阶段，如果孩子与父母之间的权力差距导致的羞耻感被调节为可容忍和可修复的，那么这种羞耻体验可以培养孩子终生的在羞耻压力之后重新与他人建立联结的能力，从而利用他人的存在从自恋损伤／伤害（narcissistic injury）中恢复过来。[22]

肖尔认为，从幼儿期到成年期，每个人都需要一个调节羞耻感和自尊心的系统，他借用了精神分析理论中的"自我理想"（ego ideal）和"超我"（superego）来解释这一过程。他从情感调节的角度，解释了这两个概念。肖尔认为，最优（或足够好）的父母调节最终会转化为"自我调节理想自我"，它以两种方式调节羞耻感。当自我达不到理想状态时，它会激发羞耻感。但是，随后它也会调节羞耻感（就像父母调节那样），减少痛苦情绪，使恢复关系和重新建立联结成为可能。理想自我的这两个组成部分，不断地使交感神经（兴奋）和副交感神经（抑制）的情感功能恢复平衡，让个体在面对生活中的错误和惊喜时具有灵活的自我认同和自我连续性。

然后，肖尔把这种自我调节理想自我和右脑联系起来。他认

为，右脑理想自我是超我的一部分；而超我的另一部分——良知
(conscience)——与左脑相连。这就是他对内疚感和羞耻感不同的解
释。内疚感需要对道德价值和父母标准进行对话式（verbal）的认知
理解，而羞耻感则可以是完全无声的和莫名的。更重要的是，这让他
将负责情绪稳定和从情绪压力中快速恢复的所谓超我力量归因于右
脑。这些右脑功能显然与左脑对良知的认知功能属于不同的过程。[23]

　　肖尔在最新的著作中，没再使用"练习期"和"和解危机"这种
发展性语言，也没再使用"理想自我"和"超我"这类结构性概念。
随着他的语言变得不再那么带有精神分析的特质，他的新著作也变得
更复杂、更"神经生物学"了。随着情感调节理论的发展，羞耻感的
超心理学背景似乎已经变得不再那么重要，更重要的是羞耻感产生时
大脑、思维、身体所发生的变化。

　　肖尔仍然认为他早期提出的那些理论是有效的，即羞耻感是"一
个突然打击，削弱了那些不切实际地认为自己无所不能的乐观情绪"。
但是，他认为不只是婴幼儿会经历这种打击，对于成年人来说这也是
很常见的。他还将羞耻体验与积极情绪的消减、人际关系的失调联
系起来，特别指出，"当压力失调引起治疗师与来访者之间右脑对右
脑的沟通破裂时"，羞耻感是如何快速进入主体间场（intersubjective
field）并产生影响的。[24] 这种右脑对右脑的沟通突然破裂也是来访者
内隐自我意识的突然崩溃，而这种自我意识在此前与治疗师的右脑沟
通中都还表现正常，随着羞耻感的副交感神经作用占据主导，主体间
场转为低唤醒状态，来访者回退到"不要看我"的心态，进而陷入无
助和绝望的想法之中。

　　肖尔将羞耻感描述为副交感神经的一种低唤醒状态，类似于隐藏
行为，有把自己视为失败者的类似认知。这种低唤醒的情感状态可能

是一种持续的长期失调，是一种非常痛苦的体验。在他的描述中，羞耻感似乎是一种稳定的状态，在认知"雷达"的监控之外运行得很好。羞耻感具有隐藏性，而且普遍存在，因此在心理治疗中，需要对羞耻感的存在和动态多加留意，耐受并调节它。但由于来访者和治疗师几乎都在尽量避免感到羞耻，这项任务变得异常艰难。[25]

关于羞耻感，肖尔还提出了另一种观点，或者说是另一种描述：正如我们之前提到的，必须对自己神经系统中的羞耻感进行副交感神经"刹车"，这本身就是一个事件。它的特征是高度活跃的生理反应（脸红、出汗等）瞬间从**高唤醒**状态转变为**低唤醒**状态。在那一瞬间，发生了一些复杂的**关系性事件**。当我们把注意力集中在自体客体关系的"客体"上时，我们可以把这一时刻称为失调。当我们关注正在发生的事情的"自体"方面时，我们可以称之为崩溃，我称之为陷入失调状态。崩溃本身——即与失调相对应的核心自体瓦解——是羞耻感的核心要件。当我说**羞耻感是一种自体分裂**时，我的意思是抓住这样一种在特定时间发生的痛苦事件的感受。

然后，大脑的相关过程以某种方式继续。对方可能会注意到"自体"的崩溃和分裂，并介入进来，帮助羞耻之人重新调节和整合，促进羞耻体验的转化。或者，对方也可能没有注意到。从神经生物学的角度来看，接下来发生的事情可以被称为副交感神经低能量羞耻状态的延续，或称为能量撤回的解离状态的开始。也许这不是同一现象的两个不同说法；也许将其看作同时发生的两个不同的事件更有帮助，即在未修复的羞耻感之后所发生的事件，是持续的羞耻感和从强烈的羞耻感中解离的某种组合。

记住这两种可能性，有助于理解在心理治疗中反复出现的悖论：一个人长期感到不快乐和焦虑，但他与自己过去的人际关系和情感自我严重脱节。怎么会有人感觉如此糟糕，却感觉不到自己过去和现在的情感痛苦？从神经生物学的角度来看，这个人可能生活在一种长期失调的低唤醒的羞耻状态中，尽管他经常或多或少体会到羞耻感，但在其他人面前隐藏得很好。同时，这个容易感到羞耻的人可能会使用各种形式的"解离"，将剧烈情绪的痛苦记忆和经历完全排除在他的意识之外，保护内聚自体免受羞耻感的更多攻击。

从失调到长期羞耻感

神经生物学的情感调节理论支持了我的观点，羞耻感从根本上说是一种人际关系事件、一种与失调客体相关的自体分裂。当然，并不是所有未得到修复的失调的人际关系都会演变成终生的羞耻感。我们认为长期羞耻感有其自身的动态和逻辑，它建立在反复断开的人际关系中，以某种模式造成累积创伤。刚开始，羞耻感只是一个简单的右脑对右脑的失调事件，但如果这些事件没有得到修复，而是聚集在记忆中，并与其他神经事件交织在一起，羞耻感就变成了一种由它所处的关系背景所塑造和影响的长期关系情绪。换句话说，虽然对羞耻感的"失调或分裂"的理解是必要的，但这并不完整。在下一章中，我将回到羞耻理论和自体关系理论中，来厘清反复失调演变成长期羞耻感的路径。

注释

1. Daniel Siegel, *The Developing Mind: How Relationships and the Brain Interact to Shape Who We Are* (New York: Guilford, 1999).

2. Louis Cozolino, *The Neuroscience of Psychotherapy: Healing the Social Brain*, 2nd edn. (New York: Norton, 2012).

3. Bonnie Badenoch, *Being a Brain-Wise Therapist: A Practical Guide to Interpersonal Neurobiology* (New York: Norton, 2008).

4. Carl Rogers, *Client-Centered Therapy: Its Current Practice, Implications, and Theory*(London: Constable, 1951); Rogers' most widely read work is *On Becoming a Person: A Therapist's View of Psychotherapy* (London: Constable, 1961).

5. 关于这一理论发展历史的综述，参见 Michael Kahn, *Between Therapist and Client: The New Relationship*, 2nd edn. (New York: Freeman, 1997)。

6. 参见，例如 , Jean Baker Miller and Irene Pierce Stiver, *The Healing Connection: How Women Form Relationships in Therapy and in Life* (Boston: Beacon Press, 1997)。

7. Boston Change Process Study Group, *Change in Psychotherapy: A Unifying Paradigm*(New York: Norton, 2010).

8. 参见，例如 , Philip Bromberg, *Standing in the Spaces: Essays on Clinical Process, Trauma, and Dissociation* (Hillsdale, NJ: Analytic Press, 1998); *Awakening the Dreamer: Clinical Journeys* (Mahwah, NJ: Analytic Press, 2006); 以及 *The Shadow of the Tsunami and the Growth of the Relational Mind* (New York: Routledge, 2011)。

9. Allan Schore, *Affect Regulation and the Origin of the Self* (Mahwah, NJ: Erlbaum, 1994); *Affect Dysregulation and Disorders of the Self* (New York: Norton, 2003a); *Affect Regulation and the Repair of the Self* (New York: Norton, 2003b); and *The Science of the Art of Psychotherapy* (New York: Norton, 2012).

10. Mary Ainsworth, *Patterns of Attachment: A Psychological Study of the Strange Situation* (Hillsdale, NJ: Erlbaum, 1978); *Mary Ainsworth and John Bowlby, Child Care and the Growth of Love* (London: Penguin Books, 1965); *John Bowlby, A Secure Base: Parent-Child Attachment and Healthy Human Development* (New York: Basic Books, 1988).

11. Siegel, *Developing Mind*, 1–4。西格尔坚持认为，对于治疗师来说，"心智"（mind）是比"大脑"（brain）更有用的概念。他指出，大脑是几大身体系统之一，它输入被我们称为"心智"的模化能量流。这种能量流在身体的各个系统之间传递，也在自己的心智和他人的心智之间传递。

12. Schore, *Science of the Art*, 32–34.

13. Schore, *Science of the Art*, 77–81.

14. Schore, *Science of the Art*, 105–9.

15. Schore, *Science of the Art*, 103.

16. Allan Schore with Judith Schore, "Modern Attachment Theory: The Central Role of Affect Regulation in Development and Treatment," in *The Science of the Art of Psychotherapy*, by Allan Schore (New York: Norton), 42.

17. A. Schore with J. Schore, "Central Role of Affect Regulation," in *Science of the Art*, by A. Schore, 45–46.

18. Jon G. Allen, Peter Fonagy, and Anthony W. Bateman, *Mentalizing in Clinical Practice* (Washington, DC: American Psychiatric Press, 2008), 58–60.

19. Schore, *Science of the Art*, 101–9.

20. Schore, *Origin of the Self*, 203; *Repair of the Self*, 154–55.

21. Schore, *Repair of the Self*, 158–69.

22. Schore, *Repair of the Self*, 169–74.

23. Schore, *Repair of the Self*, 176–86.

24. Schore, *Science of the Art*, 97.

25. Schore, *Science of the Art*, 98–99.

第 4 章
羞耻感的人际神经生物学叙事

　　早期的失调经历和自体分裂是如何转变成与他人以及与自己的终生关系模式（即我们所谓的长期羞耻感）的？笼罩在来访者生活中的羞耻感是如何从早期解离一步步发展而来的？随着个体的成长，羞耻感变得越来越顽固、越来越复杂，为了追踪羞耻感的发展过程，本章将回到羞耻感的自体关系理论，从情感调节理论的视角进行讨论。

　　我发现，理解到长期羞耻感背后的故事是来访者早期关系创伤中的情感失调，这一点对治疗很有帮助。我也知道来访者的羞耻感叙事和笼罩的羞耻感是多年来在与他人以及与自己的复杂关系中逐渐形成的。来访者和治疗师需要一起找到方法，进入并感知这些独特而私密的耻辱世界。这就是人际关系羞耻理论的作用所在——理论为我们提供了故事线，这样我们就可以与来访者共同创造具有实质性内容、具有深度和情感清晰度的个人羞耻感叙事。

客体化

　　每个感到羞耻的来访者都对会弗朗西斯·布鲁切克关于羞耻感的描述产生共鸣，觉得自己在生活中是他人和自己的客体。在有人际交流的地方，就会遭到评价或自我评价。这就是发生在我的来访者艾伦身上的故事。她回忆起自己童年被誉为音乐天才，可她害怕自己表演得不好就会从光彩夺目的特殊地位跌落到一无是处的境地。事实上，从记事起她就发现，自己在母亲的评判面前对"一切"都感到畏怯退缩。客体化发生得很早，而且无处不在。她继续通过自己和别人的眼睛，严厉地评判自己。她认为所有人都在不断评判她。因此，她一直生活在害怕达不到要求的恐惧中，这种焦虑表现为她内心强烈的羞耻感和爆发的愤怒。

　　情感调节理论有助于我们理解在个体的发展过程中客体化是如何发生的。随着孩子掌管社交／情绪的右脑与掌管线性／逻辑的左脑共同发展，他将学会感受和思考自己的情绪。当发展顺利时，他的左脑和右脑就会协同工作。右脑的关系联结（布鲁切克所谓的"交融"）支持统整内聚的自体体验。这个自体在父母的帮助下，与左脑中情绪和关系的概念建立联系时，会变得更强大、更扩展。

　　但是，当右脑对右脑的调节失灵时，如当遭到父母批评或父母不在身边陪伴或者当他们只提供左脑的"客体化"联结时，孩子统整内聚的自我意识就会动摇。右脑自我不再"有意义"，无法进行左右脑整合。左脑思维不得不接管创造统整内聚感的任务。我们所能得到的是一种理性的、由外而内的、对事件（包括刚刚发生的事件）的判断，以及右脑联结中断的痛苦。这是怎样的一种感受？**我得不到我想要的……我感觉很糟糕……因此我的需求、我的感受都有问题……所**

以是我有问题。

艾伦从未和他人建立过不带有任何批评性的人际关系——没有来自他人的批评，也没有来自她自己的批评。等她长到能够记住和思考自己感受的时候，她已经放弃了自己的内心体验，开始从外部审视自己（即客体化）。当她在与母亲的关系中感到痛苦时，她一次次地通过"自己有问题，自己做得不够好"来解释自己的感受。直到现在，被人误解或忽视的感觉仍然会激发艾伦的羞耻感和深切的失败感。然后，她就会做出"客观"的判断，认为自己身上一定存在着某种无可救药的、令人厌恶的问题。

厌　恶

出于诸多原因，羞耻感之后会产生厌恶的想法。首先，厌恶感是在羞耻感解离之后才产生的。肖尔指出，在发展理论和心理治疗理论中，厌恶感甚至比羞耻感更容易被忽视。[1] 他引用的一项研究表明，被诊断出患有边缘型人格障碍或创伤后应激障碍（PTSD）的人，即遭受严重的发展创伤和关系创伤的人，特别容易产生自我厌恶的**内隐概念**。在与创伤相关的障碍中，厌恶的敏感性会升高，并且这种自我厌恶也可能**是解离的**。[2]

比如我的来访者苏茜，她早年从性虐待和情感虐待中挺了过来，却一直无法从折磨她的自我厌恶中走出来。当苏茜无法麻痹她的自我厌恶时，她就会明显地伤害自己，而这一行为又会使她面临别人厌恶、迅速回避的目光。她当时——以及一直以来——最需要的，不是有人能帮助她变得更理性、更有责任感，而是有人能在内心深处与她建立联结，因为她在孤立无援中感到无法忍受的冷漠。

看起来，一段关系越是创伤性和客体化，就越有可能令受到伤害的人产生羞耻感和厌恶感。然后，羞耻—厌恶的自我概念会在幸存者的右脑自我意象中占据强有力的"无意识"位置。我的来访者特雷弗也是如此，他不能容忍和女友之间真正的磨合，因为即使女朋友最轻微的不满，也会触发他的羞耻—厌恶警报系统。他没有意识到，他对她说的那些难听的话，其实是为了不让自己感到难堪。他的大部分感情精力都花在了巩固他内心的"好男友"形象上，以便抹去"混蛋男友"的形象。

在通往自我厌恶的道路上，苏茜和特雷弗都受到了外在因素的助推。苏茜的母亲不仅没能保护她免受父亲的虐待，而且她对此事深深厌恶和力图无视的情绪还蔓延到了苏茜身上。特雷弗那严厉的警察父亲，每天都让他"显得很傻"。这是厌恶感紧随羞耻感产生的第二个原因：厌恶感通常是一个人对另一个人的失调反应的组成部分。我们通常认为，厌恶感是对令人不快的视觉、味觉或气味的身体反应，但厌恶感的表达也伴随着人际拒斥和回避行为。如果父母在与孩子失去联结、关系失调的时刻，表达了微妙（或不那么微妙）的厌恶，孩子会注意到父母对自己的厌恶，并记在心里。因为情绪是具有感染性的，孩子的羞耻感会和他在父母眼中看到的厌恶感产生共鸣。

孩子很容易将厌恶感转化为一种自我概念。这就是失调的羞耻感和自体分裂如此容易演变为自我厌恶的第三个原因。正如我们在艾伦的故事中提到的，当一个孩子成为别人的评价对象时，他也开始从外部评价自己。在儿童早期的理解中，评价只有简单的"好"或"坏"。当自我评价基于被喜欢或被拒绝的经历时，那"好／坏"评价很容易与基本情绪"愉悦／厌恶"联系在一起。对他感受到的厌恶和羞耻，"我很坏，让人厌恶"是一个非常容易达成的解释。

理解"我很坏，让人厌恶"比理解"发生了一些我无法控制的事，我感觉快要崩溃了"要容易得多。难怪当孩子试图从认知上理解羞耻感带来的困惑时，简单的二元模式（binary scheme）会占据主导地位。感觉自己是被厌恶的对象，而不是带来快乐的对象，这会产生一种简单但痛苦的感受。在以后的生活中，厌恶感将羞耻感这个复杂情感与令人厌恶的丑陋感和自卑感融合在一起。长期背负羞耻感的人，特别容易严厉地评判他人以及自己，并在与他人的关系中，依赖"好／坏"或"钦佩／蔑视"的二元模式行事。

对厌恶感有了上述认识之后，人际关系治疗师在面对那些尚未意识到自己羞耻感的来访者时，就能更好地接纳他们，而不是对其潜意识里的强烈蔑视做出反应。当来访者确实开始意识到自己的羞耻感时，富有同理心的人际关系治疗师必须容忍与来访者强烈的自我厌恶相关的情绪和形象。这也是自我体验的一部分，需要进行调节和整合。虽然很难，但如果要持久地改变来访者的羞耻感叙事，那就要让羞耻感中的厌恶感成为这个故事中的已知部分。

"好我"与"坏我"

趋乐避苦是人的本性。每个孩子都在尽力管理好自己与他人的关系，这样他可以认为自己是好人、让人快乐的人，而不是坏人、让人厌恶的人。因此，他会密切关注别人眼中所认为的"好"是什么、"坏"是什么，特别是对他的行为和人品方面的评价。随着成长经历慢慢变得更加复杂，他想让别人看到的某种自我形象就逐渐清晰起来，即成为人们眼中的好人，而不是某种坏人。

那些深受羞耻感折磨的来访者，通常可以很清楚地说出他们想成为什么样的人。不言自明的是，他们痛苦的根源在于他们的理想自我与他们自认为的缺陷自我之间的差距。例如，我的来访者加里致力于成为自己想象中的英雄形象，并想要消除那个一直欺骗自己妻子的坏人形象。他说，那个坏人不是他自己。但我们谈得越久，我越明白，加里无法真正成为他想象中的英雄形象。这超出了他的能力，他也知道这一点。加里以别人的眼光看待自己，对理想自我和缺陷自我有自己的概念和判断，但他无法从内心深处将它们与自己的日常生活体验结合起来。对于许多容易感到羞耻的来访者而言，坏自我是不可原谅的，而理想自我仍然遥不可及，或者被"他人的看法"所左右。这都会成为感到羞耻的原因。但是，在情感调节理论中，这些困难是有意义的。

肖尔将理想自我的问题与右脑无法自动调节羞耻联系起来。能够调节"理想自我"和"真实自我"之间差距的，不是思维过程，而是养育过程的一种内化。在这一过程中，短暂的情境羞耻感被激发，然后通过关系去修复它。在修复过程中，父母会反映并接受孩子的完整性，包括他最好的自我以及最坏的自我。同样地，在自我调节的内化过程中，个体与"好我"或理想自我之间关联失败，会激发羞耻感。但是，当他与他人重新（从内部或外部）建立起持续的情感上被接受或可接受的人际关系时，失败产生的羞耻感就可以得到修复。

如果不能自我接纳，羞耻感就会一直存在。加里没有建立一个能让他接纳完整自我意识的人际关系／情感过程。我觉得，他可能从他父亲那里学到奋斗和失败是不相容的——当不了英雄，那就只能当混蛋。同时，因为母亲表现得太好了，无私奉献、承担责任，完全是理想化的好人，因此给他带来很大压力，好像只能和"自私的欲望"划清界限。压抑后的反弹带来了欲望的分裂（色情成瘾问题）。不管怎么说，在早期与父母的关系中，加里没能形成完整的情绪自我。现在，他的"坏我"开始过上了独立的生活。

解决"好我"与"坏我"之间的关系，不是一项认知任务，而是关系和情感右脑的工作。自我接纳是通过右脑完成的。因此，向厌恶自我的来访者指出他的评价标准是不现实的、他严厉的自我批评是没有必要的，这种阐释几乎没有帮助。换一种思维方式并不能帮助他解决他对自己感到羞耻和厌恶的右脑问题，因为他用自己严格的评价标准和公正的评判避开了这些问题。换个思维方式并不能帮助加里接触到那个"混蛋自我"的部分中他内心可能真正渴望和害怕的东西。

右脑的自我接纳，建立在作为一个不完美但值得爱的整体的人被接纳的关系体验上，它能使儿童或成年人有机会发展出内疚和懊悔的能力。长期感到羞耻的人，无法成为一个"做了坏事的好人"。"做了伤害他人的事情"，这种想法是不可思议的，——这不可能！也完全不会发生！或者，他感觉像是卑鄙自我正在遭到极度的暴露。在尽力实现某些选定的统整内聚的理想自我的状态下，"好我"和"坏我"无论如何不能共存。如果右脑体验到的不是可接受的统整内聚的理想自我，那么左脑对良知的标准和判断就没有多大用处。

依恋理论、情感调节理论与羞耻感

依恋理论描述了不同亲子模式下情感调节的结果。对于我们每个人而言，某种结果或"依恋模式"在我们的一生中几乎保持不变。但出生后的头两三年，是至关重要的。[3] 在最初的这几年里，我们的照护者以某种特定方式回应我们的需求、愿望和感受。他们的反应模式引发了我们与他们的关系模式，这些模式仍然反映在我们成年后的依恋模式中。

在**安全型依恋**（secure attachment）模式中，父母为孩子提供稳定的情感支持和恰当的回应。孩子不会感到太多的焦虑，如果父母在与孩子的互动中出现了误解，他们会立即纠正调整。因此，总体上来说情绪调节工作做得较好，失调也能及时得到修复。如果引发了孩子的羞耻感，他们会重新建立联结来缓解孩子的羞耻感，然后羞耻情绪就过去了。羞耻感不会持久，也不会累积。如果出了问题，孩子可以依靠父母的无条件支持，重新建立联结，从而可以充满信心地面对外部世界，与他人交流互动。

相反，情感不在场的父母——如心不在焉或抑郁——不能很好地捕捉到孩子的情感线索，也注意不到需要修复的情感失调。无论父母的意图是什么，孩子都会将他们持续的情感失调体验看作忽视或拒绝，以依恋理论所谓的**回避型不安全依恋**（avoidant insecure attachment）进行回应：如果父母只会忽略我，最好不要对他们有需求……也许最好的办法是假装他们根本不存在。如果我们还记得，每一次情感失调都可能是一次自体分裂／羞耻体验，那么不难想象，对于一个回避型依恋模式的孩子来说，不断积累起来的羞耻感会让他感到特别孤独。正如我的来访者安德烈娅所说，"我不是世上任何一个人的命中注定，没人在乎我"。

安德烈娅的妈妈就是这样的父母，没有给她任何情感上的回应。多年来，安德烈娅都不知道自己在生母亲的气，她只是觉得自己放弃了在有生之年体验到爱的希望。她也不知道自己内心深处的羞耻感，她只是拒绝与他人建立情感上的亲密关系。她保持冷静和克制，远离那些她"认为"只会伤害她的关系，以确保自己不会受伤，但这也让她"安全"地远离了自己内心的情感。

那些将羞耻感与**矛盾型不安全依恋**（ambivalent insecure attachment）交织在一起的来访者，其经历与安德烈娅完全不同。他们遭受的情感失调，并不是持续的没有父母情感支持的结果。就像我的来访者艾伦那样，父母通常都非常投入，但孩子要依照他们的条件，满足他们的要求。同样，某些个人原因也会引发父母不可预知的疏离，这与孩子无关，但孩子并不知道这一点。

艾伦想尽办法让母亲关注她，但联结的可能性总是变化不定。当联结发生时，艾伦感到非常兴奋，但她需要付出很大的努力才能让它持续下去。在其他时候，她表现得同样努力，却很难建立起这种联结。过去和现在，她的渴求都让她焦急地忙碌着，但一直处于等待和对可能出现的回应作出反应的模式。她坚信，只要她知道如何做得更好，她就会得到她想要的！直到今天，每当她努力想要建立一种被人认可的关系但最终失败时，她就会陷入羞耻的愤怒之中。

从这种失调模式中积累起来的羞耻感，对艾伦来说并不是孤独，而是一种紧张的人际关系。她与他人的关系如暴风雨一般，充满了愤怒的失望和未满足的需求，而羞耻感不断低声说："就是你，你是一个失败者。"对于所有这些焦虑、愤怒的羞耻感，最好的也是最适合的日常掩饰，就是艾伦对优异表现的执着。这些表现有时勉强行得通，有时却隐藏着深深的羞耻感。她相信，自己的表现总有机会能让她实现自己所渴望的那种人际关系。

过去的依恋理论认为，回避型和矛盾型这两种不安全依恋模式就已经足够了，但研究人员注意到，在压力情境下，这些模式有时不太适用。为了解释这种现象，我们增加了**"混乱型依恋"**(disorganized/ disoriented attachment) 模式。[4] 在这种模式下，创伤未得到修复的父母会以不可预知和令人恐惧的反应方式回应孩子的情感需求。有时他们冷漠无情，有时他们勃然大怒。这使孩子觉得自己的父母让人不安或害怕，这本身就是件可怕的事。

苏茜的父亲脾气暴躁、情感淡漠，母亲常常害怕得茫然无措。苏茜进行情感调节所需要的两个人本身都严重失调，所以她无法获得建立自体内聚所需的支持和依靠。她既渴望接近自己的亲生父母，又同样强烈地想避开他们，这让她左右为难。陷入这种困境的孩子，有时会呆立着，或僵住，或摔倒在地板上。或者像苏茜那样，可能会采取一些自我安慰的行为，比如摇晃自己或打自己。混乱的依恋不可能提供可靠的安慰，孩子只能独自面对自己的痛苦。

感受到强烈的情感，却又不能从其他人那里得到调节，这个孩子会通过解离来避免自体分裂却得不到修复的痛苦。他强烈的核心羞耻感，夹杂着极度的恐惧、不安和困惑。那些在早期发展过程中遭受过严重关系创伤的来访者，长大成人后在面临压力的情况下，有可能会再次陷入这种可怕的、让人迷失的、自我毁灭的羞耻感之中。正如苏茜所做的那样，他们可能会拼命地寻求情感调节，以摆脱羞耻感。许多遭受虐待后挺过来的人过着严重压抑的情感生活，他们不自觉地希望自己永远不要再陷入这种毁灭性的羞耻感之中。

不管那些深受羞耻感困扰的来访者过去的依恋模式是什么性质的，它们都会从一个个小故事中慢慢显露出来。我摸索着进入来访者叙述的情感和关系纹理中，探寻那些微小但能说明问题的重复，关于他们未得到满足的渴望和误解。在这个过程中，我会想办法与他们分享我对他们依恋模式的情感理解。我可能不会提及羞耻感这个概念，但我会对他们的脆弱性保持敏感，在可能的情况下，用一种不谈及羞耻感的方式，反映他们的需求和恐惧。我希望他们能和我一起，对他们早期与客体形成的依恋模式中的空虚、焦虑或困惑产生共情，因为这仍然是他们生活和人际关系中的核心体验。

自体心理学、情感调节理论与羞耻感

自体心理学可以帮助我们深入理解有羞耻感的来访者，并重建他们的故事。就自体心理学和情感调节理论而言，健康的自体是对儿童情感需求做出恰当回应的产物。自体心理学所谓的"自体客体体验"（selfobject experience）是指与客体（他人）相处时第一人称"我"的主观体验，这种体验让"我"感觉自己是一个统整、坚定、协调的自体。这些自体客体体验经过多次重复，构建了自体结构。儿童通过自体客体体验这种途径，内化照护者的心理能力，从而成长为统整、坚定、协调的自体。自体心理学认为客体是自体的延伸，这与"客体通过情感调节使大脑连接的发展成为可能"这一情感调节理论完全吻合。

关于儿童对自体客体联结以及支持的需求，自体心理学做了概括性的论述。重要的是要记住，这些论述是基于精神分析重新构建的成长史，而不是基于婴幼儿的对照实验研究。但是，这些观点也给了我们很多启发——成年来访者试图弄清楚他们的自我意识中缺失了什么。儿童和成年来访者的这些问题，其实都与一种特定的情感需求相关，而照护者提供的某种自体客体体验是满足这种情感需求的最佳途径。

孩子的情感需求是，他们需要"妈妈的眼神"来回应自己的力量、能力和特殊性。父母的"眼神"回应，巩固了孩子的自尊；随着慢慢长大，孩子对父母的回应变得更有选择性，父母的恰当认可和适当赞扬，有助于将孩子的夸大自我引导到现实道路上。[5]这种对自体客体的镜映体验，有助于将对权力的幼稚幻想转化为可以自我调节的远大抱负。[6]

类似地，孩子需要体验与他钦佩和尊敬的人之间的亲密归属感，他需要这样的自体客体体验——拥有一部分那个人的冷静、睿智、胜任力。这种体验给他发展中的自我意识带来统整力和稳定性。随着慢慢长大，他想要拥有的这些品质可以成为他自体的一部分。因此，他的第一条镜映／抱负发展轨迹与第二条"理想化"轨迹相平衡，即在现实社会中发展统整的、稳定的自我意识，并与价值观和理想建立产生有意义的联系。科胡特认为，这两条发展轨迹是健康依恋的相互作用中重要的组成部分。[7]

后来科胡特又增加了"孪生"的发展可能，这也是一种自体客体体验，它为发展核心内聚自体提供了第三次机会。这是一种通过与客体（他人）一起做事而体验到的在情感、兴趣和才能上非常相似的感觉，在相互认可、理解和喜悦中体验到本质上的相似性。[8]

科胡特的理论中还提到早期自体客体体验的整合需求，即与镜映自体客体、理想化自体客体或孪生自体客体融为一体的体验。科胡特的同事欧内斯特·沃尔夫（Ernest Wolf）后来又增加了效能感，即对另一个人产生影响并引起反应的体验，以及对抗性自体客体体验，即需要感到即使自己与他人对立，仍能获得对方的支持和回应。[9]罗伯特·史托楼罗（Robert Stolorow）和乔治·阿特伍德（George Atwood）谈到了"自体界定"（self-delineating）的自体客体需要——自体如何在情感协调的安全环境中实现自体意识。[10]约瑟夫·利希滕伯格（Joseph Lichtenberg）从情感激活的动机系统角度探讨婴儿发展和精神分析，他认为，"在生命的每个阶段，对于五个基本动机系统中的每一个，都有特定的需要……当这些需要得到满足时，就会形成统整的自体客体"。[11]

换句话说，重要的自体客体体验还可以列出很多。但是，它们都是为了阐述以下这个概念：特定形式的自体体验（如统整力和生命力）需要特定形式的自体—客体体验（如被夸奖和被喜爱）。所列举的这些自体客体体验，有助于我们思考不同种类的情感需求和反应，它们可能包含在一个所谓"情感调节"的更简单过程中，尤其是当情感模式演变成情绪模式和自我意识发展模式的时候。所列举的这些自体客体体验，还有助于我们思考自体客体出现不同类型的失败时，会对自体产生哪些不同的影响。正如依恋理论为我们提供了线索，让我们了解不同类型的不安全依恋中所包含的不同的羞耻感特质，自体心理学也可以帮助我们深入理解与自体客体体验中某些缺陷相关的羞耻感特质。

从自体客体的失败到羞耻感的路径

总体来说，自体心理学认为，羞耻感是幸福的敌人，是"自恋的另一端"，当内聚自我崩解时，人们就会陷入这种状态。但是，不同类型的内聚自我，其崩解的方式也不同。例如，如果父母赞许眼神的镜映能维持孩子的统整力和特殊性，那么当镜映失败时，孩子体验到的羞耻感是怎样的？

不难想象，在幼儿期，镜映失败的无反应性会削弱孩子的能动性和活力，还会产生一种平淡、空虚和羞耻的感觉。之后，当孩子过度夸大行为后仍然没有引起回应时，他这种空洞的羞耻感就会发展成一种无价值感，感到自己一点也不特别，虽然他内心渴望自己是个特别的人。他对于伟大和荣耀的梦想和向往将被隐藏在一个非常私密的地方，或者会因为它们引起的羞耻感而被压抑在无意识层面。向人展示自己的才能，会让他觉得有被羞辱的风险。每次当他努力追求成功或成就时，都会听到背后有人在说（或在想）："你以为你是谁？"

说到这里，我们可能会想到克莱尔，她与生俱来的天赋帮助她超越了自己的羞耻感，发挥了她的个人才能，并取得了巨大的成功。然而，她从来没有感到过安全。她总是觉得自己取得的伟大和荣耀不足以反驳自己内心深处的无价值感。无论她取得了什么成就，羞耻感的威胁总是挥之不去。她意识到心底那些诋毁、贬低的声音来自她自己，但她清楚这其实也来自她的母亲。在克莱尔很小的时候，她的母亲就因为得了抑郁症而没能给予她情感回应，后来她的母亲再也没能修复她们的母女关系，没能与克莱尔的需求匹配上。

在另一种镜映失败的情况下，孩子的特殊性会得到前所未有的最大关注，以一种近乎占有的方式。如果父母因为个人的羞耻感而把自己的夸大自我隐藏起来，那他们可能会在心理上与"有天赋"的孩子融为一体，以满足自己未被满足的需求。对于孩子不断展示的天赋，父母的情感反应会让孩子感到很刺激，但也会觉得这种刺激有点儿过度。孩子能感受到这些情感反应更多的是出于父母对孩子成名的渴望，而不是因为他自己的特殊自体体验。

也许，一个被过度刺激的天才儿童，也能感受到父母想要他成为名人这种渴望背后的羞耻感。也许，父母的嫉妒心也隐含其中。无论如何，这种失调的"镜映"——父母实际上就是孩子的镜映对象——会产生影响深远的长期羞耻感。这个孩子长大成人后，会永远无法摆脱自己与生俱来的对出色表现的欲望和能力，而当他的才华得到别人注意时，他又会感到羞耻。被赞美的那一刻，与他成长过程中的许多时刻如出一辙，在那些被赞美的时刻，人们热切地注视着他，却根本没人懂他。他膨胀的自我鲜明地反映了一个他主观上无法认识的自我，这是因为他父母情感调节的需求被投射到了他身上。

这个故事中的羞耻感不会让人感到平淡和空虚，而是充满了焦虑和冲突的能量。这个有天赋的孩子不会停止尝试，即使他的羞耻感在讨厌失败和畏惧成功之间反复摇摆。他的羞耻感就像一种未得到满足的焦急渴望，渴望自己被人注意；也像一种焦虑的信念，认为被人注意的时候一定又会被人误解，使自己成为他人眼中的异类。

因此，反应不足或反应过度、自惭形秽或自命不凡，这两种不同类型都不能正确镜映孩子的夸大自我，会产生两种不同的羞耻感。自体心理学还阐述了自体发展的另一途径，即所谓的"理想化"，也会产生其他类型的羞耻感。在这里，对于孩子内在的统整力和稳定性来说，照护者分享内心平和的力量是必要的。最终，这种理想化的自体客体体验变成了一种成熟的自体意识，可以在选定的价值观和理想的指引下，过上有意义的生活。如果孩子不能以一致的方式与理想化的他人建立联结，会发生什么呢？用安德鲁·莫里森自体心理学的话来说，"自我理想"就会出现问题。[12]

我们可以在最佳发展的背景下理解这个问题：孩子通过与理想化他人的亲密联结，构建自己良好的理想自我形象。当这种自体客体联结良好时，他的最佳自我感就会得到充分的支持。强大的非语言的榜样作用，帮助他知道如何实现自己的理想，以及没有达到理想时如何接受自己。使用情感调节理论的语言来说，与父母的右脑进行可靠交流，孩子的大脑学会了照搬父母的方式，即通过重新联结来调节平衡暂时的失调／羞耻感。孩子可以很好地从感到羞耻转向自我修复，这种能力有利于自尊的快速恢复。

当孩子需要与父母中的某一位有理想化的体验，但父母无法进行自体客体联结或右脑交流时，就会出现自我理想（ego ideal）的问题。孩子仍然会敬仰父母，他仍然会构建与父母相关的最佳自我形象，但孩子对父母很有距离感。由于缺乏与力量和善良的亲密联结，他所构建的最佳自我形象只是一个平面剪影，而不是复杂的立体结构。由于孩子的想象力有限，他描绘的理想自我很粗略笼统，要么全好，要么全坏。

即使是特雷弗所谓的"好我／好男友"，也是基于他在安全距离内观察父亲时所能塑造出的最佳男性形象。特雷弗告诉自己，他不会像他父亲那样伤害别人。但他会尽自己最大的努力，让自己变得强大、骄傲和果断，能掌控局势和周围的人，尤其要能掌控自己的软弱感情。这样的人永远不会感到脆弱或羞耻。这是特雷弗自己的故事，一个基于他对父亲最好一面的理解而塑造的故事。

更常见的情况是，来访者会努力把父母理想化成比他们本身更好的样子，从远处敬仰他／她。来访者想要分享父母的优势和长处，但感觉被排除在亲密关系之外。安德烈娅在感情上受到母亲的冷落，她渴望同她那可敬而又疏远的医生父亲亲近起来。由于他的无法接近，她也产生了"自我理想"的困扰。她树立了一个特别崇高的理想，如果失败就进行严厉的自我惩罚；仿佛实现了这个理想，就能建立起与父亲的自体客体联结——而这正是她非常渴望的。用情感调节理论的术语来说，她无法通过右脑对右脑的理想自我调节与她父亲建立情感联结，因此理性的左脑接管了相关工作，填补了人际关系的空白。

像安德烈娅这样的孩子必须达到高标准，否则就要面对严厉的自我评判。更糟糕的是，她不得不这样做，却没有机会了解如何才能成为一个坚强聪明的自己——既能做出正确的选择，又能从错误中恢复过来。由于她在犯错和失误时需要付出很大的努力来进行自我调节，因此很容易崩溃。一次次地，每当她发现自己憎恨自己的缺点时，她的羞耻感就会加剧；但在无情的自我评判面前，对羞耻感的反抗注定是要失败的。

这种羞耻感具有耗竭性，对所犯过错和失败的执念，会带来沉重的思想负担。如果没能取得胜利，也没有得到外界的帮助，羞耻感也会让人非常痛苦，充满愤恨。有时候，最好的"帮助"就是把愤恨发泄出来，用自己的高标准去评判别人。这样，羞耻感就不那么像羞耻感了，而更像是对他人的正当期望和厌恶失望。但是，生活在一个"没有人做对事"的世界里是充满情绪压力的。理想遥不可及，让人心灰意冷。

值得注意的是，父母能否被理想化与他们在世人眼中的受敬仰程度没有多大关系。我们都知道，有些自我认知清晰、富有同情心、自信的人，他们的父母除了对他们的爱和支持之外，其他方面都很普通。理想化自体的发展产生了理想和价值观，但这不是它的起点。在其最早、最基本的形式中，理想化（idealizing）是知道有他人保护自己时感到的一种情感安全体验。他人身上"更高、更强、更聪明"的方面，与帮助脆弱的自己处理痛苦、焦虑、恐惧、愤怒和悲伤的能力有关。理想化的缺失是情感支持的缺失，而不是价值感的缺失。我们回到了情感协调和失调的基本原理。

当自体感觉软弱无力和无法管理时，自体需要理想化，需要从他人那里感受到连接、平静的力量。当理想化失败时，苦苦挣扎的自体会感到更加虚弱，更容易受到事件和情绪的摆布，变得更加被动。[13]这种使人衰弱无能的羞耻感，会困扰着那些从来没有成功进行理想化的人，他们的理想自我在成年后是一个不稳固的实体。羞耻感还会玷污从远处进行理想化，根据对"坚强"的幼稚理解而虚构了一个理想自我的人。理想的力量可以不断弥补他们内心的软弱感，他们的评判让自己变得积极而不是消极。但是，困扰他们的羞耻感，不但让他们觉得自己有问题，还让他们觉得自己软弱。

除了因镜映失败或理想化失败而产生的羞耻感外，还有孪生自体客体体验失败或亲密关系自体客体体验失败时产生的羞耻感。如果某个人想要与自己的重要他人建立相似性的含蓄举动被拒绝、如果某个人想要分享这种相似性的愿望被忽视，他就会产生一种特殊的羞耻感，感觉自己是局外人、异类和怪人。通常这种感觉是建立在其他羞耻感之上的。孪生（twinship）是自体内聚的第三次机会，但如果联结需要第三次没有得到满足，那么它也是第三种带来人际关系羞耻感的原因。

艾伦幼年时的神童身份，使她与同龄人疏离了，所以她寻求与母

亲的孪生。她母亲是一名乐团音乐家，通过唯一的女儿实现自己成名
的愿望。艾伦的母亲常常对艾伦与自己的相似性吹毛求疵，因此，这
种联结也变得矛盾和反复无常。在日常生活中，艾伦仍然没有找到可
靠的亲密关系，人们认为她另类、古怪、令人费解。

　　苏茜的人生磕磕绊绊，可能没人比她更糟。安德烈娅依靠孪生，
得到了一些联结和幸福感。她认为，持续的爱的共鸣、被人深深理解
和接受，永远遥不可及。有些像她父亲那样的好男人，可以从远处欣
赏，但她无法想象与这样的好男人建立亲密关系。她与许多朋友保持
联系，男女都有，他们都与她有一些相似之处。这些朋友通常在某种
程度上被人边缘化或曾经受到过某种伤害，但他们都很聪明有趣，都
很善良。虽然他们都不是她的"白马王子"，但他们帮助安德烈娅，
让她不会因为无法实现理想而陷入羞耻和绝望之中。

　　综上所述，自体客体体验有很多种，它们经常同时发生，创造出
复杂多样的统整自体。自体客体体验的失败也很复杂，会产生许多不
同类型的问题。我上面列举了一些可能产生不同羞耻感的需求和失
败，而在现实中，这些需求和失败其实还有很多。我用自体心理学介
绍了各种情感需求，用情感调节理论来解释自体客体反应失败后可能
发生的问题。

　　当我在帮助来访者理解他们复杂的个人故事时，我也会采取类似
的行动：我们一起梳理出他们的需求是什么，他们得到了什么，以及
他们的经历埋下了什么样的隐性关系信念。这种思维模式非常有用，
它给了我线索，让我知道如何才能对每个特定的来访者做出最好的情
感回应。本书后半部分将介绍这些内容，阐述如何通过与来访者建立
各种形式的情感联结来治疗长期羞耻感。

　　情感调节理论是一门脑科学，它告诉我们，与来访者之间的有用对

话不会是科学讨论。什么能促进来访者的情感愈合和人际关系发展？可以提供帮助的是心理治疗这门艺术，即用故事、图像、比喻和情感唤起右脑语言。当我们为正在遭受羞耻感折磨的来访者提供"全然的右脑咨询"时，我们可能永远不会提到依恋理论，但我们可能会说到需要、爱、希望和绝望。我们可能永远不会提到自体客体，但是会分享我们内心的理解——个体对协调的需要，这也是他内心深处所渴望的被人注意、支持、了解和珍惜。我们会感受到什么时候我们因"没理解来访者的意思"而被来访者视为拒绝；我们的身体会注意到什么时候来访者因人际伤害、愤怒和仇恨而陷入羞耻感；只要我们的左脑认为有必要，我们就会控制右脑在咨询室里感知到的羞耻感继续蔓延。

在巧妙的心理咨询中，只要能帮助我们更充分地与来访者的情感、具体羞耻体验产生共鸣的理论，都是有用的。对于那些想要精确调节自己羞耻体验的来访者，任何关于羞耻感的富有感染力的文字都可以提供给他们当作阅读材料。对于来访者的羞耻感，他们不需要科学解释。他们需要的是，在这个时候有一个人（治疗师）能以一种让他深切地感到被完全理解的方式，呈现他内心深处的情感失调和自体分裂，从而使重新建立联结和整合成为可能。

注释

1. Allan Schore, *The Science of the Art of Psychotherapy* (New York: Norton, 2012), 99.

2. Schore, *Science of the Art*, 100, cites Nicolas Rusch et al., "Shame and Implicit Self-Concept in Women with Borderline Personality Disorder," *American Journal of Psychiatry* 164 (2007): 500-508, and Nicolas Rusch et al., "Disgust and Implicit Self-Concept in Women with Borderline Personality Disorder and Posttraumatic Stress

Disorder," *European Archives of Psychiatry and Clinical Neuroscience* 261 (2011): 369–76.

3. John Bowlby, *A Secure Base: Parent-Child Attachment and Healthy Human Development* (New York: Basic Books, 1988), 119–36.

4. Mary Main and Judith Solomon, "Procedures for Identifying Infants as Disorganized/Disoriented during the Ainsworth Strange Situation," in *Attachment in the Preschool Years: Theory, Research, and Intervention*, eds. Mark T. Greenberg, Dante Cicchetti, and E. Mark Cummings (Chicago: University of Chicago Press, 1990), 121–60.

5. Heinz Kohut, *The Analysis of the Self: A Systematic Approach to the Psychoanalytic Treatment of Personality Disorders* (New York: International Universities Press, 1971), 116.

6. Ronald Lee and J. Colby Martin, *Psychotherapy after Kohut: A Textbook of Self Psychology* (Hillsdale, NJ: Analytic Press, 1991) 128–38.

7. Kohut, *Analysis of the Self*, 37–45; Lee and Martin, *After Kohut*, 139–51.

8. Heinz Kohut, *How Does Analysis Cure?* (Chicago: University of Chicago Press, 1984), 192–210.

9. Ernest Wolf, *Treating the Self: Elements of Clinical Self Psychology* (New York: Guilford, 1988), 54-55.

10. Robert Stolorow and George Atwood, *Contexts of Being: The Intersubjective Foundations of Psychological Life* (Hillsdale, NJ: Analytic Press, 1992), 34–35.

11. 利希滕伯格解释说，重要的自体客体体验发生在以下情感驱动的动机系统中：（1）生理调节的需要；（2）依恋和归属的需要；（3）探索和坚持的需要；（4）用厌恶行为（无论是战斗还是逃跑）来保护自己的需要；（5）对感官和性快感的需要。Joseph Lichtenberg, *Psychoanalysis and Motivation* (Hillsdale, NJ: Analytic Press, 1989), 12。在 *Sensuality and Sexuality Across the Divide of Shame* (New York: Routledge, 2007) 一书中，利希滕伯格扩展了他的第五个动机系统，即儿童对身体感官愉悦的天生追求及其与性的关系。他提出，通过对自体客体体验的接纳和认可，孩子的性欲能够无羞耻感地得到发展。毫无必要地抑制孩子的快乐反应，以及不恰当地将孩子的兴趣 / 兴奋反应性欲化，会给孩子的感官享受注入羞耻感；随之而来的可能是终生的性羞耻模式，以及感官和性之间的脱节。

12. Andrew Morrison, "The Psychodynamics of Shame," in *Shame in the Therapy Hour*, eds. Ronda L. Dearing and June Price Tangney (Washington, DC: American Psychological Association, 2011), 26–27.

13. Morrison, "Psychodynamics of Shame."

第 5 章
羞耻感的评估

　　并不是所有的心理症状都是为了掩饰羞耻感，也不是所有的情感问题或人际关系问题都源于羞耻感。人们生活中承受的压力、遭受的丧亲之痛、陷入的个人困境和家庭冲突，所有这些都未必伴随长期羞耻感这个额外的负担。我们的来访者可能需要哀悼、锻炼、冥想、作出决定或进行艰难的对话。他们可能不需要关注羞耻感。此外，我们的许多来访者，他们可以容忍自己人生中有那么一些未经探索的羞耻感，他们不需要捅破那层窗户纸。

　　另一方面，当长期羞耻感使其他问题难以解决时，当羞耻感本身无论如何伪装都使来访者痛苦不堪时，我们就需要认识到它，更好地进行治疗，并找到解决方法。那么我们如何识别它呢？这就是本章要探讨的问题。

　　专门用于帮助人们更好地调节情绪的情绪聚焦疗法（Emotion-Focused Therapy，EFT），为"适应不良的原发羞耻感"（primary maladaptive shame）提供了一个实用的描述性定义。[1] 我们不是在寻找"适应性的原发羞耻感"（primary adaptive shame），在情绪聚焦疗法中，"适应性的原发羞耻感"被描述为人们对可以从中吸取教训的错误的一种直接快速的反应。这种即时的羞耻感是适应性的，是健康的标志。

适应不良的羞耻感也会在应对当下问题时出现，但与适应性的羞耻感不同的是，它会把过去误认为现在。这种羞耻感曾经是应对人际关系危机的一种有用反应，但现在即使是很小的人际关系问题，也会产生自己毫无价值的感觉，或者觉得自己根本不值得被爱。适应不良的羞耻感会导致退缩和逃避，以及对自己和他人的不友好行为。这种适应不良的羞耻感，是由极度的自卑和自我厌恶引发的，通常伴随着对自己主要情绪的继发羞耻感（secondary shame）。[2]

这种羞耻感在治疗中被掩饰得很好，因为那些痛恨自己情绪的来访者也特别厌恶自己体会到的羞耻感。但他们还是忍不住会有羞耻这种感觉，因为与治疗师的互动也是一种人际冒险。随着旧的危险被唤起，往日他们必须隐藏起来的那些羞耻感也会被激发。作为治疗师，我们必须努力去理解发生了什么，"摸清"隐藏在生活中其他问题背后的以及他们对我们的反应中隐藏的这一棘手问题。

在本章中，我们将讨论有助于识别适应不良的核心羞耻感或我称之为长期羞耻感的一些迹象和模式。识别并"摸清"长期羞耻感的特定形式，是找到如何有效应对这种长期羞耻感的关键。多年前，我在社会工作学校受过这样的教导：良好的评估相当于治疗成功了60%。对于羞耻感来说尤其如此，人们都怕暴露自己的羞耻感问题，因此都将它隐藏在内心最幽深、黑暗、封闭之处。

治疗师的感受

　　在治疗过程中，我接收到的最重要的信息往往是最难理解和破译的，但即使不能很好地理解它，我也学会了在第一次会见来访者时去关注自己的不适感。对于治疗师和来访者来说，第一次见面都会有心理负担。我们心里都清楚，在个人问题上寻求帮助大概率会让人感到羞耻，因此我把缓解来访者的情境性羞耻感作为初次会谈的首要任务，向来访者表现出我的友好和热情。秉持着"我想了解你"的想法，我问一些非侵入性的问题。我共情来访者的经历，肯定他在困难时期寻求帮助和支持的决定。简单地说，我尽我所能地让来访者知道我是站在他这边的。

　　但对某些来访者来说，这似乎不起作用，我觉得被他拒于千里之外了。蔑视（contempt）是对抗羞耻感的一种强大的断绝人际关系的方式。当来访者用蔑视来抗拒与人接触时，我可能会觉得自己的治疗方法、治疗经验甚至我的资质都在被他质疑。我可能会对我的网站或者办公家具的质量感到抱歉。当来访者并不是有意要蔑视我，但我产生了防御意识时，我就知道在这个咨访关系出现了"羞耻感"。

　　对于另一些来访者，情感失调会更微妙地悄然发生在我身上。我开始力不从心，不知道下一步该做什么。我发现自己说话时结结巴巴，说话的声音听起来甚至有点不真实。当然，我还是会继续治疗。如果我能注意到自己的焦虑，我就知道"这个来访者可能有羞耻感问题"。

　　通常，这样的觉察就足以让我重新找回自我，然后我就能看出这位来访者是如何使我偏离方向，不能与他建立右脑联结的。他看着我。他说话时，我听着；我说话时，他点点头，但大部分情况下，他只是在看着我。作为治疗师，虽然我一直努力想要与来访者同频，但潜意识里我一直觉得"我和他不同步，我做不到"。一旦我意识到这是失调的羞耻感在作怪，虽然听起来有点矛盾，但我反而能让发生在我们两人身上的事重新同频合拍。

另外一些来访者，可能在认识我之前就开始用"心理治疗思维"想象我的世界。我承认理想化可以带来好处，但把我捧上神坛会让我感到很怪异、很不舒服，我很清楚这种理想化对他来说不是一种有益的强化。相反，这种"特殊"的联结是为了让我们俩都回避掉自己只是个普通人的羞耻感，而这种羞耻感现在正和我们共处一室。当然，如果我证明了自己只是个普通人，我就会有从"特殊"神坛跌落到羞耻感之中的危险。

一旦了解了这些情况，我就可以预测，只要我们能共同创造出特别的见解，治疗表面上就会进展顺利。我也知道，其实这些来访者并不是真的需要特别的见解。他们更需要（但不相信）的，是感受到有人能够仅仅是与他普通的情感自我产生联结。来访者对这种右脑情感／人际关系联结的防御，正是我们之间情感失调的原因。

来访者的完美表现和控制

在治疗中，我对来访者的感受可以为我提供线索，让我了解到他在生活中是如何对其他人表现自我的。如果来访者表现得很完美，而我感觉自己就像个旁观者时，那我会认为来访者存在长期羞耻感的问题。你可能还记得，我对加里就有这种感觉，他非常能干，却过着双重生活。高效能的来访者可能会像加里那样，夸赞我的咨询工作做得很好。然而，我却觉得来访者与我之间、我们的情感自我之间、我们的右脑之间几乎没有建立联结。如果在加里的"主体"中都是自体客体化的表演自我，那么他很难从内到外认识自己就很合理了。

　　一个为表演而生活（或为生活而表演）的来访者，会仔细地追踪评估他成功和失败的衡量标准。他会想成为最好的，即使通过投机取巧的方式；但是，没有哪个成就能真正满足他的主观渴望，让他"自我感觉良好"。这就是他带到心理治疗中的问题。他可能会谈论自己与拖延症的斗争，他没办法让自己开始某项工作。为什么呢？因为达不到他所想要的完美成功……而达到完美又如此必要。关于他自己想成为什么样子的人，他有一个愿景，只要他能改变某些事情，他就能达到完美的成功，但他永远无法做出这些改变。他想要治疗师告诉他，如何才能克服"内心的障碍"。

　　当我听到来访者通过各种方式想要塑造和控制他与别人的关系以及与自己的关系时，我看到的其实是一个在非常努力地用左脑去处理右脑问题的人。当然，这是不匹配的。他的左脑无法"修复"长期失调的情感自我／关系自我。更好的整合以及更深层次的幸福，需要右脑与右脑的交流。但他很难让他自己处于非言语的、主体性的、脆弱的自我状态之中，也很难让治疗师或其他人与处于这种状态的他接触。防止这种脆弱暴露正是他小心翼翼地加以控制的目的，包括他对心理治疗的控制。因为之前这种脆弱状态代表了被客体化和评判，处在这种状态之下时，他唯一能感受到的就是羞耻感。

自我—他人的模式

　　羞耻感是一种人际关系现象，因此在来访者与其他人的人际关系模式中，会出现羞耻感存在的线索，即使他们没有意识到自己所管理的羞耻感。存在羞耻感的人际关系可以用很多理论来描述，依恋理论提出了三种不安全的依恋模式：矛盾型、回避型和混乱型，这些模式会延续到成年后亲密但不安全的关系中。自体心理学讨论的是成年人在与他人相处时所带来的未被满足的需求——对镜映、理想化、孪生或融合的渴求。[3] 每一种人际关系风格都支持或保护着一个不稳固的脆弱自我。

　　卡伦·霍妮（Karen Horney）提出了三种管理羞耻感焦虑的方法：**亲近他人、对抗他人、远离他人**。每种方法都是有用的，但也都有缺点。如果以顺从和自谦的态度对待他人，我们就不会失去他们的爱；但是，我们的自我价值将依赖于被喜欢和被需要。对抗他人能让自己感觉很强大，但我们必须不断取得胜利才能保持优势，才不会受到伤害。远离他人将我们从对认可或成功的需要中解放出来。那还有什么能让我们感到羞耻的呢？为了这样的自由，独自一人生活似乎是微不足道的代价。[4]

　　唐纳德·内桑森也给出了一个行动方案，我们可以从四个不同的方向避开羞耻感的直接体验。[5] 面对羞耻感的威胁，我们可能会**退缩**（withdraw）。如果羞耻感持续存在，**"攻击自己"**（attack self）可能是我们的下一步行动。与其忍受被别人羞辱和抛弃的内心体验，我们不如自己先来。或者相反，我们**回避**（avoid）羞耻感，用各种策略来欺骗自己，让自己相信羞耻感从未发生过。为了完全回避羞耻

感，我们可能需要更猛烈的进攻，用第四类策略，即内桑森所谓的
"攻击他人"（attack other）。当我们觉得有人可能会让我们显得软
弱或无足轻重时，我们会抢先一步，反客为主。当我们指出别人的缺
点和失败时，我们就可以阻止他们看到我们自己的缺点。内桑森接着
讲述了"羞耻罗盘"上的这四个方向是如何演变成特定的性格类型或
"病理性"人格的。[6]

　　对于羞耻感的评估，我们不需要判断这些理论哪个是最符合来访
者情况的。每个理论都给了我们一个有用的角度和一种基本的方式，
以理解来访者与他人之间复杂的、不安全的而且大多数是不愉快的人
际关系。这些理论都描述了那些既需要保护脆弱的自我，同时要尽可
能地与他人保持联结的来访者。

　　斯通中心的理论家们将这种困境描述为**核心关系悖论**（central
relational paradox）：我们利用看似处于联结之中的表象来让自己
安全地脱离联结。但是，这种人际间的"安全"是有代价的；它会带
来一种深刻的疏离感和孤立感，一种与羞耻感同义的自我状态。[6]因
此，在评估羞耻感的时候，对于来访者的人际关系，也许这是我能问
的最简单的问题：眼前这个人与其他人（包括我）相处的方式，是如
何看起来既像是有联结，又从根本上是疏离和孤立的？

　　从情感调节理论的角度来看，很明显，这些管理羞耻感的人际关
系方式都可以保护个体免受自我和他人之间情感联结的影响。在这些
时刻，情绪的波动能够得到调节，以协调、沟通或共情理解的方式。
但是，一个长期感到羞耻的人右脑本能地知道，在之前类似的时刻之
中，发生过的人际关系失调、破裂和误解太痛苦了，他不想再次遭受
了。因此，他选择反复断开这些联结以替代那些痛苦。

自我—自我的模式

　　遗憾的是，断开联结和孤立自己并不能消除长期的羞耻感。哪怕在独处的时候，容易感到羞耻的人也经常会自己怀疑自己、自己轻视自己。为什么有人会如此深刻而痛苦地破坏自己的幸福呢？如果想要更深入地了解自我对羞耻感的影响，客体关系理论可能会有所帮助。

　　对于我们与他人的人际关系模式，客体关系理论有一套自己的解释。该理论认为，从出生起，在特定的人际关系中，我们与他人的接触就会产生对自己（自体）和对他人（客体）的无意识表征，这些不同自体与不同客体之间的关系，影响着我们的内心世界。因此，我们的内化客体关系——对我们来说往往是个谜——是我们心理健康状况的关键。

　　迈克尔·斯塔特（Michael Stadter）在一篇从客体关系角度解释羞耻感的论文中，提出了六种不同的羞耻客体或内在客体，每种客体都与略微不同的羞耻自体相对应。[7]在第一种内化的"自体—客体"配对中，羞耻感是直接的。**直接羞耻的客体**（direct shaming other）会说"你真蠢（丑／自私／没用）"，好在自体知道自己在面对什么，如果有支持和帮助，就会进行反击。**间接羞耻的客体**（indirect shaming other）作为内化父母，对孩子感到难过或失望，这会让自体感到更困惑、更羞耻。羞耻感无处不在，但它究竟从何而来？同样令人困惑的是，羞耻自体和**忽视而羞耻的客体**（neglectful shaming other）之间的关系，因为羞耻感不是来自已经发生的事，而是来自非常渴望但还未发生的事，比如希望得到爱的关注、希望被特别对待。**夸大而羞耻的客体**（grandiose shaming other）需要一个表现出色的自体来调节自己的自尊。在这种内在的互动中，自体一次次地陷入平凡普通的屈辱之中。**与受虐而羞耻的客体**（abusive shaming other）相对的自体被侵犯或被操控时，会被一种同等强烈的羞耻感淹没。对于那些弥天大错，由于内化的施虐者要么无耻至极，要么与他的羞耻感完全解离，于是受害者背负了所有的羞耻感。最后一个是**自我羞耻的客体**（self-shaming other），他们通过羞耻方式对待自己；那些感到羞耻的自体，把这个客体当作对待自我的模型。

　　重要的是要记住，虽然这些"客体"具有真人的印记，但根据客体关系理论，他们现在是内化的他人。他们通常也是无意识的，所以来访者的不同自我部分和这些内在他人（现在也是自我的一部分）之间的紧张关系，可能相当难以解释。此外，无意识的对抗会投射到生活中的其他关系上。来访者在与生活中真实他人的关系中，要么扮演羞耻自体，要么扮演羞耻客体，或者同时扮演这两个角色。

　　斯塔特指出，羞耻自体会觉得自己身上有一些明显而切实存在的糟糕之处，某些应该受到评判的东西，或某些让人感到厌恶的东西。或者羞耻自体会觉得自己身上有什么缺失，到处都是不足。或者非常矛盾，尤其是存在**夸大而羞耻的客体**的情况下，自体有时会因成功而感到羞耻。

　　不管羞耻感的内在辨证逻辑是什么，羞耻自体可能会以这几种方式中的一种来感受它。典型的羞耻反应是过度亢进，拼命想控制自己的情绪：脸红、出汗、蜷缩着身体、垂下肩膀、低着头、避免眼神接触、捂住脸。这种羞耻状态极其痛苦，很是折磨人。解离是逃避痛苦的一种方式，但有些来访者只有在完全解离的状态下才会感到羞耻。有的来访者，只有感受到来自他人的侵犯时，才会有羞耻反应。客体关系理论解释了羞耻感如何非常迅速地演变为攻击行为：在感到羞耻的瞬间，这个瞬间非常短暂，甚至都来不及进入记忆中，羞耻自体消失了，容易感到羞耻的人转而认同内在的羞耻客体，将这种欺凌力量转向了外部目标，表现出轻蔑和厌恶，而不是针对自己。

把来访者的羞耻感看作是痛苦的内部关系造成的，可以让我们更好地理解来访者所忍受的无休止循环的自我失调。我们可以更好地理解来访者的哀叹："我知道我是这样对待自己的！"羞耻感确实会严重破坏自我与自我的关系，有时会痛苦到让一个人的核心自我永久分裂，以逃避羞耻感的持续威胁。正如冈特瑞普（Guntrip）的拥护者斯塔特所解释的那样，找到这个隐藏的自我，并把它带回日常人际关系中，可能是一项漫长而艰巨的任务。[8]

了解羞辱和被羞辱之间内在关系的力量，也有助于我们理解羞耻关系是如何在来访者的生活中一次次地重复发生的。羞辱和被羞辱正是他们内心所熟知的行为方式，因此，当羞耻客体和羞耻自体一直在无意识地进行内部谈判时，这种剧情在生活中一再上演也就毫不奇怪了。这种羞耻自体和羞耻客体之间的无意识逻辑辨证很可能会继续下去，除非它被某种移情理解所打断，来看到"正在发生的事"。

在评估羞耻感时，看到来访者内心的羞耻自体或羞耻客体是非常有帮助的。一个内在的羞耻客体可能表现得非常体面，直到某个轻蔑、评判的时刻才暴露出来。有时，内在自体通过一种叛逆的立场来对抗内在的羞耻客体，以此避免羞耻感。通常来访者更容易谈论内心的批评者，而不是谈论被持续批评打倒的内在羞耻自体。对来访者内心剧本里未提及的角色有所感知，无论这种感知多么模糊，都是非常有用的。

关于来访者自我延续的羞耻感，如果客体关系模型对心理状态和病状的阐述是有用的，那我们必须思考它是否符合我对羞耻感的定义——羞耻感是个体在与失调客体的关系相处中感到自体分裂的一种体验。在我的定义中，"失调客体"是真实世界里的真实他人，同时也是他引发了自体分裂。如果羞耻之剧（shame-drama）已经内化，那么自体与真实具体的客体之间真实的既往关系还重要吗？

是的，既往关系很重要。我们永远不能忘记羞耻感的存在是因为"某些事情"真实地发生过。当然，过去发生的事件以及这些事件被内化为心理组织原则的方式都很重要。只要我们记得这些事件的本质，那么客体关系理论把失调事件带入"内部"就不是问题。这些事件过去是，现在也一直是人际关系性质的。

客体关系理论表明，我们在心理发展过程中，不仅内化了自体和客体的无意识表征，还内化了这些自体和客体之间的特定关系。事实上，我们内心世界的状态反映了这些关系的质量。根据定义，内在羞耻客体和内在羞耻自体处于一种失调的关系中。每当他们相遇时，事件都会严重失调，就像它在外部世界第一次发生时那样。在内心世界里，这些事件一直在发生。难怪那些患有长期羞耻感的人会经常感到焦虑和失衡！

原生家庭模式

即使从客体关系理论的内在世界角度来看，羞耻感也是人际关系中发生的某些事件造成的。它是在特定类型的相互作用运动中产生的能量。我相信这些模式是某个人出于某种原因造成的，因此，我非常关注来访者向我讲述的关于他们原生家庭的故事。如果我怀疑这个来访者有羞耻感，我会认为他的家庭里发生了（也许仍在发生）某些事情，造成了他的这种羞耻感。

前面已经介绍了几个发展理论，我注意到在每个框架中，羞耻感都可以被看作由与他人的情感联结出了问题而导致的自体分裂。因此，在了解来访者的过往人际关系时，这是我重点想要听的问题。我还再次翻看了家庭治疗文献中关于羞耻感家庭或易羞耻家庭的相关阐述，以帮助我与来访者所遭受的特定形式的家庭关系失调建立同理心与联结。[9]

我关注来访者家庭中人际关系的质量。这位来访者了解他的父母吗？他觉得父母了解他吗？兄弟姐妹们互相了解吗？所谓"了解"（knowing），我指的是理解他人的感受，与他人的主观世界相接触；换句话说，与他人建立"右脑与右脑"的联结。许多微小的共鸣反应或情感协调的微小时刻会打开主体间空间——一种共同的感觉，感受和想法会被接纳和共情。而许多情感失调的微小时刻则会关闭主体间空间。

家庭治疗师丹尼尔·休斯（Daniel Hughes）认为，正是主体间交流的受限，让痛苦的、功能失调的家庭陷入了困境。因此，家庭治疗的基本目标是扩展主体与主体之间的互动关系，或者说建立相互调节的右脑与右脑的联结。家庭治疗师通过与来访者（父母和孩子）互动，以玩笑、接纳、好奇和同理心，使这种联结成为可能。当家庭成员学会如何以"这种方式"相处时，一切都会改变。[10]轻松、开放、有回应地对话，日常生活就该这样！但是，如果没有这样的氛围，就会发生非常多的关系创伤／发展创伤，然后带来非常多的羞耻感。

在来访者的故事中，"缺失"是什么样子的？我知道，在与父母的关系中，孩子（来访者）知道父母对自己的期望很高。事情总会有搞砸的时候。或者父母总是担心或生气，或者莫名地紧张、发脾气。这样一来，轻松、愉悦的时候就少之又少了，甚至让人感觉相隔甚远。没有对孩子的赞同和认可，家庭系统并没有创造出一个空间，让孩子能够确信他独特的存在，包括他的需求、感受和失败，都会被无条件地接受。我的成年来访者会谈到他们经历的持续不断的评判、批评或总是附条件的爱。

在为人处世的基本品质中，列入"好奇心"这个特点似乎有点奇怪。但如果想要右脑联结，就必须有建立这种联结的意向。孩子们需要知道，他们的父母想要了解他们，并且父母也欢迎他们来了解自己。也许"感兴趣"这个词对来访者来说更合适——"你父母有兴趣了解什么是你认为重要的事吗？有兴趣了解你对事情的感受如何吗？"在羞耻感中挣扎的成年来访者，可能会说他的父母心不在焉，对他没有情感支持，或者父母的好奇心或兴趣让人觉得有侵入性或有控制感，觉得这些好奇"只是关乎他们的需求和愿望，而不是真正关乎我"。

如果家庭中没有主体间的联结，往往同理心也同样缺失。因此，情绪就成了"问题"，而不是一种非语言联结的形式和进一步交流的机会。来访者经常会说："在我们家里没人谈论情绪！"如果孩子不能感受到父母会在他感到悲伤或害怕的时候试着理解他的内心感受，他就会隐藏自己脆弱的情感。对他来说，父母对他脆弱情感的羞辱或无视，比他压抑或独自处理这些情感更糟糕。

当来访者说"我们家里没人有情绪"时，他们通常会补充说："除了愤怒！愤怒倒是有不少！"但是我们发现，这种"愤怒"与分享自我（sharing self）无关。他们记忆中的愤怒并不需要被理解，也不需要做出建设性的改变。事实上，他们家的愤怒情绪主要是发脾气——感到无力的人想要压倒对方或强行控制对方。发脾气（或冷战）会比崩溃让人感觉更有力量。

我知道，对于这种家庭的所有成员来说，"崩溃"是最有可能的。如果没有主体间的右脑人际联结，情感失调就会出现，自体分裂就会发生。用日常语言来说，当家庭成员作为一个人被看到、被接纳的需要被压抑，而他们又对此无能为力时，他们就会感到羞耻。在那些"崩溃"的时刻，愤怒比羞耻感觉要好一点。在许多家庭系统中，长期的愤怒掩盖了长期的羞耻。

抑郁是硬币的另一面，是感受和表达主体间空间关闭的另一种方式。这是放弃联结且不强势的表现。在有些家庭中，每个成员的状态都在愤怒和抑郁之间循环。在另一些家庭中，有些成员整天怒气冲冲，而另一些成员由于考虑到表达愤怒可能会带来危险，因此整天沮丧消沉。不管他们如何表现自己的痛苦，所有这些家庭成员所缺失的是他们之间可靠的对话交流，而在这种可靠的对话交流中，他们才能真正感到被认可和被理解。

真正的认可和理解并不意味着消除家庭中的冲突。倾听来访者的家庭故事时，我关心的是冲突是否能够得到建设性的解决。在健康的家庭中，如果有人受到家人伤害或误解，他们会感到愤怒，他们会说出来，甚至是非常大声地说出来。然后，家人会倾听他的诉说，并和他协商解决。在健康的家庭中，冲突并不是件让人愉快的事，但也不可怕，它不会让人精疲力竭，这是因为不管他说什么，都有家庭成员倾听他的声音。对话沟通比"获得胜利"更重要。

能够相互地认可和理解彼此，不仅有助于建立整合的自我，而且也需要整合的自我才能完成。如果你全部的情感和精力只堪堪保持自我平衡，那就不可能有好奇心，也不会幽默顽皮。要有同理心，你就要站在别人的位置上设身处地地思考，同时要知道自己是谁，并关注到你自己的感受。建设性地处理冲突，意味着让大家知道你的意见很重要；这也为你提供了空间和机会，去倾听别人的意见。那些长期遭受羞耻感折磨的来访者，在这些方面都做得很差。从他们的故事中可以看到，他们的家庭无法创造出能塑造灵活而坚定自我的主体间空间。

创造自我要靠另一个自我。要想与他人的情感调节良好，就需要一个知道自己与他人之间的差异并能弥合这些差异的自我。"我"以这样的信息回应"你"——"我不是你，但你现在向我传递的，我能感受到。"通过这种方式，情感调节创造和肯定了双方的自我，以及这两个自我之间的边界。这就是为什么羞耻感在代际之间的危害会这么大。咨询进行一段时间后，如果有羞耻感的来访者告诉我，她的母亲或（和）父亲"也有一个非常糟糕的童年"，我从不感到惊讶。这是他们自身的原因，他们根本就没有与孩子情感协调所需的自我。

至此，来访者可能已经意识到，很多种"糟糕的童年"都会导致羞耻感。对此我的认识一直都很清楚，因此我要戳穿这迷思，即导致羞耻感的是严厉的、羞辱性的养育方式。许多长期遭受羞耻感折磨的来访者，在他们的童年里找不到这种养育方式的证据。他们知道父母爱他们，想要给他们最好的。但与此同时，正如他们"大体正常"（mostly normal）的故事所揭示的那样，他们的父母过于焦虑或忧愁，以至于无法创造必要的主体间空间，来培养孩子的整合力、自我意识和自信，羞耻感就会悄无声息地在暗中滋生。

有时，在来访者讲述他们的故事时，他们开始意识到"大体正常"掩盖了他们原生家庭中的许多"裂痕"。指责和不信任扎根于内心深处，情感上的忽视或入侵成了常态，大家独自生活在情感孤岛上，隐藏着秘密以及各种成瘾行为，所有这些造就了"大体正常的家庭生活"。羞耻感是每个人孤独的秘密，大家都在尽力自己处理。虽然大家都不想有羞耻感，但没有人谈论它所带来的痛苦，也没有人试着去改善它。

当然，也有一些可怕的故事。有些照护者确实故意虐待和羞辱他们所照顾的孩子。他们可能会将同理心扭曲成为一种残酷虐待，去试探如何最有效地引起痛苦。如果把孩子当成自己生命的全部，那些过于自恋的父母可能会像摆弄木偶一样摆弄孩子。

受到严重创伤的来访者，对某些事件可能只有不带感情的记忆，并没有意识到创伤对人际关系的破坏。但是，当我听到严重创伤时，我就知道孩子的右脑会内化"隐性人际关系认知"——这种认知是非常可怕的，充满了丑恶的自体—客体意象和被彻底毁灭的威胁。由于本来可以提供帮助的人恰恰就是那个造成伤害的人，因此就不会有对痛苦和混乱情绪的调和，也不会有对情感风暴的调节。儿童时期遭受严重创伤所造成的失调，并不是多么不寻常，但它造成的影响非常严重，而且非常持久。如果这种失调得不到缓解而继续发展，核心羞耻感就会依然强烈，人将变得脆弱。

创伤与羞耻感

不久前，有位来访者在第一次治疗中，眼神坚定地告诉我："我不想给你讲我的创伤经历，我不想被你当成书中的'性虐待幸存者'。我要你听我说。我要告诉你我内心的混乱，这才是最重要的，而不是创伤本身！"她所说的"内心的混乱"包括在情绪调节方面的严重困难、自杀冲动，以及"没有发生但可能发生"的暴力且恶心的侵入性画面——所有这些都包裹在强烈的自我厌恶中，因为这种混乱意味着她对自己难以形容的厌恶。

因此，我没有去倾听"混乱"背后的创伤，而是去倾听被"混乱"围绕的羞耻感。通过指认那些支配着她把我拒之于心门之外的羞耻感，我们开始探讨那些无法言说的事情。听到她的故事，我记起了罗伯特·史托楼罗和乔治·阿特伍德提出的一个重要观点：病理学上这些记忆不是童年创伤，而是事情发生时没有支持者在身边的体验。"痛苦不是病理性的。正是由于对孩子的痛苦情绪反应缺乏适当的协调和回应，他们才无法承受，这些痛苦最终成为创伤状态和精神病理的根源。"[11]这种将痛苦事件转变为长期病状的孤立体验，也会造成严重的情绪失调和强烈的羞耻感。

创伤幸存者的羞耻感，可能与所发生的事件有关，或与他对这些事件的反应有关，或与他当前存在的问题有关。朱迪斯·赫尔曼（Judith Herman）认为，羞耻感是幸存者的一个核心问题，因为长期虐待发生在支配和服从的关系。在这种关系中，受害者遭到羞辱和贬低，而且这种羞耻感会持续下去。受虐待的孩子讨厌自己，因为他们本该得到关心和照顾，却被客体化了，变得非常无助。[12]我认为这是严重创伤的本质，它会产生强烈的自我厌恶感。

我还要补充一点，对许多受害者而言，相比其遭受的羞辱和贬低，羞耻感的影响更为深刻。赫尔曼也同意这个观点，她认为童年期遭受虐待的幸存者，其羞耻感的来源是他们的主要依恋关系的严重破裂，这种破裂让他们深信自己很不招人喜爱。童年长期遭受虐待和忽视的受害者，在寻求情感联结时，会受到主要照护者的批评、拒绝或忽视。这就给他们灌输了一种"长期的屈辱状态，严重扭曲了他们对自我和他人的看法"。[13]

换句话说，即使是遭受过支配和侮辱的童年创伤幸存者，从根本上来讲，其羞耻感的创伤状态也是一种由人际关系严重脱节引起的神经生物学状态。当来访者告诉我不要关注她那可怕、混乱和痛苦的创伤故事时，她明白这一点。她可能也需要我倾听她的故事，但最重要的是，她知道她现在可以和我分享那些她难以忍受的混乱情绪，分享她内心难以启齿的自我，而我会陪着她。最重要的是，我不会重复造成羞耻感核心的情感失联。我倾听她的故事，感受她的感受，她的羞耻感因此得到了处理和缓解；我们尽可能地找到适合我们交流的语言——这里面没有她应该如何感觉或如何康复的"外部"指示。

对于遭受过创伤的来访者，倾听他们的羞耻感是很重要的，因为正如赫尔曼及其他人指出的那样，如果不承认创伤引起的羞耻感，就会阻碍任何其他的直接治疗路径。[14]正如来访者意识到的那样，一旦她相信治疗师眼中看到的是她自己本人而不是"幸存者"，那就需要明确指出她身上所发生的那些事的本质，而且需要温柔地理解和小心地处理与创伤故事直接相关的羞耻感。不过，同样重要的是评估那些不属于创伤事件但属于创伤事件的后续事件所带来的羞耻感：感觉极其孤独，记忆如此令人不安，以至于你根本不想去感受它或回想它；像个外星人、被社会遗弃的人那样生活，没有人真正了解你；在混乱和空虚的情感世界徘徊，相信这种孤独和绝望意味着你本身有真正的深层缺陷和让人厌恶的地方。

解离与羞耻感

赫尔曼在她最近的一篇文章中指出，既可以将创伤后应激障碍视为一种焦虑障碍，也可以将其视为一种羞耻感障碍。她引用的研究发现，创伤后应激障碍、羞耻倾向和解离之间存在显著的相关性。[15]情感调节理论一直将羞耻感和解离关联在一起。肖尔认为,当内隐右脑自体分裂时,解离就会发生,这是对情感失调的反应。在这种状态下,右脑不能形成新的突触,不能识别和处理外部刺激,也无法将外部刺激与内部情感体验进行整合。因此,主体性和主体间性都崩溃了,然后就能保护自我免受"非我"(not-me)状态中的情绪痛苦体验。但是,这种崩溃的主要标志是羞耻感和自我厌恶的痛苦感受会被放大。[16]

什么是解离?它的作用机理是什么?我们将在第十章中进行更详细的讨论,届时我们还会讨论如何在治疗中对解离的羞耻感做出最好的应对。现在的问题是,当我们在理解来访者的故事和行为、思考羞耻感的存在时,我们该如何辨别他的这种以游离形式存在的羞耻感?当一个人处于相对彻底的解离状态时,他在治疗会话中可能大脑一片茫然,或在两个完全不同的身份之间切换,识别这种状态并不难。但是,自我连续性可能以更微妙的方式发生破裂。

肖尔认为,解离型人格无法维持内在活力,也很难创造和整合"当下时刻"——这些与他人持续的小互动,构成了生活主观体验的基本结构。[17]我在来访者谈话中发现的那些刻意行为或强迫行为,就是这些问题的迹象。或者,我可能只是注意到自己的厌烦或困倦,因为我的身体微妙地察觉到了来访者与我完全没有建立联结,即使这个来访者就端坐在我身边。

解离可能使一个人与自己的情感分离,即使他的某些部分正在深刻地感受到某些东西。我见过有些来访者满脸泪水,却像没有流泪那样说着话。我曾听过一些来访者讲述童年时的心碎故事,就好像这些故事发生在遥远的某个无关紧要的人身上。解离可能会在来访者的不同自我状态之间制造障碍:今天他是自信乐观的状态,第二天又陷入深深的绝望;当他处于一种状态时,对另一种状态没有任何感觉与记忆。

当治疗过程中出现失调和解离时，当来访者的主体性和我们的主体间性崩溃时，羞耻感和厌恶感就会涌进来填补空白。我可能不会立刻觉察到，但来访者很可能出现崩溃带来的认知后遗症。我会听到他的想法、他坚定的信念，他认为一切都是无望的，他对眼前的一切都无能为力。我还会感觉到，维系着我们关系的安全感和信任瞬间蒸发了。那个曾经信任的自我已不复存在。

在这些发生之前，我可能早就注意到这是他的一种人际交往模式：他突然对人毫无感觉，不假思索地切断与他们的联系。在另一种解离程度不那么严重的状态下，可能会出现失落感、悲伤情绪或重新联结的愿望。但是，对于解离型的人来说，要维系如此复杂的关系和情感是很困难的。如果解离是这个人的默认安全模式，那他的右脑就会以僵化封闭的方式运作。[18]

当失调发生的时候，解离状态不是很严重的个体不会那么剧烈地崩溃，他们更容易恢复，并与自我和他人重新建立联结。但他们中的一些人很早就学会了通过自体的解离和来管理他们的情绪以及人际关系，而且这种分裂可以自主进行。自体心理学把这种策略及其结果称为"垂直分裂"① （vertical splitting）。

从这个角度出发，阿诺德·戈德伯格（Arnold Goldberg）认为，人格的垂直分裂始于儿童在得不到照护者情感支持时的消极情绪体验。如果孩子忍受不了这种消极体验，他会否认自己的感受。为了

---

　　①　垂直分裂和水平分裂（horizontal splitting）都属于心智中的解离过程，两者都属于防御机制，对自体起到保护作用。简单来说，水平分裂这种防御机制，是在自体结构中，把一部分的自体隔离开来；这样，一部分的自体结构就在意识层面，而另一部分自体则被压抑到潜意识中。垂直分裂是一种更严重的解离，通常与重度创伤、人格障碍有关。在垂直分裂中，自体结构、客体表征是碎片化的，可以在意识层面同时存在，相对独立地运转。——译者注

帮助自己管理这些无法忍受的情绪感受，孩子可能会采取一些行动，虽然他对此有所察觉，但他还是会予以否认。在分裂的一端，有这种态度的孩子能够保持自我统整力和维持生活所必需的能力。而在分裂的另一端，有一个非常不同的自我版本。那个自我有他存在的价值，但不能融入整体的自我意识中。也许那个自我太过浮夸、太需要情感关注，或者太过恶毒，以至于在"真实自我"中没有任何位置。他也许会强迫性地撒谎或偷窃，可能在危险的性行为中找到快乐，也可能在暴饮暴食中得到解脱，但这个"他"是"非我"。[19]

对于那些呈现出两种完全不同且未整合的自我体验的来访者，戈德伯格给出了一种精神分析的解释，并用回溯理论阐述了这种精神上的分裂是如何产生的。他没有讨论婴儿的情绪调节。但是，垂直分裂可以视为一种情绪调节：婴幼儿的右脑只对特定"消极"情绪的失调做出反应。其影响不如婴儿右脑对整体失调的反应那么大。我们可以认为，婴幼儿在调节／修复的情感联结中表现得相当好，除非出现特殊的情感状况，那就是与照护者断开联结的时候。在那一刻发生的解体与特定的"危险"自我状态（如愤怒、傲慢、贪欲或性快感）有关，而发生的分裂只隔离这种自我状态。通过右脑的初级过程，实现了不符合逻辑但强大的解决方案，即从自我状态中创造一个"非我"。

戈德伯格的理论很好地阐述了我的来访者加里在性叛逆自我和负责任的英雄自我之间的彻底脱节。我们可以假设，他在婴儿期和儿童期与父母双方的整体联结是相对稳固的，只是他需要对父母隐瞒某些感情，最终也对自己隐瞒了那些感情。艾伦的失调经历在某种程度上与其相似，她也必须顺应父母的情感，才能与他们建立联结。但是在她的故事中，我们可以假设，她母亲的失调反应开始于艾伦的婴儿期，似乎对艾伦整个人产生了认知错误，而不仅仅局限于特定的情绪或状态。这就是为什么艾伦无法维持"垂直分裂"这个保护屏障。

加里经历的这种失调比早期的严重失调破坏性小，但它仍然导致了强烈的解离。他的解离能力使他免于感受自体分裂的极度痛苦。但是，把任何的自我分离出去都会产生羞耻感和厌恶感。对加里来说，这些情绪不仅"罪罚一致"，而且很容易成为不愿去了解分裂另一端"自我"的有力理由。

就羞耻感的评估而言，我们可以说，如果来访者的生活方式不合情理，看起来很分裂，无法把各个部分的"自我"整合起来，那他必然会出现无形的羞耻感。事实上，正如我们将在第十章中讨论的，来访者对这种羞耻感的深层潜意识恐惧，就是导致分裂的原因。当人们对那些必须转变成"非我"的自我状态不能清晰认识时，在"自我"之间就会滋生长期的羞耻感。

成瘾与羞耻感

在 20 世纪 80 年代，成瘾与羞耻感在有关"社区康复"的文献中紧密地联系在一起。[20] 现在，这种联系仍然存在，因为成瘾与羞耻感几乎总是交织在一起的。正如罗纳德·波特·埃夫隆（Ronald Potter-Effron）解释的那样，羞耻感会导致成瘾，因为成瘾物质可以暂时缓解羞耻感的痛苦。[21] 与物质的关系可以取代人际关系，比起单独进行的可靠的成瘾行为，人际关系可能会引发更多的羞耻感。但是，随之而来的某些成瘾事件和对成瘾行为的彻底失控，本身就会让人深感羞耻。成瘾者用更多的成瘾行为麻痹那些更强烈的、新产生的羞耻感，这使得羞耻感与成瘾行为之间开始了螺旋式上升的恶性循环。[22]

反复"暴食—催吐"是一种非常容易成瘾的行为，其解释与上文的成瘾循环非常相似。暴饮暴食可以缓解情绪，但随后带来的却是羞耻感。催吐是为了消除暴饮暴食对身体的伤害，也是为了消除放纵口腹之欲的羞耻感。但是，不管在当时多么有效，催吐和暴饮暴食都会留下更多的羞耻感作为后遗症。反复多次的"暴食—催吐"行为以及它带来的羞耻感，迫使暴食者陷入越来越深的孤立。

丽莎·西尔伯斯坦（Lisa Silberstein）、露丝·斯特里格尔－摩尔（Ruth Striegel-Moore）和朱迪斯·罗丹（Judith Rodin）发现，暴食症患者羞耻感的根源在于其内心意识到自己没有达到其文化中的理想美好身材。自己的身体和内化的理想身材之间的落差，会进一步产生关于能力和自尊的问题，觉得自己肥胖的女人会对自己的身体感到羞耻。但是，他们也指出，羞耻感是一种原始的、非理性的、臆想的、整体的情感，和／或一种全局性的未得到表达的情感状态。暴饮暴食通常是暴食症女性逃避焦虑的非言语情感状态或无法忍受羞耻情绪的方式。[23] 他们的相关阐述，让我们看到了错误的情感调节（包括他人客体化的凝视）、右脑崩溃对整个身体悄然产生的原始羞耻感，以及试图控制羞耻情感的身体行为之间的联系。换句话说，虽然反复"暴食—催吐"看起来是由"胖／丑"和"瘦／美"的文化含义引发的，但其控制因素主要是右脑。

当来访者谈论扭曲的身体意象以及他们多么讨厌自己的体形或饮食行为时，这给了我们更多的思考。我们可以肯定地认为，长期未分化的、解离的羞耻感，是大多数进食问题的核心。对瘦不下来的羞耻感，是一种执念，是一种认知陷阱，很容易让人陷入其中。这就是为什么揭穿美丽文化的反思，通常对羞耻感或让人麻木的成瘾行为不会带来多大改变。

想要通过认知和意志力改变成瘾行为是非常困难的，因为成瘾虽然能够暂时填补内心极度缺失的东西，但是永远无法真正替代它们。加博·马泰（Gabor Maté）认为，这种"缺失的东西"是共鸣体验，这是一种特殊的存在品质，是大脑自我调节回路发展所必需的。"从字面上讲，共鸣就是与他人的情绪状态'协调一致'。这不是父爱母爱的问题，而是父母是否有能力以一种恰当的方式表达情感，让婴儿或孩子感到被理解、被接纳和被镜映。"[24] 不良的人际关系会损害孩子调节自己情绪的能力，还会影响孩子的自我意识，使他们缺乏完整、重要、有价值的自我感。成瘾行为以不断损害自我的方式"管理"情绪。[25]

当我们理解了失调的痛苦和成瘾带来的缓解之间的这种联系时，当长期背负羞耻感的来访者终于披露他们饮食失调、酗酒、每天服用大剂量的非处方药，或者每晚花上几个小时上网看色情片等行为时，我们就不会感到惊讶。向我们承认这些成瘾行为时，来访者通常感到非常羞耻，就像他们做这些秘密行为时产生的羞耻感那样。然后，他们可能会因为承认了问题而感到极大的解脱；激励他们的往往是一种热切的希望，即希望直面成瘾带来的羞耻感，能让自己控制成瘾行为，并且在战胜成瘾的同时，也能消除他们的羞耻感。

虽然成瘾行为会增加羞耻感，但是我们知道，深层的羞耻感是成瘾的原因，而不是结果。因此，我们不会幻想如果停止成瘾行为，羞耻感就会消失。在处理来访者要"洗心革面"的想法之前，最好是已经讨论过羞耻感问题，这特别有用。来访者长期的自体分裂成为现实之后，伴随着持续的无价值感和绝望感。由于没有自我调节的能力，也没有调节的替代途径，来访者就会旧病复发，去"解决"这种无法忍受的局面。对于处于这些原始羞耻状态中的无助的来访者，调节人际关系是有效治疗的根本途径。因为能够满足一些来访者调节人际关系的迫切需求，在成瘾治疗康复的早期，经常参加十二步骤戒瘾小组通常会对他很有帮助。

很多时候，成瘾并不是什么秘密，它就是来访者带到咨询室中的问题。他必须做点什么，因为这一切"太沉重了"——太多的失控行为、太多来自重要人际关系的压力、太多浪费的时间，或者因为"暴露"而感到太丢脸。了解了成瘾与羞耻感之间的关系，我们就知道他以及我们与他一起在他的治疗过程中将会面对什么。我们确信，成瘾是羞耻感的一种症状，我们会仔细辨识他的这种症状如何掩盖情感、如何麻木情绪。我们会尽己所能地弱化它的力量。但我们也知道，除非来访者和我们一起找到方法，更直接地体验被成瘾行为关闭了的情感和情绪自我，否则不会有太大改变。

右脑评估

来访者很快就会明白他的核心问题，即"你的系统对你保持自身平衡是如何发挥作用的"。我们要探讨来访者在与他人以及与自己的关系中的情绪和自我状态。我们还要留意羞耻感是否阻碍了治疗的进行。通过在情感上与来访者足够亲近，去感受他的感受，这样我们才知道什么对他是无效的。我们要以右脑对右脑的沟通方式，才能感受来访者故事中的意义和空白，用直觉感知他未说出口的渴望和遗憾，并进入他自我保护的铠甲。

右脑评估一直都是人际关系的研究主题，而且相关的研究工作还在不断深入。右脑评估不是一份症状清单或一张诊断标签。我们不会通过结构化面谈进行评估，虽然这种面谈技术在某些情况下很有用。我从来没有使用过量表来评估来访者的羞耻感倾向，虽然我知道这些量表在羞耻感研究中是必不可少的工具。我的评估听起来像是基于来访者的生活创作的心理小说的草稿，是从来访者的角度讲述的。故事总是在变化和发展，随着我不断地试着从内部理解来访者，故事将变得越来越复杂和细致。我所知道的从内部理解来访者的唯一方法，就是尽我所能地与来访者的右脑自我所分享的内容建立联结。

当然，这个从内部建立联结的过程，不仅是评估的过程，也是治疗的过程。理论可以让我们对自己的理解和自己所能提供的治疗拥有足够的信心；但更重要的是，对于长期遭受羞耻感折磨的来访者，从治疗关系开始到结束，我们要与来访者同在——我们的情感自我与来访者的情感自我同在、我们的右脑与来访者的右脑同在。本书接下来的内容，将会详细讲述治疗来访者羞耻感的各种方法，以加强他们的情感自我／关系自我，缓解他们的羞耻感。

注释

1. Leslie Greenberg and Shigeru Iwakabe, "Emotion-Focused Therapy and Shame," in *Shame in the Therapy Hour*, eds. Ronda L. Dearing and June Price Tangney (Washington, DC: American Psychological Association, 2011), 69–90.

2. Greenberg and Iwakabe, "EFT and Shame," 71–73.

3. Ernest Wolf, *Treating the Self: Elements of Clinical Self Psychology* (New York: Guilford, 1988), 72–74.

4. Jack Danielian and Patricia Gianotti, *Listening with Purpose: Entry Points into Shame and Narcissistic Vulnerability* (New York: Jason Aronson, 2012), 29–32.

5. Donald Nathanson, *Shame and Pride* (New York: Norton, 1992), 305–77.

6. Jean Baker Miller and Irene Pierce Stiver, *The Healing Connection: How Women Form Relationships in Therapy and Life* (Boston: Beacon Press, 1997), 81–117.

7. Michael Stadter, "The Inner World of Shaming and Ashamed: An Object Relations Perspective and Therapeutic Approach," in *Shame in the Therapy Hour*, eds. Dearing and Tangney, 45–68.

8. Stadter, "Inner World," 56–58. Stadter's reference is to Harry Guntrip, *Schizoid Phenomena, Object Relations, and the Self* (New York: International Universities Press, 1969).

9. For example, James Harper and Margaret Hoopes, *Uncovering Shame: An Approach Integrating Individuals and Their Family Systems* (New York: Norton, 1990); Stephanie Donald-Pressman and Robert Pressman, *The Narcissistic Family: Diagnosis and Treatment* (New York: Macmillan, 1994); and Merle Fossum and Marilyn Mason, *Facing Shame: Families in Recovery* (New York: Norton, 1986). I will expand on the narratives of shame-prone families in Chapter 9.

10. Daniel Hughes, *Attachment Focused Family Therapy* (New York: Norton, 2007).

11. Robert Stolorow and George Atwood, *Contexts of Being: The Intersubjective Foundations of Psychological Life*, (Hillsdale, NJ: Analytic Press, 1992), 54.

12. Judith Lewis Herman, "Posttraumatic Stress Disorder as a Shame Disorder," in *Shame in the Therapy Hour*, eds. Dearing and Tangney, 261–75.

13. Judith Lewis Herman, "Shattered Shame States and Their Repair," in *Shattered States: Disorganized Attachment and Its Repair*, John Bowlby Memorial Conference Monograph 2007, eds. Judy Yellin and Kate White (London: Karnac, 2012), 159.

14. Herman, "PTSD as a Shame Disorder," 267.

15. Herman, "PTSD as a Shame Disorder," 266; Herman cites L. Dutra et al., "Core Schemas and Suicidality in a Chronically Traumatized Population," *Journal of Nervous and Mental Disease* 196 (2008): 71–74, and Jean Talbot, Nancy Talbot, and Xin Tu, "Shame-Proneness as a Diathesis for Dissociation in Women with Histories of Childhood Sexual Abuse," *Journal of Traumatic Stress* 17 (2004): 445–48.

16. Allan Schore, *The Science of the Art of Psychotherapy* (New York: Norton, 2012), 160.

17. Schore, *Science of the Art*, 126.

18. Schore, *Science of the Art*, 158–63.

19. Arnold Goldberg, *Being of Two Minds: The Vertical Split in Psychoanalysis and Psychotherapy* (Hillsdale, NJ: Analytic Press, 1999).

20. 格森·考夫曼（Gershen Kaufman）写有一部开创性的著作《羞耻，关爱的力量》（*Shame, the Power of Caring*）(Rochester, VT: Schenkman Books, 1980)。约翰·布雷萧（John Bradshaw）在《治愈束缚你的羞耻感》（*Healing the Shame the Binds You*）(Deerfield Beach, FL: Health Communications, 1988) 一书中，将考夫曼的羞耻理论带入了成瘾康复的自助世界。家庭治疗师梅尔·福苏姆（Merle Fossum）和玛丽莲·梅森（Marilyn Mason）撰写了《面对羞耻感：恢复中的家庭》（*Facing Shame: Families in Recovery*）(New York: Norton, 1986)。考夫曼对他的原著进行了扩展，纳入了基于羞耻感综合征的理论，其中主要是成瘾性疾病：Gershen Kaufman, *Shame, the Power of Caring*, 3rd ed. (Rochester, VT: Schenkman Books, 1992)。

21. Ronald Potter-Effron, "Therapy with Shame-Prone Alcoholic and Drug-Dependent Clients," in *Shame in the Therapy Hour*, eds. Dearing and Tangney, 219–35.

22. Ronald Potter-Effron, *Shame, Guilt, and Alcoholism*, 2nd edn. (New York: Haworth, 2002), 39.

23. Lisa Silberstein, Ruth Striegel-Moore, and Judith Rodin, "Feeling Fat: A Woman's Shame," in *The Role of Shame in Symptom Formation*, ed. Helen Block Lewis (Hillsdale, NJ: Erlbaum, 1987), 89–108.

24. Gabor Maté, *In the Realm of Hungry Ghosts: Close Encounters with Addiction*(Toronto: Knopf, 2008), 238.

25. Maté, *Hungry Ghosts*, 229–47.

第二部分

羞耻感的治疗

第 6 章
治疗羞耻感的先决条件

研究表明，心理治疗的效果与具体的治疗模式关系不大，而与跨治疗模式的共同因素密切相关，比如治疗师对来访者的同理心、可及性和非评判的理解。[1] 同样，这些共同因素也是治疗来访者长期羞耻感的首要条件：为了培养治疗关系，治疗师要有精湛的右脑技术，诸如情绪敏感性、非言语情感沟通能力、准确表达同理心的能力，以及以个人化和引人入胜的方式使用语言的能力。这些技术是为来访者提供良好服务的基础，要与羞耻感来访者建立值得信任的可靠咨访关系，这些技术是绝对必要的。

了解自己的羞耻感

如果我们想与那些核心问题是长期羞耻感的来访者建立起良好的咨访关系，还有一个与首要条件同样重要的前提：我们要**面对**并

解决自己的长期羞耻感或羞耻倾向。为什么呢？在面对来访者强烈的自我厌恶时，首先，我们需要与来访者保持联结，我们要温和且毫不畏惧。我们必须**容许**（tolerate）来访者有无助、绝望的想法，**克制**（resist）想要说服来访者摆脱消极情绪的冲动。如果我们不能容许自己有羞耻感，那么要想耐受住来访者的羞耻感就会非常困难。[2]其次，当我们的羞耻感被来访者指责或蔑视的羞耻防御激发时，我们要能够感知到这种羞耻感、给它命名，并找到它对我们的影响。在这个过程中，如果有一位很好的心理督导，那将会很有帮助。[3]但是，如果我们之前几乎没有直面过自己的羞耻感，那么即使是最优秀的心理督导，也很难帮助我们直接有效地触及它们。

羞耻感的普遍存在，为"治疗师必须处理好自己的心理问题"这句格言提供了最好的论据。也就是说，治疗师自己要接受过心理治疗，而且要不断接受心理治疗。进行长期密集的心理治疗，这更是非常有必要的，因为心理治疗中可能有**移情—反移情**（transference-countertransference）的复杂情况发生。我在 2002 年写了第一本书，在第五章中记录了我因对心理分析师的移情而备受羞耻感折磨的那段经历。[4]那是一段艰难的时期，但从那以后，我就不再害怕羞耻感了。事实上，为了我自己和我的来访者的福祉，我一直在努力探索什么是羞耻感，以及如何应对它。

由于羞耻感形式多样，巧妙地隐藏在"专家"或"助人者"这些面具后面，长期密集的心理治疗可能是我们了解自己的羞耻感的唯一途径，而且只有与一位对羞耻感有透彻认识的治疗师合作才不会把我们带偏，去寻找其他途径。我们可能会通过自助视频或书籍，来认识自己的羞耻倾向。[5]但即便如此，我们也需要接受心理治疗，因为这不仅能让我们对羞耻感有全面的认识，还能提供深刻而持久的情感联结，这种情感联结可以使羞耻感变得有所不同。

承认我们的羞耻感并不丢人，虽然刚开始可能总是觉得难为情。许多羞耻感治疗师都提到了自己与羞耻感的个人联结。[6]为什么优秀的治疗师也可能会有羞耻倾向？首先，这本来就是一个情绪的敏感性问题。有些婴儿生下来就需要比别人更多的情绪调节，才能适应过度敏感的情绪反应系统。他们是情绪敏感的孩子，对周围的人际关系动态非常警觉。

其次，这是一个家庭环境问题。如果家庭中出现了情绪问题，这些敏感的孩子会尽其所能去处理。他们觉得自己对脆弱的、容易受到伤害的父母和兄弟姐妹的幸福负有责任。他们在童年时期就提供了超过他们年龄的情感调节，却没有得到他们需要的情感理解。难怪他们中的某些人，长大后凭借自己的情绪调节能力，出于渴望看到情感伤害得到缓解以及破裂的人际关系得到修复的强烈愿望，会以此作为终生事业。

如果我们曾经是这样的孩子，长期羞耻感仍然是我们心底的沉重负担。虽然对羞耻感有了认识和理解，但不意味着就能摆脱它。没有哪位经历过羞耻感的治疗师敢说，只需面对羞耻感，就可以让羞耻感消失。但是，接受右脑治疗将使我们与自己的情绪自我建立更好的联结，并使我们更有能力通过右脑与他人建立关系。

即使通过良好的治疗以及生活中与他人建立的和谐关系，已经大大减弱了羞耻感的威胁，但是管理羞耻感仍是我们的终身任务。不过，凡事都有两面性。我们可以用我们所学到的知识，去帮助那些因羞耻感而背负重担和无声呐喊的人。我们可以拥抱我们无意识的童年梦想，治愈那些在人际关系破裂中受到伤害的人。现在，我们对自己面临的问题有了更深入而全面的理解，就能做出更大的改变。

阅读羞耻理论

阅读有关羞耻感的文献，是一种很有用的脱敏练习。每位写出有关羞耻感图书的作者都以实际行动证明了，羞耻感并非什么不可言说的秘密。阅读羞耻理论时结合自身问题多思考，更有助于理解、吸收相关知识。当我们把所读到的内容与我们对自己的了解以及我们的成长经历联系起来时，用这些理论去分析我们的情感故事，那么我们对羞耻感的理解就会非常深刻，甚至终生不忘。

在阅读羞耻理论的时候，我们也可以结合来访者的问题进行思考。羞耻理论可以帮助我们理解来访者为了保护自己不感到羞耻而自我编程的特殊方式。对于我们听到的关于来访者童年的零散故事，羞耻理论会提供一些可能的情节线索。羞耻理论为我们提供了向来访者进行羞耻知识讲解的内容，如果运用得当，这些文字表述可以帮助他们厘清那些无形的厌恶感。

我并不是建议用客体化或病理化我们自己或来访者的方式去阅读羞耻感理论。我的意思是，任何阅读方式都可以，只要有助于我们更深入地理解为什么一个人会因为他的早期依恋关系而让他很容易因羞耻而自体分裂。我建议，在令人困惑的人际关系行为与个体想要掩盖或消除羞耻感的需求之间，建立富有同理心的联系。与同事一起思考和讨论我们所阅读的内容，有助于我们了解当咨询室中出现羞耻感议题的时候，在来访者和我们自己身上可能会发生什么奇怪的事情。

创造无羞耻感的治疗框架

与治疗师签署的治疗协议的内容，所有来访者都必须清楚地知晓。他们需要知道他们可以期待什么，以及治疗师对他们的期望是什么。对于那些容易感到羞耻的来访者，这尤其重要，因为在关系中断或遭受误解时，他们更有可能经历自体分裂。例如，饱受羞耻感折磨的来访者需要知道支付治疗费用的确切规则，包括预约了却不来治疗的爽约费用支付规定。他需要知道，如果打电话留言了会怎样，以及治疗师是否会回复他的电子邮件或短信。关于治疗需要持续多长时间，或者在治疗中应该"做"什么，任何问题都要给来访者一个明确的答复。

作为治疗师，如果我们对治疗协议坚持透明、清晰和公平的原则，来访者就不会有太多理由害怕犯错或者害怕在治疗关系中做错事情。对于容易感到羞耻且具有"攻击他人"倾向的来访者，他们习惯于"攻击他人"的行为可能会使我们出错，而我们的清晰态度会阻止他们对治疗过程产生侵略性焦虑。在任何情况下，潜意识最重要——来访者可以在某个人面前放松（某种程度的放松）下来，因为这个人明显没有处于羞耻状态之中，他既不容易犯错，也不会有意使别人犯错。事实上，这个人只是对他自己所提供服务的价值抱有坚定的信念。

如果我们对自己的能力、费用、协议或界限产生怀疑，特别是如果我们的这些怀疑不是基于现实而是源于长期羞耻感，那么有长期羞耻感的来访者也会感受到我们的怀疑和羞耻感。由于羞耻感会激起反羞耻感，因此从治疗开始的那一刻起，我们就创造了一种充满羞耻感的咨访关系。这可能会为心理治疗提供很好的素材，但如果我们把这些根源于羞耻感的怀疑带到我们的督导或个人治疗中去，可能会对大家更好。我们需要让自己处于一个相对没有羞耻感的状态，做好治疗师的本职工作，以便提供一个相对没有羞耻感的空间，让来访者在这个空间里接受我们的治疗。

治疗师的立场

　　创造无羞耻感的空间，需要的不仅仅是一个清晰、公平的治疗框架，还需要治疗师以特定的"消除羞耻感"的方式，与来访者建立友好的咨访关系。迪林和坦尼在《心理咨询中的羞耻感》（*Shame in the Therapy Hour*）中总结了所有贡献，并一致强调，要发展一种支持性、有同理心、合作式的咨访关系。他们指出了通过**关系验证**（relational validation）为来访者"消除羞耻感"这种基本态度的本质，包括承诺从来访者的价值观出发，而不是强行加入自己的价值观，尽可能地平衡权力，不要扮演专家的角色，而且要肯定来访者的优点。[7]

　　作为治疗师，我们通常希望自己是平易近人、富有同理心的。但事实上，关系验证的**治疗立场**（therapeutic stance）很难维持，这是一项非常艰难的工作。同理心需要我们全然地理解来访者的实际经历。如果只是向来访者解释他们的问题是什么，提供他们认为需要的好建议，其实会容易得多。有时，我们遇到的是挑战性的或不舒服的感觉；有时，来访者的情感体验含糊难懂，或我们根本无法获知他们的情感体验，那我们就得从那些难以言说的事情入手。

同理心的艰难之处还在于，我们需要清楚地知道自己是独立于来访者的。我们的独立自体是"验证"来访者的人，说得更直白点，是协调来访者的情感以调节和稳定来访者自我意识的"客体"。同理心是一种情感状态的分享，在这种状态下，双方都不会被对方所控制。在联结中保持这种清晰性，需要时刻关注并协调我们自己的情感状态和来访者的情感状态。换句话说，同理心是一种需要消耗大量精力的活动，而不仅仅是一种感觉温暖和同情的状态。

同样地，保持对来访者价值观的尊重而不是将我们自己的价值观强加给他们，也需要我们付出专注的努力。首先，我们努力了解来访者希望通过治疗实现什么改变。我们认可他们的希望，即使我们可能会为他们设想不同的改变。对于那些限制来访者自由的文化或宗教信条，或者其他更小的层面上的问题我们都克制自己，保持沉默。举个具体的例子，如果父母经过深思熟虑后决定与那个只会让自己伤心的十几岁的子女断绝关系，面对这种情况，我们不会讲出我们自认为"更好的想法"。当我们希望给来访者更多同理心的时候，我们不会批评他"完美复仇"后的舒畅心情。

在治疗中与来访者一起商量决定（即权力共享）的非专家立场，也比听起来艰难得多。我们可以告诉来访者，是他们在接受治疗，由他们决定议程，而不是由我们来安排。但是，如果他们让我们给治疗提供一些指导呢？那我们还是需要诚实地面对我们手中的权力。即使我们拒绝扮演"专家"的角色，但必须承担这样的责任——在与来访者合作时，向他们提供的服务是基于我们受过训练的专业技能。

作为治疗师，我们是"健康服务提供者"，但当我们以一种不带羞耻感的立场，与来访者进行关系验证时，要让他们知道，我们并不认为他们是病态的。他们只是处于困境之中，我们会帮助他们，但不是作为治疗者或问题解决者，也不是进行外部干预。在面对来访者的怀疑或误解时，保持这种立场需要坚定的自信。我们还必须学会如何传达来访者可以预期的希望——我们提供的帮助，是基于来访者自身的优势，以及与我们合作的能力；这种帮助是通过对话和理解，产生从内而外的改变。

我们的立场是"理解来访者"。因为我们知道，来访者越是感到羞耻，建议或策略对他们的帮助就越少，他们就越需要治疗师的共情、理解和支持。换句话说，对于那些没有情绪困扰或人际关系问题的来访者，治疗对话将相对容易。他们能够与我们建立右脑联结，以帮助他们管理压力、减轻悲伤、解决冲突，或做出主观上感觉正确的决定。对于那些因羞耻感而难以建立情感和关系联结的来访者，努力进行这样的对话才是"治疗"的本质。

心智化 / 正念立场

关于**心智化**（mentalizing）在儿童情绪和心理发展中的重要性，皮特·冯纳吉（Peter Fonagy）及其同事已经写了很多这方面的论文，他们还将这些见解扩展到精神分析和心理治疗的实践中。[8]他们认为，孩子通过在父母的心智中体验自己的心智，学会认识和接纳自己的内心状态和自己的想法。父母运用同理心结合想象力，在自己的心智中创造出关于孩子"内心"正在发生的事情的即时画面——他的身体体验和情感体验，他的情绪、欲望以及意图。

孩子通过认同父母对他的心智化反应，来主观地认识自己。当然，当父母的心智化能力与孩子尚未成形或难以表达的情感体验相匹配时，这个过程效果最好。冯纳吉等人并没有区分右脑过程和左脑过程，但情绪的心智化形成了儿童的"心智"意识，也可以说，右脑情绪调节形成了儿童的"统整内聚的自我"意识。

在心智化发展理论应用于心理治疗的过程中，治疗师的效力在于他能够传达出他的心智中持有的来访者的主观体验。致力于**促进心智化**，是关系验证的另一种治疗立场。我们将同理心和想象力用于这个特定目的：记住我们能接触到或凭直觉感知到的来访者的情绪状态，包括他们的动机和意图，无论多么未成形、混乱或矛盾。这样做是为了让我们对来访者的反应符合我们心中的特定"心智"（情感自我／关系自我）。例如，如果我们感觉到一种深层的、难以表达的与羞耻感的斗争，我们的反应就是对这种脆弱性保持敏感，从而一点点地使羞耻感变得可知，帮助我们了解它。我们的总体目标是让来访者了解他们自己的想法、他们自己的情感自我／关系自我，使其更有包容性、主动性和掌控感。

大卫·沃林（David Wallin）将心智化和正念称为依恋和主体间心理治疗的 DNA 双螺旋。[9] 在选择治疗立场时，正念意味着治疗师在与来访者互动时，将自己的主观状态与自我调节联结起来。为了与来访者的右脑建立联结，从而更好地感知他们，我们需要以右脑的方式与自己建立联结，这是有道理的。如果我们与自己的主观情感自我脱离，就不可能与来访者实现真正的情感共鸣。

以正念方式进行心理治疗，可能需要我们接受具体的正念训练。

如果在日常生活中正念并不是我们与自己相处的舒适方式，那么正念就不是我们可以轻易对来访者采取的态度。即使我们很容易做到正念，但如果作为一种工作方式，我们必须每时每刻这样对待每位来访者。如果我们把正念作为心理治疗的一种立场，并在工作中切实地践行，那么我们不仅有更好的与来访者情绪状态保持一致的契机，而且当我们出现情感反应的时候，还能更有意识地察觉到它们。当我们能简单地注意到我们对来访者的反应，并对其抱着好奇心时，我们的情感反应将给我们提供来访者可能无法谈论甚至无法意识到的那些潜在问题的很多准确的即时内部信息——例如，隐藏在自我意识和自我保护背后的羞耻感问题。

PACE 的立场

在前面讨论来访者原生家庭中的羞耻感倾向时，我提到丹尼尔·休斯强调要在家庭治疗中创造主体间空间。他认为在治疗过程中，有种治疗立场特别重要，他把这种治疗立场称为 PACE，即有趣（playfulness）、接纳（acceptance）、好奇心（curiosity）和同理心（empathy）首字母的缩写。[10] 我发现，PACE 有助于提醒我们如何与来访者建立良好的关系。

我们已经知道，当这些品质消失时，家庭互动会是什么样子。如果我们持有这样的立场工作，我们与个人来访者的互动会是什么样子呢？第一种品质是有趣，它可以让我们有个喘息暂停的时间。我们可以想象，当休斯与压力家庭里的孩子建立联结时，有趣会给他带来多么大的帮助。但是，在与成年来访者的关系验证中，有趣会对我们的对话产生什么影响呢？

在治疗中，游戏并不意味着瞎搞，也不是没有目的的。事实上，儿童游戏治疗的悠久历史告诉我们，游戏可以触及象征性的初级过程现实，而这是语言这种线性的次级过程无法触及的。我并不是建议为成年来访者做游戏治疗，但我很喜欢这种想法，即游戏心理治疗就是相互间的右脑接触。我们知道，右脑不仅负责主观性、情感和内隐关系认知，而且负责想象、比喻和游戏。因此，如果我们想要在右脑空间与来访者见面，最好以一种轻松开放的心态开始，对接下来会发生的任何事情都保持开放，也就是说，要有"游戏"的能力。以我们的有趣立场，邀请来访者加入我们的开放式探索发现中。

我们总是觉得必须通过某种特定方式进行治疗才会有效，而游戏刚好在其对立面。不同于那些传统观念，即认为有具体的诊断或治疗计划才能治愈来访者的痛苦，游戏治疗不看重这些。面对来访者对答案的僵化要求，游戏治疗可能很难继续，可能因为来访者带给我们的隐性羞耻感或对我们的指责压力而被迫取消。但是，重新找到一个有趣的空间总是值得的，因为幽默是羞耻感的有效解药。做了错事之后，通过一个自嘲式的玩笑，或者一句"我只是不知道正确的做法！"这样的小幽默，就可以又变得活泼有趣了，甚至是一个微笑通常就可以使重新联结成为可能。

对于那些饱受羞耻感折磨的来访者，随着治疗的推进，我们开放、有趣的立场，成为他们不会搞砸和我们的关系的深层保证。从治疗一开始，有趣就是对他们的一种邀请，让他们打开内心的想法、感受新的可能性、欢迎顺其自然和惊喜。当来访者体验到自己的右脑情感过程是值得信赖的，并且是可以与他人分享的之后，我们希望有趣最终能成为一种他们可以为自己主张的一种存在方式。

在有趣立场下，接纳是完全无条件的，没有什么事是不可以探讨的。在儿童的游戏治疗中，可以把严苛的老师或者整个学校撕成碎片，可以把烦人的小妹妹当成垃圾扔掉。同样地，在成人治疗的有趣立场中，怨恨、恶意、绝望和自我厌恶等感受，都可以作为"这就是此刻的感受"被接纳。我们不会评判某些感觉好，或某些感觉不好；我们也不会强迫来访者要有不同的感受或不同的想法。我们只是简单地说"是的，我明白了"，或者说"这很有道理"，或者说"听起来很痛苦"。当以这种"此时此地"的右脑方式体验时，关系验证的作用尤其强大。当来访者知道我们接纳他们本人以及他们当下的任何感受时，右脑的僵化之处可能会开始软化，阻塞之处可能会打开新的联结。

当治疗师考虑将 PACE 作为一种关系验证的行动方式时，我们其实已经开始重视同理心了。我们将努力发展我们的共情能力。但是好奇心是如何发挥作用的呢？好奇心可以激发有用的游戏，比如探索"我的身上发生了什么""为什么"等。好奇心利用接纳所创造的空间，促使来访者比以前更自由地进行探索，不那么害怕可能发生的事情，不那么容易遭受自我谴责。好奇心将不同的想法和感受组合起来，以找到什么情感对于自我是真实的或正确的。好奇心不会轻易得出结论，也不会轻易满足于看似已知的事物。当来访者理解了我们打破砂锅问到底的好奇心，特别是如果我们的好奇心充满了同理心时，那么来访者将学会如何对自己保持更多的好奇心。

致力于关系验证的立场，好奇心和同理心都不能单独发挥作用，这两者是相互促进和相互引导的。没有同理心的好奇心会让人觉得受到侵犯，最坏的情况就像窥私癖。来访者需要知道，我们之所以好奇，是因为我们关心他们的真实情况。来访者需要意识到，我们不断寻找更好的理解他们的方法，是因为我们相信，深入全面地了解他们的经历是帮助他们的最好方式。如果保持对自我的觉察，我们就会知道，什么时候我们的好奇心是由我们对来访者全面深入的了解承诺所驱动的，什么时候是由我们对他们的个性或真实故事的兴趣所驱动的。这样，我们就能及时发现自己偏离了方向，并把自己拉回到出于同理心的好奇心上。

当我们以关系验证的立场与来访者相处时，同理心不仅能激发好奇心，还能和好奇心一起缓解新发现带来的震惊或不适。例如，如果我们对一位来访者感到好奇，她在工作中感到非常焦虑，因为她的老板从来不给她反馈，这让她突然想起了童年时家里那个沉默寡言、怒气冲冲的父亲，她快被深深的悲伤或愤怒击溃了。这时，我们的好奇心会立刻转变为对她现在的感受以及她当时的感受的同理心。

我们的好奇心需要同理心，同理心也需要好奇心。当来访者谈到与老板相处中的焦虑时，我们不仅仅要感受她的压力和困惑，还要让自己的同理心转变为温和的好奇心。在治疗中，如果没有安静、耐性、想知道更多的好奇心，我们也可以称之为"兴趣"，那同理心就没有多大用处。同理心单独存在可能会导向对话的结束，但带着感兴趣的好奇心，同理心则又能开启新的对话。同理心和好奇心一起，让对话保持在有趣又有意义的状态，即右脑治疗的空间。

确定要做羞耻感治疗师吗？

前面介绍的治疗立场，可能非常有意义。对于那些深受羞耻感折磨的来访者，这可能是与他们打交道的最佳方式。听起来，这似乎是一种很有人情味的、尊重人的甚至是高尚的工作方式。但是，这可能不是我们某些人经过深思熟虑后会选择的职业道路，也不是我们每天都愿意努力去实现的事情。谨慎地应对这项工作的挑战，也很有意义。

刘易斯·阿隆（Lewis Aron）认为，关系精神分析师专业水平的高低，在于他们在面对来访者时表现出情感脆弱性的能力和意愿。[11] 罗纳德·波特·埃夫隆写过一篇论文，阐述了对有羞耻倾向的酗酒者和药物依赖者进行的心理治疗，他说："像这样的来访者，需要愿意与他们深入接触的咨询师，而不是那些利用自己的身份隐藏情感的心理治疗师或咨询师。"[12] 有很多更简单的方法也可以发挥疗效。对于那些极度脆弱、受到关系创伤的来访者，有些情绪压力更小的方法也可以给他们带来改善。

我们为什么要从事这项工作？如果进行深入的心理治疗或精神分析，将自己的羞耻感暴露出来，我们可能会偶然发现一个惊人的洞察——我们可能意识到，正是这种羞耻感促使我们成为羞耻感治疗师。仅仅做一个助人者，就能让我们对自己感觉更好。我们可能会发现，我们对他人痛苦的深切共情是真实的（谢天谢地），但为了处理我们自己不为人知的、无法弥补的严重缺陷感，这也是我们所能做的最好的事情了。当我们整合了长期羞耻感的情感现实和关系现实，可能会发现，自己可以在生活中自由地做很多事情，实现那些被压抑的创造性梦想或长期被否认的雄心壮志。

　　另一方面，深入的治疗过程可能会告诉我们，与脆弱的、受到关系创伤的来访者密切合作，确实是我们的天赋和激情所在。我们可能会发现，面对、感受和整合自己的羞耻感的过程，让我们可以自在地与那些深感羞耻的来访者接触，深刻理解他们的痛苦，对笼罩在他们人际关系上的羞耻感保持敏感，并重新连接右脑，使他们能在感觉潜藏着羞耻和责备的雷区"游戏"。如果是这样的话，我们可以迈出重要的第一步，通过选择一种能自我感知的、积极的、去羞耻感的治疗方法，成为有能力治疗羞耻感的治疗师。然后，认识和磨炼我们进行"右脑治疗"所需的技能和敏感度。这些内容是接下来几章我们将讨论的主题。

注释

　　1. Lester Luborsky, Barton Singer, and Lise Luborsky, "Comparative Studies of Psychotherapies," *Archives of General Psychiatry* 32(1975): 995–1008; Bruce E. Wampold, *The Great Psychotherapy Debate* (Mahwah, NJ: Erlbaum, 2001).

　　2. 有关这个案例，包括治疗记录，参见 Edward Teyber, Faith McClure, and Robert Weathers, "Shame in Families: Transmission across Generations," in *Shame in the Therapy Hour*, eds. Ronda L. Dearing and June Price Tangney (Washington, DC: American Psychological Association, 2011), 137–66。

　　3. See Nicholas Ladany, Rebecca Klinger, and Lauren Kulp, "Therapist Shame: Implications for Therapy and Supervision," in *Shame in the Therapy Hour*, eds. Dearing and Tangney, 307–22.

　　4. Patricia DeYoung, *Relational Psychotherapy: A Primer* (New York: Routledge, 2003), 133–48.

　　5. 例如，Brené Brown, *I Thought It Was Just Me (but it isn't): Making the Journey from "What Will People Think?" to "I Am Enough"* (New York: Gotham, 2007)。

　　6. 参见，例如，June Price Tangney and Ronda L. Dearing, *Shame and Guilt* (New

York: Guilford, 2002); Donald Nathanson, *Shame and Pride* (New York: Norton, 1992); Howard Bacal, "Shame – the Affect of Discrepancy," in *The Widening Scope of Shame*, eds. Melvin Lansky and Andrew Morrison (Hillsdale, NJ: Analytic Press, 1997), 99–104; Donna Orange, "Whose Shame Is It Anyway? Lifeworlds of Humiliation and Systems of Restoration," *Contemporary Psychoanalysis* 44 (2008): 83–100。

7. June Price Tangney and Ronda L. Dearing, "Working with Shame in the Therapy Hour: Summary and Integration," in *Shame in the Therapy Hour*, eds. Dearing and Tangney, 382.

8. Peter Fonagy et al., *Affect Regulation, Mentalization, and the Development of the Self* (New York: Other Press, 2002); Jon G. Allen, Peter Fonagy, and Anthony W. Bateman, *Mentalizing in Clinical Practice* (Washington, DC: American Psychiatric Press, 2008).

9. David Wallin, *Attachment in Psychotherapy* (New York: Guilford, 2007), 307–38.

10. Daniel Hughes, *Attachment Focused Family Therapy* (New York: Norton, 2007), 61–94.

11. Lewis Aron, *A Meeting of Minds: Mutuality in Psychoanalysis* (Hillsdale, NJ: Analytic Press, 1996), 248–49.

12. Ronald Potter-Effron, "Therapy with Shame-Prone Alcoholic and Drug-Dependent Clients," in *Shame in the Therapy Hour*, eds. Dearing and Tangney, 229.

第 7 章
培养右脑联结

　　来访者和治疗师之间的情感理解，对有效治疗至关重要，因此对于每位来访者，我们都要试着培养与他们的右脑联结。特别是对于那些有羞耻感的来访者，努力实现右脑联结尤其重要。这些来访者在调节自己的情绪和维持与他人的情感联结方面存在困难，因为保护性解离阻碍了他们右脑联结的发展。他们在各种各样的情感问题和人际关系问题中痛苦挣扎，感到自己不够好，觉得自己有缺陷，他们总是在用左脑的理性能力来弥补右脑情感与关系联结能力的不足。

　　有羞耻感的来访者需要改变右脑的工作方式，但是他们自己无法做出这些改变。他们需要与至少一个足够亲近的人保持持续的联结，这个人需要能够调节他们的右脑情感体验，而不是扰乱它。我们不能保证来访者和我们之间会发展出这种关系，但我们可以通过让自己成为来访者可用于发展右脑联结的对象，来促进这种关系的发展。

非言语联结

如果我们的右脑运作良好，即使来访者没有意识到自己的羞耻感，我们的右脑也能记录下有关他们羞耻感的非言语线索。当来访者保护性地蜷缩着身体或僵着身子的时候，他们的羞耻感就很明显。在他们快速、焦虑的说话节奏中，在他们结结巴巴的话语中，在他们紧张的笑声中，在他们不自然的滑稽表现中，我们都可以看出他们的羞耻感。努力抑制羞耻感的人，可能会避免与人眼神接触，避免与人进行任何感情上的交流。如果来访者突然不由自主地被情绪淹没，这很可能是他们试图摆脱或抛掉让他们感到羞耻的未整合的情绪。他们可能会因为表现出了脆弱而迁怒于自己，或者因哭泣向我们道歉。

那些有长期羞耻感的来访者，两侧大脑都能正常接收信息。但是，他们的左脑和右脑并没有很好地联结起来，部分原因是右脑的信息混乱且断断续续。他们的右脑不是将人际关系压力和情绪压力作为**信息**处理，而是将其作为**危险**处理，产生战斗、逃跑或冻结反应。右脑这些条件反射式的自我保护措施，对于左脑认知不是很容易理解。来访者的这些右脑经验，的确很难用语言传达。他们的谈吐呈现给我们的是左脑理解，而不是整体理解。

虽然我们不能直接触及羞耻感来访者的情绪体验，但我们可以肯定，来访者的右脑在感知治疗对话的情感基调，而不只是双方所说的那些话语。右脑处理流程不会将情感转化为语言认知，而是转化为主要过程图像、情感故事和当下主观意识，包括感到安全还是不安全、对别人来说被喜欢还是被讨厌等类似的简单二元关系。我们希望通过更好的调节，让这些右脑过程对我们的来访者来说变得更可容忍、更连贯一致，从而使右脑体验可以与左脑思维整合。但在一开始，我们与来访者最重要的交流，是与他们不关注语言逻辑的那侧大脑进行的对话。

来访者的右脑确实能听到我们的语调，看到面部表情和手势所传递的情感。这些非言语的情感线索，让他们可以从与我们的交流中了解我们是焦虑还是放松、是评判还是接纳、是冷漠还是温暖。如果我们对治疗过程感到放松和自信，以欢迎的姿态肯定来访者寻求帮助的行为，这对治疗是有帮助的。

长期感到羞耻的来访者无法通过相互的右脑联结做出回应，因为在他们的成长过程中，与失调客体的密切接触关闭了他们的右脑联结。即使他们的右脑不能做出回应，它也在倾听，也在侦测危险。在这种"保护"模式下，他们与我们相处的方式很受限，这从他们的羞耻感非言语信号中，以及从我们感知到的疏离感中，都可以看出来。

当我们开始与这些来访者接触，并注意到我们右脑的情感和直觉时，我们的左脑就能从逻辑上理解正在发生的事情。因此我们告诉自己，要坚决克制为自己辩护、安抚来访者、解释、争辩或给出建议的冲动。我们的左脑知道在沟通中准确地共情、理解的重要性，并指示右脑继续做基本工作，成为对来访者没有威胁的、非强迫性的、包容接纳的存在。

我们的身体会表现出与来访者情绪状态相匹配的专注表情、兴趣、眼神和姿态。右脑联结能力发展良好的个体，能识别出那些与婴儿或小孩初次见面就知道该如何"本能地"与他们沟通的人。成年人通过协调孩子不断变化的情感强度，通过镜映孩子直接表达的具体情感和意图，与孩子建立联结。

婴幼儿心理专家丹尼尔·斯特恩（Daniel Stern）区分了儿童的

情感活力（vitality affect，指情感强度的上升和下降）和情感分类
（categorical affect，指诸如生气、悲伤、高兴和害怕等特定情绪），[1]
这种区分对右脑有问题的来访者很有用。我们可能会发现，来访者的
情感联结严重失调，使得他们无法识别特定的情绪。即使觉得和我们
在一起很安全，他们也不能用语言来反映悲伤或恐惧等情绪。他们回
答不了诸如"你对此有什么感觉？"或者"你现在感觉如何？"这些
问题。我们必须以温暖、接纳和同理的好奇心，先与他们的情感活力
相协调，从头开始工作。

　　我们的这种协调必须是微妙的、尊重的，并且对任何表明我们
正在做的事情可能导致更多焦虑、羞耻感或联结断开的信号，要立
即做出反应。我们必须记住，善意的理解和接纳，也可能会让人感觉
是种危险。即使只是想要进入来访者的右脑世界，即潜藏着情感失调
的空间，也可能威胁到他们的内聚自体。我们知道，理解和接纳给
来访者带来的可能不是安慰，反而会让他们觉得更可怕，但我们还
是要坚持理解和接纳来访者。正如路易斯·科佐利诺所说的，这是
因为我们相信，**"安全紧急情况"**（safe emergency）是有效治疗的一
部分。[2]

　　科佐利诺认为，成功的治疗是将各种情感与意识和认知整合起
来。有用的认知不是最先出现的，也不能通过情感体验的外部进行强
加。改变并不是通过智力理解（intellectual understanding，科佐利
诺称之为心理治疗的安慰奖）发生的，而是通过情感和意识相结合的
右脑过程进行，这种右脑过程可以与左脑认知有效地连接起来。

　　使心理治疗过程起作用的情绪，是由治疗中的安全紧急情况激发
的。安全紧急情况是一种足够安全、可容忍的右脑情绪体验，可以推
动来访者的能力发展。例如，通过逐步暴露于诱发恐惧的刺激中，或

通过治疗师出乎意料的理解和接纳，来产生有益的安全紧急情况。

科佐利诺坚持认为，安全紧急情况会产生轻到中度的情感唤起，而这是一种"最佳压力"，可以使解离的神经网络进行最优整合——从神经生物学来看，这是所有心理治疗的关键。此外，这种触发新的神经连接的最佳压力时刻，必须发生多次；只有反复同时激活需要整合的神经网络，改变才会出现。[3] 这就是为什么即使来访者经常缩进他们的保护壳里并疏远我们，但我们还是坚持带着有趣的、接纳的、好奇的同理心，与他们进行右脑交流。

容忍右脑联结断开

心理治疗工作确实需要耐心，但比耐心更重要的是，我们需要不断了解来访者生活的大图景。正常人都会对他人的痛苦感到同情，但要与那些长期遭受羞耻感折磨的人一起工作，我们需要做的很多事远比这种自然同情心更难。我们不断地引导来访者，让我们对他们的感受有更多了解，但他们不断地抗拒此事。他们就是不愿和我们分享情感上的痛苦。也许他们自己都没有意识到，至少是没有直接感受到。所以，我们必须践行我所谓的"大同理心"（large empathy）。例如，我们必须想办法进入来访者的情感世界和人际关系世界，而在他们的这些世界里，只有指责和评判才能减轻羞耻感，只有掌控感和不向外界有任何需索才能让痛苦消失。我们必须忍受长时间待在这里，去感知而不是谈论那些无法识别的痛苦感受。

大同理心是指即使我们遭到羞耻感来访者的主动拒绝，不让我们接触他们的情感弱点；即使来访者对我们关闭心扉，使得我们几乎无法向他们表达同理心，但我们还是要利用我们对他们的了解，来创建对我们有情感意义的叙事，这些叙事使我们能够表达对他们痛苦生活的同理心。我们根据来访者告诉我们的那些故事，来想象他们与他人和自己联结断开的可能原因。我们提醒自己，他们的右脑联结断开，是为了摆脱那些无法忍受的分裂感和羞耻感。每种联结断开形式会带来什么影响？它在保护什么？我们对此保持密切关注。

例如，一位来访者把每次治疗会话都变成有趣的讨论或激烈的辩论，使她自己在治疗关系中能够感觉自己是个很好的谈话伙伴、招人喜欢的人。我们猜想，分享情感或许会让她觉得自己无能，甚至让她讨厌自己。一位来访者不停地讲故事，以至于我们几乎插不上话，他可能是在保护自己，免得我们进入他的空间而引发别的状况。看起来，他最害怕的失调是对他主体性的侵犯。我们注意到，这些故事并没有让我们对他的主观体验有多少了解，我们甚至不知道他是否了解他所保护的自我。还有一位来访者，每周都会报告他的抑郁和焦虑症状，可我们发现他的报告太自我客体化了，很难与他本人联系起来。我们怀疑，他从外部观察自己的习惯，可能是导致抑郁和焦虑的部分原因。

当我们试着理解我们的来访者如何避免脆弱，以及什么样的脆弱会让他们害怕时，我们不只是在容忍来访者避免与我们进行右脑联结，我们也在解决这些脱节问题。虽然大多数时候没有他们的协助，是我们自己在解决，我们创造意义；实际上，我们正利用所能收集到的信息，尽可能地心智化来访者的情绪。心智化在儿童发展和心理治疗中都非常有用，有时可以在没有直接交流心智化内容的情况下发挥它的神奇力量。在我们回应来访者的同时，记住他们的想法，即使记住的主要是恐惧和防御，我们也会间接和潜意识地传达我们对他们那些想法的情感理解。如果我们的理解到位了，他们就会觉得自己得到了一定的理解，而且他们甚至可能开始更好地理解自己，虽然他们并不确切地知道是怎么回事或为什么。

当我们记住来访者的想法时，我们就有机会直接分享我们对他们如何保护自己的理解。我们如何利用这些机会要经过判断，即使是简单地问"有时，当我问你感觉如何的时候，你是不是有点害怕"，我们也必须权衡更深入地理解他们感受的可能性与他们感到暴露和羞耻的风险。

虽然我们认为可能有使来访者感到羞耻的风险，但我们仍然决定说出来，创造治疗联盟中的一个"安全紧急情况"。来访者能容忍我们看到他们想要隐藏的故事吗？他们会允许我们的所见所闻影响他们对自己的认识吗？他们还能感觉到我们是与他们站在一条战线上，给予他们共情理解，而不是批评吗？如果安全紧急情况发挥其整合作用，我们的右脑工作联盟将会因为来访者对紧急情况的反应而得到加强。

如果我们认为与特定来访者之间的右脑联结太脆弱，不能承受刻意制造安全紧急情况带来的风险，那我们可以在右脑情感协调的状态下与他们进行交流。在尊重每位来访者人际关系风格的同时，我们也可以尝试将对话引入更有趣、更好奇的空间，继续提供富有同情心和同理心的理解。这可能就足够"紧急"了。也就是说，如果来访者能够开始感受到被理解，并容忍这种理解对他们自我防御的干扰，这可能给他们带来足够的有益压力，并激发新的神经联结。

提供自体客体体验

自体心理学将某些形式的右脑联结称为自体客体体验，这些右脑联结对发展出统整内聚的、精力充沛的、有人际关系能力的自我作出了特殊贡献。当幼儿的自体客体体验作用良好时，他只期望照护者在情感上与他保持亲近，并与他的需求相协调。联结中断是可以容忍的，因为他也有权反抗，他知道联结中断是可以修复的。他生命中的重要他人，非常彻底和深入地组织了他对自己和世界的体验，帮助他铺平道路，使生活既刺激又安全。因此，孩子觉得他们几乎是自己的一部分。相对于成年期，这种早期的强烈自体客体体验形式称为"原始状态"。

随着我们的成熟，我们需要继续与他人建立亲密的情感／关系联结，以帮助我们感受到生命的活力、自身的价值，成为完整的自我。但是，如果我们童年时期的发展需求得到了相当好的满足，成年后的自体客体需求就不会那么强烈和原始。就大脑而言，我们可以这样说，即使我们确实需要终生与他人保持右脑联结，但如果我们已经建立起了不同形式的右脑联结而且运作良好，那我们就不再需要继续创造联结的能力了。

正如我们所知，长期羞耻感来访者不能很好地利用与他人连贯的右脑联结来维持自己的情绪健康。从自体心理学的角度来看，他们在成年后的生活中，延续着从未得到满足的原始的自体客体需求。这些需求以前是非常迫切的，因而即使被长期否认，它们仍可能悄然地潜伏着，或以别的形式存在着。我们希望这些原始的自体客体需求存在，因为它们是来访者发展必不可少的整合自体的第二次机会。如果来访者能允许自己需要治疗师来满足他们的这些更原始的情感需求，如果我们能悄悄地持续满足他们的这些需求，那么来访者长期存在的自我缺陷可能会在治疗关系中得到修复。从脑科学的角度来看，我们可以说，特定类型的右脑交流会创造一些重要的突触连接，将人际交往与由此带来的安全感和活力联系起来。

为来访者进行自体心理治疗，是对他们进行有效的右脑治疗。持续同理地沉浸在来访者的主观世界中，是一种收集信息的右脑形式。从情感理解开始，我们通过与来访者对话，与他们沟通表达我们的同理心。来访者如何回应，取决于他们原始的自体客体需求的状态。如果治疗进展顺利，其中一些情感需求将会出现，并在右脑交流中得到满足。

当来访者开始期待特定需求得到持续满足时，人际关系模式就会出现**自体客体移情**（selfobject transference），这可以通过来访者想要满足的具体需求类型进行识别。这种移情是治疗师和来访者之间右脑联结的有效形式。为了说明这点，接下来我将讨论自体心理学提出的三种主要的需求和移情类型：镜映（mirroring）、理想化（idealizing）和孪生（twinning）。

镜映移情

当我们镜映来访者时，我们吸收他们说的话，并通过简单的词语、声音、手势以及我们脸上的表情，来表示我们理解他们。在最基本的层面上，我们是在镜映他们的情感顺序、强度和品质。我们希望他们可以通过我们的眼睛，看到他们主体情感自我的存在，这很重要。对于那些早期被照护者疏忽、因焦虑而心烦意乱或遭受虐待的来访者来说，这可能是他们没有意识到自己所需要的东西。随着时间的推移，他们可能会利用我们的镜映来创造一种更明确的存在感，并得到综合了感知、情绪、欲望和意图的右脑统整性的支持。

有效的镜映回应所有的自我体验，无论它们多么矛盾或不愉快。尽管他们的自我状态具有多样性和矛盾性，但我们始终一致的回应，可以让来访者感到内聚和完整。一个感觉更加完整的自我在过去、现在以及可预期的未来也会更具有连贯性。当这种深入的、长时间的镜映向来访者反映他们自己的"心灵"或统整的主体化自体时，也可以称为心智化。

有时，我们的右脑镜映反应与来访者的自体内聚之间关系较少，而更多地与他们想要成为"特别之人"的愿望有关。那些自我发展中夸大／雄心方面有缺陷的来访者，可能会在生活中"渴求镜映"（mirror-hungry），总是在别人的眼睛里寻求肯定和赞赏。在治疗中，我们会遇到这种镜映渴求。我们必须记住，对于这些来访者来说，镜映是自我客体化的一种方式，他们邀请我们以这种外部视角来看待他们自己。他们因对旁观者的痴迷而失去了主体性。因此，他们原始的主体需求无法得到满足，他们的渴求持续存在。

原始需求是在另一个了解并欣赏他们"内在"的人的目光中觉得自己非常特别。镜映渴求告诉我们，无论原始需求如何变形、伪装，它依然存在。在治疗中，要重点关注来访者主体自我觉得自己是个"特别之人"的需求。用科胡特的话说，我们通过情感自我对情感自我的沟通，用"眼中闪烁的光芒"来表达我们的欣赏。我们眼中的光芒告诉他们，我们认可并珍惜他们这个"特别之人"，我们可以感受到他们想要充分地展现自己的热情，我们欢迎并乐于见到这种能量。

个体的能动性、创造力、想象力和冒险意愿都需要右脑联结。组织良好的左脑可以让计划或梦想成为现实，但创意想法不是来自线性思维。雄心壮志似乎也更多属于情感而非认知的部分。因此，我们称为"夸大自体"的那些情感能量束，需要持续的右脑调节支持，才能成为右脑主体性的重要统整部分。

理想化移情

在儿童发展的不同时期，理想化的自体客体功能也表现出不同的形式。随着孩子慢慢长大，孩子想要与更强大、更聪明、更坚强的人建立联结的需求会发生变化。在婴儿期，一切都是为了平静下来并得到安抚，这是最基础的情感调节形式。在学步期，情感调节主要是抑制愤怒和矛盾心理，以帮助学步儿童认识到羞耻感是可以修复的。在父母的精心呵护下，年幼的孩子可以感到自信和坚强；理想化移情让人把他人分享的力量当成自己的力量。更大点的孩子通过对父母的理想化，获得他想要的自我意识。理想化移情成为他的内在价值观，在青春期的自我认同过程中得到严格的检验。

如果成年来访者错过了某些重要的理想化自体客体体验，对自体发展的这些方面而言，什么样的右脑联结会给他们提供一个迟来的机会？对某些来访者而言，让他们平静下来并得到安抚，是他们最需要的心理治疗，至少在一段时间内是这样。对于这些来访者，由于他们最早的经历充满了失调，仅仅是与调节性良好的他人进行安全的情感接触，就是一个相当大的挑战。

对于他们中的一些人，我们耐心地激发出那些紧紧束缚着他们的情绪，一点一点、一步一步地向他们展示，不仅这些情绪感受本身是安全的，与我们分享这些情绪感受也是安全的。事实上，承认自己有这些情绪感受并与我们分享它们，比把它们锁在心里要好得多。有些来访者进入治疗时情绪溢盈，却把我们排除在他们之外。我们的同理心对他们来说似乎是一种威胁，而不是一种沟通的方式。他们期望我们定义、控制或改变他们的感受，以适应我们的治疗进程。因此，我们也清楚认识到这点，并保持接近，不放弃表现出同理心，但要确保它不会侵犯来访者。我们希望他们能感受到我们情感上的陪伴，并慢慢意识到这不会摧毁他们的情感核心自我。

还有些来访者，在治疗中情绪突然爆发了，针对那些不断伤害他们而不是给予他们所需帮助的人的愤怒、无助和绝望，强烈地交织在一起。我们也一样，完全有可能在某个时候也让他们失望。对于这些脾气暴躁的来访者，我们证明自己是安全的唯一方法就是尽可能平静、共情地处理我们遇到的那些情绪。要想对人际关系中的愤怒进行右脑调节，需要坚实的人际关系基础。这就好像来访者的自我系统在大喊："调节这个！"它需要听到一个坚定而明确的回答："是的，我在这儿！"我们必须证明我们的调节能力足够强大，能够听到并包容他们的感受；而且我们的自我调节能力也非常强大，能够真诚地坦白承认，我们可能遗漏了他们的某种感受，或未能提供他们所需要的共情理解。

就像孩子需要依靠他们的父母成为亲子关系中的守卫者和维护人一样，来访者也需要依靠我们，察觉并修复他们与我们之间关系的破裂。在这个"理想化移情"过程中，不仅仅是那些脾气暴躁的来访者，所有的来访者都从我们这里吸收我们所拥有的那些关于犯错和改正、关于如何通过坦诚面对和自我接纳来解决羞耻感问题的智慧。他们能够感知和吸收我们的右脑自我理想（ego ideal）对我们的某些作用方式。

同样地，我们自己的自我调节能力和自我调节模式，也是我们右脑所必须提供的非常重要的部分。也许这就是"大脑"对理想化移情的定义：理想化移情发生在具有可以使相互调节过程安全可信的自我调节能力的自体与需要调节的自体之间。孩子将父母的自我调节能力视为力量和智慧，而孩子在通过与父母持续的右脑联结吸收自我调节能力的时候，他感受到父母的力量和智慧就像他自己的一样。来访者也是如此，在吸收我们的自我调节能力的同时，他们觉得自己更强大、更有智慧。

需要注意的是，这种有助于个体发展右脑联结的理想化移情，并不等同于被人崇拜。这并不是来访者将我们视为完美的人、有远见的人或有深刻智慧的人。那种理想化移情通常是来访者和治疗师从治疗中获得某种"特殊性"的一种方式，同时也避免了相互之间更困难的真实接触。

为了让来访者右脑的理想化移情更有效，他们需要感知到我们是一个稳定的、可靠的和安全的主体自我。我们并不完美，甚至存在缺陷，但这并不重要；重要的是我们知道自己是坚实稳定的，而且我们以与自我认知相一致的方式行事。在我们与来访者的可靠且公平的交流中，他们可以体验到一种令人向往的美好，觉得某些东西值得效仿。

那些需要理想化的来访者，缺少与他们自我价值的内在联结。他们可能觉得精神空虚和道德虚伪。虽然他们可能在认知上认同某种道德准则或宗教信仰体系，但他们很少主动地思考存在的价值，或很少主动追求理想。与聪明善良的人建立联结，为他们创造机会，让他们觉得自己也很善良，让他们想成为与自己有联结的那个人，他们很享受这种感觉。这是右脑创造的右脑自我理想。

我们可能会注意到，随着特定治疗关系的成熟并走向结束，理想化的来访者开始表达他们对理想的激情承诺，我们认为这些理想与他们在治疗中逐渐认识到的主观情感自我非常吻合。有些经历过创伤的受害者，拿起了法律武器，将自己的职业生涯转向了弱势群体保护；有些难以表达自己感受的人，报名参加了创意写作课程；有些长期感觉自己与大家格格不入的人，把主要精力放在了社区行动小组活动上。

　　有时，无论来访者对此有没有认识，他们对某些政治活动的热情可能会挑战治疗师的价值观。即使来访者确实强调了与我们的不同价值观，我们也可以理解，他们正在做一些类似青少年会做的事情——他们利用与长者的人际联结，来培养对价值观的主观判断能力，在他们朝着主观自我认同或我们所说的"成熟的右脑联结"迈进的过程中，他们会检视适合自己的价值观。在追求力量与向善的路上，他们从"客体调节"变成了"自体调节"。

孪生移情

　　当孪生移情起作用时，来访者会给我们强烈的暗示，表示他们觉得我们在本质上和他们非常相似。它可能是分享某种特定的社会地位或政治观点、某种智力水平，或某种看待世界的方式。不管这些对我们来说是否准确，我们知道这是他们与我们建立右脑联结的重要方式，因此我们不会阻止他们从情感上"了解"我们，即使这并不太合适。

　　当来访者享受和我们在一起的这种自体客体体验时，他们可能试图填补哪些缺陷？这种发展范式是"儿童—照护者"关系，在这种情境中，两个人都参与同一项活动，这让孩子感受到与年长成人的主观相似性。当他们一起做这件特别的事情时，基于他们的共同感受，他们之间有一种特殊的联结：星期六早上，小男孩总会和他父亲一起和面做煎饼；夏天的周末，小女孩去看望她的爷爷，他们总是一起给花浇水，大声叫着花的名字。更微妙的是孩子的感觉，当她和爸爸聊天时，他们都觉得对方的看法跟自己一样巧妙；或者当她给妈妈讲笑话时，她们会因为同一个"梗"而哈哈大笑。

早期的孪生体验，是找到"与我相似"的童年玩伴以及稳固的青少年同伴群体的良好基础。孪生体验支撑着成年人与生活中其他人建立亲密关系的终生能力。基本的亲密关系也许是"孪生来访者"试图与我们建立这种联结时想要达到的第一个层次。如果来访者感觉自己和我们很像，那他们就不觉得自己是异类了。有些来访者有深层次的原因，害怕让我们靠得足够近来进行镜映，或者害怕我们过于强大而把我们理想化。但是，他们可以容忍"我们彼此很像"这种感觉。这是开始进行右脑联结的一种更安全的方式，能让他们慢慢从孤立中走出来一些。

自体客体移情是安全紧急情况

有时，我们的右脑和来访者的右脑之间建立的镜映、理想化和孪生连接，会在看不到和想不到的地方默默地做着调节和"重新连接"的工作。这种治疗关系感觉良好，来访者也感觉更有力量。但是，有时我们的来访者会注意到，他们非常期待见到我们，或者非常依赖我们提供的稳定支持。他们的这种意识，最有可能在我们准备去度假的时候出现，但也可能随时冒出来。这可能表现为，因为害怕自己所依赖之人可能会消失的焦虑，或者因为是我们（而不是他们）决定我们的离开的愤怒。有时，来访者会因自己如此强烈地需要我们而感到羞耻。他们从别的地方认识到，"依赖关系"不是好事。

在这种时候，我们可以与来访者分享我们的一些核心的**反羞耻**信念，例如，作为人类就是会需要人际联系。我们可以解释说，治疗为人际联结需求的出现创造了安全场所，尤其是那些已经关闭了很久的需求。治疗让我们以一种自然的方式再次感受到这些需求，也让我们接触到与这些需求交织在一起的恐惧、愤怒和羞耻感。如果我们理清了这些情感，我们的人际联结需求就会再次成为对生活有益的部分，无论是在治疗中还是在其他关系中。出于所有这些原因，我们认为"依赖"或者说人际联结需求是件好事。

我们肯定来访者想要与我们建立情感联结的勇气，我们认可他们利用我们所提供帮助的良好本能。我们设法平息围绕于这种"紧急情况"的焦虑，因为我们知道，依赖和情感需求会引发来访者的羞耻感。

我们也意识到，在良好治疗关系的阴暗面，潜伏着很多不同形式的重复移情以及羞耻感。虽然来访者很多时候都信任与我们的自体客体联结，但在其他更艰难的时候，他们右脑记忆中的认知会削弱这种信任。他们从骨子里（他们的神经网络）知道，以前发生过的糟糕的事情还会再发生：他们对人际联结的需求只会让他们痛苦，原来协调和谐的客体会失调，会转身离开或变得刻薄，可怕的分裂和羞耻感会发生。这是合理的，虽然来访者想信任我们，但他们也会采取措施保护自己免受这些重复剧情的伤害。

当我们凭直觉认识到来访者在新的信任和旧的期望之间纠结时，我们可以与他们分享我们的感受，邀请他们的左脑思维过程介入，使紧急情况变得更安全。有时，即使旧的感觉仍然很强烈，来访者的理性自我还是可以帮助他们的右脑在恐惧中保持专注，并通过有意识的觉知，为新的人际关系体验留出空间。

提供依恋体验

自体心理学的相关理论可能对我们与特定来访者的工作没有太多帮助，或者我们可能会觉得依恋理论比自体心理学更有用。依恋类型也是考虑来访者需要与我们建立何种右脑联结的有用方法。[4] 如果我们使用依恋理论的术语，那我们会认为，回避型来访者会忽略自己与我们或任何人建立情感联结的需求。由于遭受过失调照护者的忽视和拒绝，他们很早就下定决心不再忍受"需要永远无法被满足"的痛苦。最好的保护，就是将自己的意识觉知限制在左脑逻辑和理性之中，不再对外需索。

面对这样的来访者，我们必须把"讨论"建立在开放式的右脑游戏之上——这个游戏对他们来说可能有点莫名其妙，但是以温暖和接纳的态度开展时，会非常有用。我们可以鼓励他们专注当下，大声询问他们此时正在想什么。我们与他们"当下时刻"在一起的时间越长，右脑联结的机会就越多，哪怕我们经常错失这些机会。向这些来访者解释情感的价值和功能也很有帮助，让他们强大的左脑去帮助他们的右脑能接近感受某种情绪的安全紧急情况。

与回避型来访者相比，依恋模式为矛盾型的来访者不得不面对忽冷忽热的照料。他们得不到照护者稳定一致的情绪调节，而且现在他们自己的情绪也不稳定。当他们试图获得自己需要的调节时，他们的感受和行为会发生剧烈的波动。对于这些来访者，我们必须迅速反应，调整当下正在上升的那些情绪。我们的调节反应中有很多控制：对于亢奋情绪和反应过大的情绪，可能进行一些下调；对于低落情绪和绝望情绪，可能进行一些上调。

　　对于矛盾型来访者，最重要的是我们平静而始终一致地存在着。我们小心地监控与他们协调的质量，让他们感觉既不受到侵扰，也不会觉得太疏远。这些来访者会向我们提供大量的情感反馈，告诉我们做得如何；但是，可能需要大量的耐心和坚持，才能发现我们之间哪些联结的断开会造成什么样的痛苦，以及如何才能最好地将失调的交流互动变得协调和谐。

　　那些混乱型依恋模式的来访者，已经被主要依恋对象吓坏了。他们不但具有回避型或矛盾型依恋模式的特点，而且还学会了通过"让自己消失"——突然僵住（freezing）或逃入解离的自我安抚行为——来应对强烈的失调。对于这些来访者，我们要有一个总体计划，即与他们高度回避的自我来一起感受情绪，或与他们高度矛盾的自我来一同控制情绪。但是，我们首先得与来访者因受到惊吓而无反应的自我进行安全接触。受到极度惊吓的混乱型来访者需要安抚调节，他们需要平静下来，以便一点点地放下他们解离的自我保护。只有这样，他们才能与我们进行更有建设性的右脑联结。

将事件和情绪联结起来

　　调节孩子的情感，其中一部分就是帮助孩子将特定事件与特定情绪联系起来。然后，情绪就会成为日常生活的一部分，成为对某些事件的预期反应。如果弄丢了最喜欢的毛绒兔子，你就会很伤心。大热天打开淋浴喷头冲个凉，你会感到快乐又兴奋。如果姐姐叫你傻孩子，你会很生气。如果妈妈突然大发脾气，你会感到害怕。你的感觉对周围的人来说很有意义，因为它们是发生在你身上的事情的**信息**，这些信息可能很有用。当爸爸看到你难过的时候，他会寻找你丢失的兔子。当妈妈意识到她吓到你了，会告诉你，因为你不听话她生气了，但只是生气了一分钟，现在她已经没事了，她很抱歉愤怒的吼叫声吓到了你。

　　情绪调节有助于发展情绪词汇和情绪沟通技巧。你学会了如何区分悲伤和愤怒，即在你伤心时，一个拥抱就能够让情绪有所缓解，但在你生气时，这却无济于事。当你因为姐姐叫你傻孩子而生气时，妈妈会说，打姐姐是不对的，告诉她"我不喜欢你说这些刻薄的话！"会更有效，然后姐姐就会向你道歉了。而且妈妈还会告诉姐姐，不可以骂人，但可以说"我现在不想和你一起玩"。然后妈妈告诉你，有时候当你遇到不喜欢的事情时，你只能去感受这种难过。但是，你可以做点其他事让自己开心起来。

　　学会识别情绪以及与他人协商情绪处理的基础，是认识到情绪是对事件的正常的、可预期的反应。儿童通过照护者对他们的反应来同化吸收这种理解，既包括非言语的情绪调节，也包括照护者告诉他们的关于他们自己的以及关于他们情绪的故事。正如我们将在下一章中讨论的，叙事，即使是很少的几句话，也具有非凡的整合力量。

　　乍一看，我们可能会将叙事作为语言与情感、理性与感性、左脑与右脑之间的连接。不过，这些连接也巩固并提高了右脑更基本的整合能力——感受事件和情绪之间联系的能力；而这二者之间的联系是叙事者内聚自我的基础。那些容易感到羞耻的来访者，很难建立起这种联系。这就是为什么在人际关系治疗中"在治疗中你们谈论什么"这个问题的答案很简单，就是谈论所发生的事件，并关注来访者对所发生事件的感受。

因此，当来访者向我们描述一个事件时，我们可能会问"你对此有什么感受？"或者"你觉得怎么样？"这样的问题。这些问题不仅能让治疗对话进行下去，也能让右脑交流变得更容易发生。当来访者讲述他们的困难情绪时，问"发生了什么？"同样有助于右脑整合。实际上，有时询问"发生了什么？"比进一步探究感受更有用；因为这有助于将感受与引发它们的事件和人际关系等背景网络重新联系起来。

发生了什么

有些事件和情绪之间的联系很容易建立，如有位来访者因为她的朋友死于癌症而感到非常悲伤和愤怒；有位来访者感到焦虑，因为他失业了，而且就业市场不景气。有些事件和情绪之间联系就不那么明显了，比如有的人想不通自己为什么在享受了自己盛大的婚礼后会感到沮丧，而有的人则对自己居然为即将开始的、经过详尽规划的退休生活感到焦虑而困惑。

也许，最不明显的是情绪和日常琐事之间的联系，那些长期遭受羞耻感折磨的来访者，更加不可能注意到这些联系。他们坚信他们自己感受到的焦虑、郁闷和心情低落是因为他们自己本来就有问题。当来访者告诉我们，他们感觉很糟糕的时候，问他"发生了什么"就非常重要。我们需要一个有用的提问框架，例如："当你周三开始感觉很糟糕时，你能回想起当天早些时候或者是周二发生的某件感觉不是那么好的事情吗？"我们需要以一种右脑的方式去提问——带着探索、好奇、乐于相助的情绪，与他们一起想象各种各样的可能性，甚至可能代他去感受这些联系。

那些有羞耻感的来访者经常选择性忽视发生过的某些事件。随着对他的生活细节了解得越来越深入，我们可能会提更多有用的问题。当他感到自己毫无价值并为此而郁闷时，我们可能会问："给我说说，这周你和妻子共度周末的计划进行得怎么样了？"当他觉得自己是个失败者时，我们可能会说："给我讲讲，你和你老板之间的关系怎么样？"我们最不该做的，就是打断他的谈话，用问题逼迫他。但是，如果我们总是轻声细语地问他"发生了什么"，就会一次次地再三暗示他，也许这些并不是他内心奇怪的错误感受。也许，他的这些感受是对真实事件可以理解的反应！

对于那些羞耻感非常严重的来访者，导致他们糟糕感受的大多数"已发生事件"，发生在他们与那些对其情绪健康有重要影响的人之间。一旦来访者开始将事件和情绪联系起来，那么我们就可以将他们报告的许多小事件，理解为是他们与失调客体相处中的自体分裂。虽然很多时候失调反应只是记忆中的或想象出来的，但是在糟糕感受的背后，来访者觉得自己与他人格格不入，因而觉得自己有性格上的缺陷。

也许询问"发生了什么"最有用的时候，是在治疗过程中，当我们感觉到来访者突然断开联结或情绪突然发生变化的时候。我们可能会说，我们意识到了一些不一样，"你看起来非常安静，好像在沉思什么"。我们可能不知道来访者是不是感受到了某些情绪。我们可能会问："你觉得刚才发生了什么？"提问的方式表明我们也感受到了某些东西，表明我们关心我们（与来访者）之间发生了什么。在治疗中，每当我们以一种感性的方式，与来访者谈论我们之间"发生了什么"时，每当我们帮助来访者体验"发生了什么"与他们的当下感受之间的联系时，一些重要的、新的右脑神经网络连接就会被激发。

　　至少在一段时间内，每次来访者与我们在一起的"此时此地"的情绪，对他们来说都是一种紧急情况。来访者的人际关系内隐认知告诉他们，当人与人之间出现情绪时，事情就会变得危险。他们学会的自我防御是要么闭口不言，要么怒气勃发。他们觉得，反正没有人会认真倾听，那就没有必要知道更多关于"发生了什么"的信息或说出自己的感受。面对这种恐惧和怀疑，我们的工作是确保当下"紧急情况"的安全。对于这些来访者，需要一段时间而不仅仅是几次的重复才能让他们相信，与我们在一起时的情况可能会有所不同，谈论"发生了什么"是安全的、有趣的，而且对我们之间的关系是有帮助的。

很久前的往事

　　当长期感到羞耻的来访者注意到这些让他们感觉不好的具体事情时，他们就对这些模式有了认识。在我们的帮助下，来访者听到了他们对自己反复不断的评价以及残酷无情的批评，它们经常是严厉的和羞辱性的。我们的来访者可能会注意到，他们和其他人相处时是多么的害怕和被动，很多时候他们其实根本无需如此。但是，这一切都似乎是必要的，这种感觉很熟悉、很古老。心理治疗的情感联结让他们感到陌生，与他们的期望不同，与他们的成长环境也大不相同，他们可能不仅会想"我怎么了"，也会问"我到底经历过什么"。

　　所有与人际关系治疗相关的过往经历，都存在于来访者对人际关系的内隐认知中。治疗的目的，是改变来访者与自己以及生活中他人的相处方式。在生活中与他人相处时，能够说出自己的主观想法，并表达情绪自我，这可能是来访者需要做的全部。但是，来访者可能也想了解自己的过去，从而更好地理解自己现在的境况。当那些容易感到羞耻的来访者想要弄清楚"这一切是因何而产生的"时，我从来不会感到惊讶。

　　无论这个故事是仅限于当前的人际关系模式，还是包含了很久以前的经历如何形成了这些模式，它都需要从来访者右脑的所知所感中呈现出来。进行右脑治疗的核心技术之一，是能够帮助来访者发展出一个有助于主体自我统整内聚的情感经历的生活叙事。下一章的主题是阐述在面对分裂和羞耻感时，这些生活叙事会带来什么样的影响。

注释

1. Daniel Stern, *The Interpersonal World of the Infant: A View from Psychoanalysis and Developmental Psychology* (New York: Basic Books, 1985), 53–60.

2. 科佐利诺指出，为了说明心理治疗师在治疗中创造的体验，格式塔疗法的创始人弗里茨·皮尔斯（Fritz Perls）创造了"安全紧急情况"这个术语：Louis Cozolino, *The Neuroscience of Psychotherapy: Healing the Social Brain*, 2nd edn. (New York: Norton, 2012), 44. 格式塔的经典专著是 Frederick S. Perls, Ralph F. Hefferline, 和 Paul Goodman, *Gestalt Therapy: Excitement and Growth in the Human Personality* (New York: Julian, 1951, reprint, Goldsboro, ME: Gestalt Journal Press, 1994)。科佐利诺用这个术语描述来访者在获得合作、培养关系的支持时，忍受未整合和失调的想法和感觉的体验。

3. Cozolino, *Neuroscience of Psychotherapy*, 45–47.

4. 关于与不同依恋类型的来访者建立联结的不同方法的进一步讨论，请参见 David Wallin, *Attachment in Psychotherapy* (New York: Guilford, 2007), 193–255。

第 8 章
叙事即右脑整合

从神经生物学的角度来看，心理治疗的基本工作是促进神经可塑性和神经整合。治疗师如何做到这些呢？根据路易斯·科佐利诺的说法，有两种基本的方式，一种是通过情感调和（affect attunement）来培养来访者的情感容忍度和情感调节能力，另一种是通过叙事（narrative）来整合来访者的神经网络。[1] 本章主要讲述如何帮助那些遭受关系创伤、长期被羞耻感折磨的来访者创造故事，特别是整合他们右脑的神经网络，从而减少他们的羞耻感倾向。

右左和上下整合

很多心理治疗师在神经生物学相关的文献中一致认为，叙事可以促进大脑左右半球的横向整合。正如丹尼尔·西格尔所描述的那样，左脑为故事素材提供了线性结构和逻辑解释，以及理解因果关系的动力。但是故事素材本身以及自传体记忆的"内容"，都与来自右脑的情绪、人际关系、连贯性和情境性意义有关。[2]

左脑叙述者或解释者以表面上合乎逻辑的方式讲述故事，实际上故事可能是虚构的因果关系。左脑解释者忽略了语境，没有对事实提出统整的或协调的观点。相比之下，右脑能理解输入内容的基本含义，并创造丰富的情境性的、非线性的、跨模式的理解。[3]

科佐利诺阐述了来访者如何用他们的左脑解释者讲述故事，但这些故事并不能解释他们身上发生了什么。他们的叙述无法解释他们的经历、感受和行为。治疗师的任务是帮助收集来访者意识之外所传递的右脑信息，并将这些右脑信息反馈给他们，从而使涉及面更大、内容更多的叙事成为可能。他总结道："在所有心理治疗模式中，一个主要手段就是编辑和扩展左脑的自我叙事，从而纳入右脑的静默智慧。"[4]

但是，如果右脑没有智慧呢？如果右脑是分裂的，与自身的某些部分是解离的，无法建立人际联结呢？这就是那些长期生活在羞耻感中的来访者所处的境况。在他们心理自我整合的过程中，他们大脑的左右半球本来应该很好地协同工作，但在他们的右脑得到显著整合之前，这是不大可能发生的。

邦妮·巴德诺赫保留了"横向整合"这个术语，用来形容右脑和左脑之间的连接，她认为只要右脑建立起了纵向整合，这种连接就可能实现。[5]她解释说，在躯干、边缘系统和右脑皮层显著整合之前，个体也许能够讲出有连贯性的故事（cohesive story），但不能讲出有条理的故事（coherent story）。有连贯性的叙事在因果关系上讲得通，但它以严格的线性方式将原始的右脑体验连接起来。例如，"我感觉很糟糕，因为我失败了，因为这意味着我是个失败者，我是个废物"。相比之下，有条理性的叙事是情感丰富的故事，处在多种情景关系之中，听者可以从内心切身感受到这个人的生活。⁶ 比如，"我感觉很糟糕，因为我没有按时完成属于我的那部分工作。我也对自己很失望，因为我一直都深得团队的信赖。可是我的孩子病得很重，没人在家照顾杰克，因此我不能再加班到很晚才回家了。从各个方面我都感到压力和担忧。我的老板本人也是一位父亲，不是那种快乐老爸，但他毕竟是位父亲……我希望他能理解我"。

对于那些长期感到羞耻的来访者，他们的左脑理性思维并不需要我们的帮助就能讲述他们自己的故事。他们有理解因果关系的动力，也有组织语言表述的能力。但是，他们确实需要很多右脑感性思维方面的帮助，才能创造有条理的叙事，获得具身化（embodied）的情感自体感／关系自体感。这种自体感有足够的统整性，可以托付给他们的左脑理性思维叙事者。在本章中，我将探讨如何提供这种右脑方面的帮助。

右脑叙事过程

前面提到的那些大脑理论家认为，左脑激发了叙事。但是他们也认为，右脑本身就有自传式的自体感、记忆和情绪。艾伦·肖尔希望我们认识到右脑对"自体"（self）的影响范围和重要意义，特别是当自体受到关系创伤的时候。他强调，情感／关系创伤主要削弱的是右脑的内隐自我系统，而不是大脑左半球的语言功能。肖尔认为，自体不仅仅是左脑的一个心理概念，更是一个"基于身体的右侧化的心理生物学过程"。[7]

而且，这个右脑过程包括思维。在情绪大脑中有一个思维区，即右眶额系统（right orbitofrontal system），它将情绪与想法、思维结合起来，并将情感信息与选择采取的行动结合起来。在情绪创伤导致的解离状态下，这一结构没有得到很好的发展，也没有与其皮层和皮层下区很好地整合起来。[8]

肖尔还解释说，根据大脑研究提供的大量支持性证据，大脑右半球专门负责产生自我意识和自我认知，以及处理与自我相关的材料。他再次强调，"顶部"右脑功能是关键。肖尔引用了唐纳德·斯塔斯（Donald Stuss）和迈克尔·亚历山大（Michael Alexander）的话说，右侧前额叶皮层在"情感和认知信息的理解、整合以及调节"中起着核心作用，并且是"所有对情感个人化的高级自我体验至关重要的神经过程的特定聚合点，并且代表着对这种体验的觉知"。[9]肖尔把这种将一个人的自我图式（self schema）与其潜在情绪体验和记忆连接起来的右额叶过程，称为个体维系自我意识的黏合剂。

在肖尔看来，可理解的自我故事并不需要也不依赖于整合了左右脑功能的叙事。我们带有双重的自我表征，大脑左右半球各有一个。左脑的优势在于通过口头语言过程进行自我描述。右脑的自我意识，更多地依赖于从身体／大脑接收到的情感上的非言语信息。整个右脑，从底部到顶部，专门对同时从多个信息通道接收到的信息进行跨模态整合。

如果大脑的左右半球不同步，个体自己认同的"自我"可能与他在情绪和关系中表现的"自我"完全不同。他的右脑体验还没有整合到内聚自体中。我的来访者加里就是这种情况，他非常了解自己聪明和品行正直的一面；但对另一面，行为失控的"那个家伙"（自己），除了知道他可能会挥动挑衅的拳头，并不知道他在想什么、他的感受是什么或想要什么。有时加里能从内心感受到"那个家伙"，但没有形成有条理的理解。如果能和他的那个自我建立更好的情感联结，我们就能让加里的右脑自我意识变得更加统整。

右脑整合意义的能力甚至在它为左脑言语过程组织左右脑整合叙事提供材料时也会显现出来。正如西格尔指出的那样，我们讲述的那些普通的自传体故事，是跨越大脑左右半球的叙事，关于我们生活的隐含方面，往往"讲述的内容比自己实际知道的还多"，因为它们触及了在右脑内隐记忆和右脑心智化活动中形成的情感主题及其意义。[10] 换句话说，即使左脑还没把认知转化成语言或概念，右脑也能自己组织认知并"表达"出来。

例如，我们认为自己只是在讲述孩子小时候一次全家出游的故事，但情绪敏感的倾听者可能不仅会听出我们的怀旧之情，还能感受到我们因没能成为自己理想中的好父母而感到的遗憾。当我们谈论这个孩子的时候，倾听者会听到一种淡淡的悲伤；当我们谈论另一个孩子的时候，他会听到一丝自豪。倾听者可能会感受到那些日子里我们夫妻关系的质量如何。这虽然只是一个二十年前在海滩上露营的故事，但里面还有另一个（或者不止一个）我们不太了解的故事。

从我们的故事中，敏感的倾听者（也许是治疗师）可以帮助我们听到"比我们自己知道的还多"的信息，他可以帮助我们倾听我们的右脑对那次露营的理解。我们可以在那次全家出游的记忆中，听到尚未阐明的情感意义，虽然我们在故事中并没有提及这些。

给感受赋予语词

创造和巩固统整连贯的自我意识，需要不同类型的叙事，"叙事"在这里是其最广义上的理解。促进自我整合的最基本的叙事方式，是将感受与语词联系起来。研究表明，将感受用语词表达出来，或给感受贴上语词标签，与杏仁核（右脑皮层下区"保存"记忆和情绪的部分）神经活动的减少，以及右前额叶皮层激活的增加相关。科佐利诺指出，即使是关于情绪的写作，也有助于身体／情绪自上而下的调节。[11]

大脑皮层下区和前额叶皮层之间的任何新连接，本身就是右脑的重要整合。此外，当感受被带到语词之中，从而进入前额叶皮层时，它们也会与拥有这些感受的自我意识联结起来。当情绪感受与额叶建立联系时，它们就成了肖尔所说的整合自我意识的右脑"黏合剂"功能的一部分。

这种构建自传体感受的右脑过程，也可以更简单地称为自我反思（self-reflection）。科佐利诺区分了自我反思语言与社交反射语言（"你好吗？"与"我很好，谢谢"），以及我们无法停止去想的那些内心对话，那些父母灌输给我们的批评或支持的声音。相比之下，自我反思让我们能够接触到自己内心的情感和思维过程。当来访者开始使用自我反思语言时，他们说话的速度会变慢，不会使用陈腔滥调或那些习惯性的措辞，情绪上升为意识。[12]当他们沉浸在寻找情感连贯性的右脑过程中时，他们的左脑解释者暂时被边缘化。

心理动力学取向的心理治疗师认为，自我反思是创造情绪连贯的生活故事这个大过程的一部分。但是，右脑叙事也可以创造于更小的片段中。科佐利诺描述了一位焦虑症治疗师，他的第一步是找到有助于来访者识别自己焦虑的语词。然后，帮助来访者"感受它"（feel into it），探索是什么让他害怕以及为什么会害怕。最后，来访者可以"承认自己的焦虑"，理解它的意义，并将它编织进有意识的自我叙事中。科佐利诺认为，这个叙事过程帮助大脑整合了皮层和皮层下区的信息。[13]

每当来访者将事件和情绪联系起来，回答诸如"你对此有何感受？"或者"发生了什么，让你最终有了这种感觉？"等问题时，就会发生这样的整合。虽然这些问题是左脑的、言语的，但它们可以邀请来访者感受他们心里清楚但未说出来的问题，从而将他们右脑中的前后情境、关系、情绪、意义和理解联系起来。

依恋与右脑叙事能力

对于长期感到羞耻的来访者，要想感受他们知道些什么，可能和想了解他们的感受是什么一样困难。这不只是因为他们屏蔽了痛苦情绪，还因为他们确实不了解自己的成长经历。事实上，当涉及情绪和人际关系时，他们甚至很难讲出一个关于自己的前后连贯、条理清晰的故事。似乎关系创伤严重限制了一个人感受以及讲述个人故事的能力。用肖尔的话说，当然会是这样的，因为当他还是个孩子的时候，没有协调客体帮助他将情绪保持在可容忍的范围内，或者帮助他将情绪整合到可靠的自我意识网络中。因此，他的身体感受没能和语词建立起联结，事件没能与情绪建立起联结，经历也就没有被编入自传体记忆中。

关系创伤如何影响一个人的叙事能力？依恋理论对此进行了更详细的阐述。[14] 在儿童最佳发展阶段，每天的亲子谈话为叙事创作提供了素材，这些叙事最终会成为孩子的内在体验和自我认同。在安全型依恋关系中，父母和孩子能够谈论各种体验、情感和行为。他们共同创作的叙事，为孩子的大脑提供了一种方法，将所有这些整合到自传体记忆和统整的自我意识中。

但是，如果是不安全型依恋关系，孩子容易产生长期的羞耻感，很可能他的父母也有依恋问题，这表现为父母讲述条理清晰的自我叙事的能力受损。如果父母在自己连贯整合的故事情节中无法将事件和情绪联系起来，那他就无法以身作则，不能为孩子建立连贯整合的自我叙事提供示范或帮助。孩子对长期羞耻感的脆弱性随后会因内聚自体的分裂而加剧。成年后，他很可能也会有依恋问题，很难条理清晰地讲述自己生活和人际关系的故事。

成人依恋问题和成人自我叙事问题之间的紧密联系，体现在成人依恋访谈（Adult Attachment Interview，AAI）测试中，依恋研究人员用这个测试来确定成人依恋的类型。[15] 通过结构化的提问和回答，鼓励成年人讲述他们早期的人际关系故事。AAI 评分关注的是成年人所讲述的叙事的质量，而不是叙事的内容。

安全型依恋的成年人没有束缚，很有自主性，他们以连贯可信的方式讲述自己的故事。他们处理了童年的创伤，呈现了现实的、客观的父母形象，并且可以用语言把自己的感受表达出来。当他们与自己的孩子共同创作叙事时，他们可以从孩子的角度很好地理解孩子的体验，而无须屏蔽任何特定的情感或体验。

　　被 AAI 识别为回避型依恋模式（也称为拒绝型人际沟通风格）的成年人，讲述的童年故事基于事实但内容空洞，有很多空白，也没有情感。就像他们不重视自己与他人的关系那样，这些父母对孩子的情感需求不重视，因此他们很难帮助自己的孩子将情感或人际关系方面的体验整合到连贯的自我意识中。

　　具有不安全的矛盾型依恋史［也称为纠缠型（enmeshed）或痴迷型（preoccupied）人际沟通风格］的成年人，会用大量的冗词和情感来讲述他们的故事，但故事是杂乱无章的，难以区分过去和现在。讲故事的人似乎心事重重，压力很大，不会关注听众的反应。这些内在压力和重重心事，也让他们很难去真正关心自己的孩子。他们的孩子可能会发展出一种焦虑矛盾的依恋模式，很难创造出真正属于孩子自己的叙事。父母的需求和焦虑，填满了孩子的情绪空间，阻碍孩子了解自身的需求和感受。孩子所能拼凑起来的关于自己的故事，可能也像父母的自我叙事那样杂乱无章，也同样无益于稳定统整的自我体验。

　　那些情绪未得到解决或情绪混乱的成年人，讲述的故事支离破碎，充满了混乱的侵入性情绪。这些故事本身以及叙事的风格都指向了尚未解决的混乱或创伤性的童年经历。他们因父母的混乱情绪而感到害怕和迷惑，自己也发展出了一种混乱的依恋模式。他们没有理解表达情绪体验的榜样，也没有人帮助他们克服恐惧。解离可能是他们唯一的手段，而这种方法会极大地阻碍他们统整自我意识的形成。

　　值得注意的是，在每个案例中，具有特定类型依恋风格的父母都通过他们的叙事风格，为孩子发展出与自己完全相同的依恋风格创造了条件。正如科佐利诺总结的那样，"父母的叙事，无论是连贯的还是不连贯的，都会成为孩子叙事的蓝图，同时成为他们神经回路组织和整合的蓝图"。[16] 这些具有情感和关系意义的叙事都是右脑叙事，而所涉及的基本回路是右脑的情感回路／关系回路。

随后，科佐利诺引用了梅因（Main）及其同事的一项研究，该研究跟踪了在一岁时做过依恋类型评估的六岁儿童。他们发现，安全型依恋组的儿童在幼儿时期就会自言自语，六岁时就能自发地进行自我反思。比起那些不安全型依恋组的儿童，他们更喜欢谈论自己的想法以及对自己小时候的回忆。[17] 他们的这些自我叙事和自我反思，可以理解为儿童内化了他们父母的右脑自我调节以及自我反思能力。

长期感到羞耻的来访者就没那么幸运了，他们内化了父母的右脑失调，以及父母在讲述条理清晰的自传体故事方面存在的困难。心理治疗给了他们第二次讲述自己故事的机会。但是，他们必须首先学会如何在讲述故事的过程中，忘掉他们父母的自传体风格。作为治疗师，我们成了他们的新伙伴，将与他们一起共同创造可以整合右脑自我意识的叙事。

当理解了来访者需要讲述右脑故事时，我们就知道我们并不是在与来访者共同构建他们的真实成长经历。他们将在内心和情感上认识到的那些关于自己的故事，是比他们的成长经历更深刻、更有影响的事实。我们不会通过考证历史的方式来接近那些具身化了的情感事实。通常，真实的自我故事存在于来访者从未有意识触及的右脑网络中，虽然来访者在治疗中经常"讲述自己的故事"，但这还不够。

右脑过程中的右脑信念

我们如何帮助来访者发现有助于他们整合自我意识的情感故事情节？首先，我们要相信这个叙事过程。对叙事过程有信心的检验方法是，我们是否把自己的童年故事讲得足够好，好到能够与我们自己关于人际关系中的自我的内部叙事建立自由、自主的关系。如果来访者要与治疗师共同构建新叙事赋予他们"应得的自主权"，那需要治疗师要么是通过安全型依恋本就拥有了这种自主权，要么是通过密集的自我反思获得了这种自主权。

我们已经注意到，大多数治疗师必须先解决好自己的人际关系和羞耻感等问题，才能给出有效的治疗。从另一个角度提出的同一个观点是，治疗师要能在情绪上掌控自己的故事，然后才能帮助来访者讲述整合性的叙事。就像孩子的神经回路取决于父母如何讲述他们的叙事一样，来访者的神经回路也取决于治疗师讲述自己情感与关系叙事的能力。

关注故事的讲述方式

仔细倾听来访者如何讲述他们的故事，我们可以从中了解到，为了创造能够进一步整合自我意识的叙事，他们需要从我们这里得到什么帮助。例如，对于回避型来访者，对他的故事表现出比他本人更大的兴趣是有帮助的。我接下来将用玛莎（Martha）的故事进行说明。玛莎是一位年近八旬的单身女性，自从参加了她五十年前担任牧师的教堂组织的"归家聚会"后，她就一直感到心情抑郁。她的主题演讲很受欢迎，人们对她印象深刻，她也很高兴自己能去参加。但是，玛莎发现自己早上不想起床，也不想去做日常工作。她的一个朋友建议，找个人谈谈可能会有帮助。玛莎不认为自己需要心理帮助，但为了不辜负朋友的好意，她给我打了个电话。

我没把重点放在玛莎的抑郁症状上，而是请她给我讲讲那个教区，以及她五十年前在那里的工作。我问她是如何成为牧师的，她给我讲了她伟大的牧师父亲和能干的母亲，他们是他们所服务的那些农业社区的支柱，尤其是在大萧条时期。我了解到，在家里她没有自怜自哀的空隙。相比我的这位强壮能干的来访者，家里那些体弱多病的弟弟妹妹更需要照顾。玛莎努力工作，把赚的钱寄回家，然后她又赚钱供自己读完大学和神学院。

我没有质疑玛莎对她父母的理想化描述，也没有直接询问她对所回忆起来的那些往事的感受。但是，我的面部表情和说话语气表达了我对她所讲述故事背后情绪的回应。她的故事很空洞，于是我就问了她更多细节，越平淡的地方，我越想知道其中的复杂性。我告诉玛莎，对于她的故事我最想重点了解的是她——负责任的大姐、孤独的打工女孩、暴风雪中独自驾车穿行在三个教堂之间的害怕而勇敢的新手牧师……在她的故事里，我看到了她的情绪自我。当她告诉我一段关系时，我就试着理解这对她有多重要，通常比她所说的更重要，比她自己知道的更重要。

我问玛莎是怎么离开牧师工作的。她告诉我，牧师工作太难了，最后她发现自己更适合教书。她喜欢看到好学生挑灯夜读，她也关心那些"坏学生"。有些学生会跟她谈论他们在家里的生活和他们的烦恼。她说，这是另一种形式的牧师工作。我听到她说，她已经坦然接受了这个人生改变，但从她的声音里我也听到了几分悲伤与无奈。

我温和而执着地追寻着她右脑无声地对我诉说的关系与情感故事。几个月来，她每周都来找我做咨询。我听到了更多关于她在北方农村牧区工作的故事，更多关于她在那里的担惊受怕和心力耗竭的故事，更多关于民众对牧师的日常期望，以及更多关于民众的善良的故事。我了解到，玛莎有一个抽屉装满了她记录当时生活的笔记，她正考虑把这些笔记整理好后，找人帮忙写本回忆录。

最后，玛莎详细地给我讲了她是如何离开牧师工作的。第二个漫长的冬天结束后，她的父亲去看她，到她负责的那三个教堂听她布道，并和她住在所谓的"牧师住宅"——那间简陋的小木屋里。临走时，他盯着她，带着她无法理解的怜爱与愤怒说："他们这样做是不对的！"他就只说了这么一句话。后来她明白了，他说的是教会政治——和玛莎一同毕业的那些结了婚的男牧师，被派去了更繁华的教区，而她这个单身女牧师却独自负责一个边区村落。玛莎彻底明白了，于是在第二年冬天来临时，她决定辞去北方这份苦差事，回到家的港湾。

玛莎辞了牧师工作，回到了家里。她和父亲从没谈过她辞职的事。没有人问她是否难过、悲伤或生气。她在床上躺了很长一段时间，她的家人也认为她需要多休息一段时间才能从工作带来的身体折磨中恢复过来。她告诉我，她忘了自己在床上躺了多久。后来有一天，她从床上爬起来，决定在心里放下那些失败。那时是春天，也可能是夏天。她把自己写的所有布道词都拿出来，扔在屋后花园的垃圾堆上烧掉了。没人知道她做了这件事。然后，她准备好继续她的新生活了。

她的这段故事让我很感伤，我把这些感受告诉了她。我说，这是整个漫长故事中很重要的部分，我注意到那个冬天她躺在床上与参加"归家聚会"后躺在床上之间的联系。然后，玛莎也看到了这二者之间的联系。我非常希望她能和她父亲谈谈发生在她身上的事，谈谈辞去牧师工作意味着什么，以及她对此的感受。"是的，"她说，"我想他会理解的，但他已经去世好几年了。我很想念他。"玛莎承认自己的故事很悲伤，但她没有哭，那不是她的风格。

　　玛莎和我最终达成一致，用"失败"这个词来形容多年前发生在她身上的事情并不恰当。正如她父亲所说，他们那样做是不对的。她决定将她管理边区村落教堂时的笔记制作一个副本，送到国家教会办公室的档案室存档。几周后，她告诉我，谈论那段往事对她很有帮助。她感觉好多了，虽然她觉得与我聊天很愉快，但她已经没有必要再来找我了，于是就结束了治疗。我告诉她，我也很喜欢我们之间的谈话，最棒的是慢慢了解她，了解她这个人所经历过、感受过的那些故事。

　　为了能与她自我叙事的右脑情感连接起来，玛莎需要听到她自己的故事；为了听到这些故事，她需要有人帮助她讲述这些故事。而那些具有矛盾型依恋风格和叙事方式的来访者，不需要我们提供任何引导。故事在他们那里从多个方向涌出，背后是混乱的冲突情绪的压力。例如，艾伦给我讲的故事，既不是过去的，也不是现在的，感觉更像是愤怒的抗议和绝望的呼助，而不是有条理的叙述。因此，我的首要任务就是，不要被扑向我的情绪所淹没。我试着通过倾听驱动她讲述故事的情绪，来理解她身上正在发生什么。

　　我听着，但不多说话。我知道，她希望我忽略她的个人界限，把我的需求强加给她——也许，我的需求是想被听到，或是想把咨询工作做好。她的母亲就那样粗暴地对待她。我必须与她母亲不同，我必须以不同于她母亲的方式倾听故事、讲述故事。对艾伦来说，情绪调节意味着接纳驱动她讲述故事的那些强烈的矛盾情绪，感受它们、理解它们；然后，等她平静下来，把它们作为她自己的故事返还给她，让她清晰而富有同理心地看到自己的意向、自己的情绪以及她的自我。在治疗谈话中，只有我与她母亲不同——与她在一起的时候，我要摆脱对自己感情的专注和纠缠，才能做到这一点。

如果一个来访者除了有像困扰艾伦的那种不安全感之外，他的成长过程中还有可怕的、混乱的依恋经历，那么他的故事常常是以片段形式呈现给我们的，其中的情绪与这些片段化的故事并不相符。除了倾听，任何方法都不适合，因为我们只是倾听就感到很迷惑了。在这种情况下，我们的倾听模式首先是容纳我们所听到的内容。不过，此时我们抱持这些只是为了先"确保安全"，而不是为了"理解它们"。

我为苏茜进行了很长一段时间的治疗，我听她讲了一些她年轻时的往事，但我们没有把它们拼凑在一起。她主要想谈论她的日常生活、她的男朋友、她的兼职工作、她的那几只宠物。但每当她的生活出了问题，陷入严重的自我伤害的羞耻感中的时候，她就会讲起一些片段化的虐待故事。然后，我就需要停留在当下，感受苏茜的恐惧和痛苦，我对她强烈情绪的接纳性回应，使它们不再那么让人难以承受。

苏茜开始信任我，她花了很多时间给我读她的日记，有过去的，也有最近的。她用平淡而单调的声音，读那些可怕的感觉，但至少在咨询室里，在她写日记的纸上存在着这种感觉。最后，她发现她可以谈论自己日记里写的那些事了。有时，她会想起以前不记得的往事。一点点地，她的情绪和故事变得清晰可见了。

苏茜开始对自己的感受有了认识，因为我让她看到了我对她的感受产生的那些感触。当我保持在场、有条理和稳定的同时，能控制住她内心的恐惧，她的自我叙事就开始对她起作用了。像苏茜这样的来访者，他们遭受着混乱和不安全的依恋问题，持续的非言语的右脑同在能帮助他们创造基本的非言语内聚自体，并最终整合到语言叙事中。

回避型、矛盾型（或称为痴迷型）和混乱型是三种典型的不安全依恋风格，这些类型的来访者给我们讲述的故事条理不清，表明他们的自我意识有失统整连贯。重要的不是故事的类型，就像依恋本身那样，混合型的叙事很常见。重要的是，我们倾听来访者的方式不同于最初造成他们无条理叙事的那种"不倾听"方式。仅仅因为我们的倾听，来访者就能找到新的方式来讲述他们的故事。当然，我们的倾听是建立在右脑共情协调和非言语联结的基础之上，这在上一章已经讨论过了。

使故事讲述者心智化

来访者叙事中情节和细节的准确性无关紧要。为了讲好故事而在故事本身上花费大量时间和精力是错误的。随着时间的推移，来访者的叙事可能会发生变化。重要的是来访者自我叙事的连贯性和条理性。当我们参与到来访者的故事中时，我们就在协调这个创造右脑连接的自我。开发共同创造的叙事，是我们与来访者一起心智化的一种扩展形式。将来访者的心智纳入我们的心智中，也就是把他的故事记在心中，尤其是他以右脑感受和讲述故事的方式。

当我们让回避型来访者认识到，我们在他的成长故事中看到了一个不知所措的孤独的孩子，我们在他讲述自己故事的方式中听到了那个孩子的声音时，我们就在使用叙事过程来进行心智化。对于矛盾型来访者，他们的故事充满了未经处理的冲突情绪，我们接纳这种情绪，并帮助来访者反思（心智化）现在讲述这个故事的感觉。混乱型来访者迫切需要我们对他们的创伤叙事进行情感支持，不是针对故事的细节，而是针对故事的情感现实。当我们让他们知道，我们可以从他们讲述故事的方式中感受到他们可怕的混乱时，他们就能从我们身上得到心智化的可能，并最终通过更连贯、更有条理的叙事找到更统整的自我意识。

将来访者的心智纳入我们的心智是右脑的工作，虽然我们的想象力来自我们相信的那些关于创伤和自我发展、心理治疗和康复的左脑理论故事。当我们注意到来访者叙事中的特定依恋风格时，我们会自己想象一个可能的依恋经历。然后，当我们从这种理解中做出回应时，我们就是在以一种非常特殊的方式将故事讲述者心智化。我们的心智化是基于我们对来访者的了解而构建的故事，反映了我们将来访者的心智纳入我们的心智中时他们的思维活动。

我们从不告诉来访者实际上发生了什么，或者他们故事的"真正意义"是什么。同样地，对于他们的思维活动，我们的心智化也很轻微。如果共同创作的叙事要成为一种心智化的扩展形式，那么无论我们从自己的角度提出什么建议，都必须与来访者已经"知晓"（know）的内容相匹配，即使这种"知晓"尚未形成。我们对来访者故事的心智化介入，必须体现出我们的同理心和好奇心，而不是为了展示我们"已经知晓了"的态度。我们的反思性叙事倾向必须鼓励来访者进行自我反思，为他们利用自己的所知所悟打开空间，让新的统整自我能够自行融合，而不是关闭其他选择。

重在叙事过程，而非叙事内容

叙事能促进整合，不是因为讲述的那些故事是准确的成长史，而是因为它们激发了讲述者的能动性和讲述能力。当叙事是自由选择的时，它可以整合痛苦与喜悦、骄傲与遗憾、解脱与顺应。来访者可能需要我们帮助他们找到真实的情感联结，但他们心里必须认识到，这些新故事全部都是他们自己的。当他们自己在建立联结的时候，他们会觉得他们有能力讲述并感受真实情绪。如果是我们在讲述，而不是来访者在讲述他们自己的故事，那么即使是世界上最有深度的叙事，也不会帮助他们觉得自己更完整、更真实。

因此，为了尽可能自然地引出叙事以及共同创造叙事，我们需要对这门艺术多加练习。治疗对话遵循来访者的议程设置，以及来访者的思维和感受，同时，我们对扩大治疗过程的时机保持警觉。例如，来访者可能会说他害怕在工作中犯错，我们可能会找到一个安静的时刻，探询他小时候犯过什么错误。我们等着看我们抛出的叙事线（narrative line）是否会被采纳，如果没有，那也没关系。这是来访者的故事，不是我们的。我们至少已经抛出了潜意识中的线索，即我们认为相比眼睛所见到的，有更多故事值得挖掘的想法。

长期羞耻感的来访者心里很清楚这些，但他们无法以有情感意义的方式将它们整合起来。事实上，正是因为没有"情感"，他们的故事零零碎碎，不连贯。右脑调节在情绪、记忆和自我意识之间创造联结，使有条理的叙事过程成为可能。相比之下，右脑失调会严重阻碍联结，也会阻碍情感叙事／关系叙事的过程。羞耻感来访者不仅仅是缺乏讲述有条理故事的联结能力，还有某种东西告诉他们，这样会很危险。这种警告来自右脑的本能，可能因为他们从父母对情感／关系的了解和被了解的本能厌恶中，内化了对此的畏惧。

这就是为什么在我们与来访者建立起协调的安全基础之前，他们讲述故事的过程不会给他们带来真正的整合。来访者需要感受到，我们共同创造的叙事是我们对他们进行深度响应性协调的一部分。当我们赢得他们的信任时，我们在叙事过程中谨慎行事，不侵入、不强加，并始终意识到讲述真实故事的过程是有风险的。讲述故事本身就是紧急情况，随着不熟悉的新感觉以及引发兴奋、恐惧的可能性出现，情况发生了变化。我们的工作是让这个充满风险的叙事过程变成一个安全紧急情况。

分享我们的理解

我们想要帮助来访者整合情感，让他们的自我由内而外变得更强大。同时，我们"共同创造叙事"，分享我们所知道的、所看到的、所好奇的以及所想象的。要做到这些，是件棘手的事。例如，我们如何在不破坏对他们自我体验共情同理的情况下，质疑甚至强调来访者对自己所说的那些负面事件？谈论我们在来访者目前行为中看到的模式，或者暗示他们当前的模式可能与他们过去的经历有关，这是否明智？是不是最好等待他们自己看到自己的模式和联系，这样他们才能有"顿悟"时刻，才能有发现和讲述他们故事的自我整合感？

这些问题没有简单的答案。作为治疗师，我们总是在一方面明智地运用我们的专业知识，与另一方面促进来访者以自己的方式发展责任之间保持微妙的平衡。保持这种平衡的通常做法是，首先邀请来访者讲述他们想要讲述的任何事件、感受、烦恼或故事，然后以理解、扩展和整合的方式参与这个叙事。这种父母参与、共同创造孩子叙事的"帮助"模式，以非侵入性和非强制性的方式分享他们的理解，从而促进孩子的整合。

正如我们所看到的，安全型依恋的孩子善于发展自己连贯有条理的故事。父母连贯有条理的自我叙事，与他们支持孩子安全依恋的能力之间，也有很强的相关性。研究人员总结了一项关于婴儿的安全感与父母的自我反思功能之间关系的研究，认为："最大限度地展现这种（自我反思）能力的照护者，将最有可能尊重孩子脆弱的正在形成的心理世界，并将孩子需要求助于原始防御行为（不安全型依恋的特点）的情况降至最低。"[18]

换句话说，有着完整自我叙事的父母、知道自我故事如何"运作"的父母，将是所有父母中最有能力帮助孩子讲述自己故事的父母。这样的父母也最不可能以他们自己的需求和情感，或者他们自己为孩子讲述的故事，来干涉孩子的自我叙事和自我意识。

我们不是成年来访者的父母，他们也不是孩子。但是，如果我们已经在我们自己的叙事上做了工作，加强了人际关系心理治疗的实践，我们就能给来访者带来自我反思的能力，并隐含地表达："我有一个足够理性和统整连贯的自我，可以帮助你解决这个问题。"随着我们之间关系的发展，来访者逐渐认识到我们在展示如何调节情绪，以及如何协调关系。如果来访者觉得我们的这个隐含声明值得信赖，他们也会相信我们在努力帮助他们以更明确的方式塑造叙事，只要我们的努力符合他们的需要。作为有自我觉察的"父母",我们一直在寻找合适的办法。当我们在寻找方法帮助来访者面对并克服他们因严重失调而产生的长期羞耻感时,尤其如此。

注释

1. Louis Cozolino, *The Neuroscience of Psychotherapy: Healing the Social Brain*, 2nd edn. (New York: Norton, 2012), 26.

2. Daniel Siegel, *The Mindful Brain: Reflection and Attunement in the Cultivation of Well-Being* (New York: Norton, 2007), 46.

3. Daniel Siegel, *The Developing Mind: How Relationships and the Brain Interact to Shape Who We Are* (New York: Guilford, 1999), 32–327.

4. Cozolino, *Neuroscience of Psychotherapy*, 110.

5. Bonnie Badenoch, *Being a Brain-Wise Therapist: A Practical Guide to Interpersonal Neurobiology*, (New York: Norton, 2008), 33–35.

6. Badenoch, *Brain-Wise Therapist*, 195; Siegel, *Mindful Brain*, 309.

7. Schore, *The Science of the Art of Psychotherapy*, (New York: Norton, 2012), 296.

8. Schore, *Science of the Art*, 294.

9. Donald Stuss and Michael Alexander, "Affectively Burnt-In: One Role of the Right Frontal Lobe?" in *Memory, Consciousness, and the Brain: The Talin Conference*, ed. Endel Tulving (Philadelphia, PA: Psychology Press, 1999), 223, cited in Schore, *Science of the Art*, 296.

10. Siegel, *Developing Mind*, 331–33.

11. Cozolino, *Neuroscience of Psychotherapy*, 168–69.

12. Cozolino, *Neuroscience of Psychotherapy*, 170–73.

13. Cozolino, *Neuroscience of Psychotherapy*, 22.

14. 关于依恋理论和神经生物学理论如何相互影响的讨论,参见:Siegel, *Developing Mind*, 67–120; Badenoch, *Brain-Wise Therapist*, 52–75; Cozolino, "Building the Social Brain: Shaping Attachment Schemas",以及 "The Neurobiology of Attachment," in *Neuroscience of Psychotherapy*, 197–236。

15. Carol George, Nancy Kaplan, and Mary Main, The Adult Attachment Interview

(Berkeley, CA: University of California at Berkeley, unpublished manuscript, 1985); Mary Main and Ruth Goldwyn, Adult Attachment Scoring and Classification System (Berkeley, CA: University of California at Berkeley, unpublished manuscript, 1998). 成 人 依 恋 面 谈（*Adult Attachment Interview*）可以在网上进行：Mary B. Main, "Adult Attachment Interview Protocol"，可以参见 http://www.psychology.sunysb.edu/attachment/measures/content/aai_interview.pdf; accessed January 18, 2014。

16. Cozolino, *Neuroscience of Psychotherapy*, 208.

17. Mary Main, Nancy Kaplan, and Jude Cassidy, "Security in Infancy, Childhood, and Adulthood: A Move to the Level of Representation," in *Growing Points of Attachment Theory and Research, Monographs of the Society for Research in Child Development* 50 (Chicago: University of Chicago Press, 1985), eds. Inge Bretherton and Everett Waters: 66–104.

18. Peter Fonagy et al., "The Capacity to Understand Mental States: The Reflective Self in Parent and Child and Its Significance for Security of Attachment," *Infant Mental Health Journal* 12 (1991): 208, cited in Cozolino, *Neuroscience of Psychotherapy*, 208.

第 9 章
让羞耻感暴露出来

我们已经进入了治疗长期羞耻感的第三部分，但我们仍然没有讨论如何在治疗中明确地解决羞耻感。在前面的章节中，我们已经介绍了如何与长期感到羞耻的来访者建立一种情感上和谐的、无羞耻感的治疗关系，讨论了如何帮助来访者讲述整合情感自我和关系自我的故事。我们希望通过这两种方式，为他们功能失调的右脑神经网络建立起连接。虽然我们对右脑联结断开和羞耻感对我们整个治疗谈话的影响有了认识，但我们对羞耻感的干预还只是间接的，还没有直接的干预。

因此，羞耻感在治疗中继续存在。来访者可能需要很长时间才能与我们建立信任，解决关系的缺失和修复问题，并共同创作叙事，然后来访者才能识别并谈论深埋于内心的可怕秘密，即当某些人让他们感到委屈、压抑和厌恶时，那些时不时爆发的羞耻感。如果这个人是我们，那他们就会更加不愿意谈论羞耻感带来的影响。

当来访者最终谈到羞耻感给他们的生活带来的痛苦和破坏时，他们通常会问："有什么办法能让这一切变好些吗？"我经常回答说：

"羞耻感需要阳光和空气。"这个答案对他们来说很直观。我不是唯一一个发现这个隐喻很有用的治疗师。当夏皮罗（Shapiro）和鲍尔斯（Powers）讨论团体治疗如何帮助参与者消除羞耻感时，他们写道："对羞耻感的最自然反应（即隐藏）是最有害的，而最不自然的反应（即暴露羞耻感的根源）是最有效的治疗方法。"正如那句古老的格言所说，要让空气接触到它。只有将羞耻感暴露在阳光下，疗愈的过程才会开始。只有让其他人在场，才能让阳光普照。[1]

只有当来访者知道其他人不会进一步羞辱或指责他们的痛苦时，其他人的在场才会有帮助。来访者需要相信，我们会从他们的故事内部理解他们，而不是从外部评判或批评他们。只有这样，阳光和空气（暴露）才有益于羞耻感的治疗。

我们说的这个隐喻是在告诉来访者，我们很有信心处理他们厌恶的那些事。我们含蓄地表达出我们并不害怕他们的羞耻感，他们也不要害怕自己的羞耻感，我们可以帮助他们调节它。推荐阳光和空气，也表明我们相信叙事的治疗作用，而不是做其他事，这也是我们对创伤得到妥善处理后自然发生的愈合过程的承诺。这也缓解了焦虑，长期感到羞耻的来访者最不需要的就是做一些（他们办不到的）事情来让自己感觉好一些。

当然，来访者在问"有什么办法能让这一切变得好些吗？"的时候，羞耻感已经暴露出来了。本章的第一个问题是，我们如何将羞耻感暴露出来？我们如何在治疗中为羞耻感的识别和表达创造安全的空间？

把羞耻感暴露出来

　　我们在评估羞耻感的时候，要注意来访者给我们的线索，从他们的姿势、说话方式，到他们想要控制治疗过程的欲求。但是，注意到这些线索是一回事，让来访者知道我们可以倾听他们藏于内心的羞耻感，并且这样做不会引起更多羞耻感，则是另一回事。

　　那些撰写如何治疗羞耻感论文的临床医生认为，要想有效治疗羞耻感，没有必要在治疗中使用"羞耻感"这个词。[2] 我认为这是一个敏感度和时机的问题，过早地使用"羞耻感"这个词可能不明智。因为从本质上讲，羞耻感是来访者想要得到与自己关系亲密的重要他人理解的需求没有得到满足或不能得到满足的体验。他们不知道与我们在一起时可能会有什么不同。这种关系剥夺，已经成了一种既定的笼罩他们生活的个人痛苦。当我们谈论羞耻感时，揭开了某些他们努力不去知道或不去感受的东西、某些他们认为无可奈何的东西，而我们的"帮助"可能会导致我们所说的那种分裂。

　　因此，我们不会揭露来访者的羞耻感，避免分裂发生。我们利用情绪协调、同理的好奇心以及最好的叙事技术，与他们建立右脑联结。我们创造一种关系，让情绪理解成为可能。但是，后面该怎么办呢？关系心理治疗（Relational Psychotherapy）能否告诉我们，如何才能让来访者更容易地说出他们的羞耻感，并直接对羞耻感进行治疗？

　　由于自体心理学对自恋问题有很多独到见解，因此它是治疗长期羞耻感的主要选择。对于那些遭受严重自体分裂和心理耗竭的来访者，自体心理学家有深刻的理解和洞察，并提供了很多帮助。但在其经典治疗形式中，自体心理学可能仍然达不到羞耻感来访者对治疗师的要求。羞耻感来访者需要他们的治疗师持有的立场，不仅仅是共情沉浸（empathic immersion）和共情诠释（empathic interpretation）。[3]他们需要感受到治疗师的同理心，以及有同理心的这个人。在经历了人生最严重的关系（通常是与那些看似亲密实际上却很疏远之人的关系）破裂之后，他们不再简单地相信治疗师的在场是真实的。长期感到羞耻的来访者，需要与他们的治疗师进行互动交流，并建立亲密的关系，这样他们才能感觉到治疗师是个具体的、有情感的人。

自我关系治疗师和人际间／关系精神分析学家将这种高质量的接触式治疗称为"相互一致性"（mutuality），将之视为有意义的、有益的治疗关系的本质。[4]一位关系精神分析学家和人际神经生物学的倡导者戴安娜·福沙（Diana Fosha）认为，在父母／孩子和来访者／治疗师之间，有两个重要的环节：依恋环节，提供同理心和情绪调节；主体间环节，在此"治疗师对来访者的喜悦和支持，是消除其羞耻感的强效解毒剂"。[5]人际关系中的这种重要的主体间环节，是通过"相互一致性"来表达的。

对羞耻感最有效的治疗方法是，既提供依恋联结，又提供主体间联结；既提供和谐的情感调节，又提供相互一致的生动接触。

自体心理学提供给我们一种强大的**共情调节**练习，并给出了一个深刻而复杂的理解思路，即在童年和移情中，如何通过自体客体体验调节情感。那么，自体心理学可以通过积极主动的参与和深入的人际联系来实现相互一致性吗？

连通

如果我们听了自体心理学家理查德·盖斯特（Richard　Geist）的理论，答案是肯定的，他把共情沉浸和相互接触结合起来，称为连通（connectedness）。根据盖斯特的说法，自体心理治疗的核心是来访者对连通的需求。连通不仅需要治疗师提供"单向"的共情调节，连通也需要来访者和治疗师相互渗透的自我之间的共情理解，每个人在对方的生活中都能强烈感受到自己的存在。在连通中，相互的同理心创造了对彼此存在的相互了解，这是两个人之间强大的、相互表达情感的纽带。[6]

盖斯特在描述我们对连通的基本需求时，谈到了羞耻感来访者在童年时所缺失的东西：孩子和父母之间的情感互动，它创造了一个充满活力的、完整的、安全的自我。那些羞耻感来访者，从来没有机会获得这种持续的连通。缺乏相互连通是他们长期羞耻感的根源，而且这种缺失仍在持续。当他们带着羞耻感去接受治疗时，他们也带着这种缺失和渴望。

根据盖斯特的理论，在自体心理治疗中，我们不仅邀请这些来访者进入我们的共情理解，还邀请他们与我们建立相互的情感联结。当这种连通成为治疗核心后，治疗自然会产生相互的自体客体移情，从而引导来访者走向健康。[7]我注意到，与我们一起进行自体客体体验，是长期感到羞耻的来访者获得他们年轻时错过的右脑调节的第二次机会。将盖斯特和我的观点结合起来，我们可以看到，这种形式的情感调节发生在连通中。相互连通的自体客体移情调节了自我，使自我调节能力更强，不会因羞耻感而分裂和削弱。

盖斯特认为，发展连通很重要的情感参与方式有三种：相互共情、在自体客体移情出现时促进其发展，以及从来访者的世界内部进行解释。[8]前两种属于对羞耻感的内隐治疗。正如我们所知，相互共情是一种产生右脑联结的共振形式，提供的自体客体体验也是对未得到满足的情感需求的一种既定的潜意识反应。但是，"从来访者的世界内部进行解释"最终给我们提供了一些方向，让我们能直接谈论羞耻感，并让羞耻感问题暴露出来。

从内部进行解释

对于来访者的症状和防御，自体心理学认为那是他们为维持其自体内聚的努力。当来访者小心谨慎地进入治疗关系时，自体心理学家认为这种阻抗（resistance）是必要的，来访者需要保护他的自体，以免在这段新关系中再次受到伤害。即使以自体客体移情的形式慢慢建立起了信任，自体客体的失败也会使他分裂。当这种情况发生时，自体心理学家对来访者被误解和失望的经历进行解释，相信修复共情联结可以使来访者恢复统整连贯。

盖斯特以一种简单但深刻的方式转移了治疗的重点。他坚持认为，在每个来访者世界的动态中心，都隐藏着一种强大的健康驱动力，这种健康驱动力不是自我的统合力，而是连通性。因此，诠释／阐释必须始终为恢复连通服务。盖斯特认为，如果解决了连通问题，自然就解决了自体内聚的问题。我想说的是，如果我们处理好了来访者的联结问题，就处理好了来访者的羞耻感，即因失去联结而引起的分裂。

盖斯特着眼于连通性，为自体心理学对阻抗的理解增加了另一个维度。当来访者体验到联结断开时，他们会拒绝相信治疗过程。这种抗拒发生的频率比我们预期的要高得多，因为虽然我们尽了最大努力共情来访者，但来访者（尤其是那些长期羞耻感来访者）常常会觉得，这个"治疗"就是对他们进行评估和客体化的过程。这就是他们对我们共情倾听的常有体验——因为羞耻感而导致联结断开。

然而，由于来访者无意识地渴望联结，他们也会抓住一切机会，把我们变得符合他们的需求。因此，虽然他们焦虑、不信任我们，但还是再次走进了咨询室，讲述更多的故事，产生了情感互动和相互渗透的联结，萌发了自体客体移情。连通开始产生！

然后，我们开始"阐释"，开始向来访者反映我们对他们情感体验的初步理解。如果跟随盖斯特的脚步，我们就会明白，长期感到羞耻的来访者所感受到的痛苦，不仅仅是因为感到被误解或被低估，不仅仅是因为他们要与有太多缺失的自我进行斗争。它比他们所表现出来的强迫、避免失败的僵化方式或者他们为了防止自己崩溃而做的破坏性事情要深刻得多。这些都是让他们痛苦的方面，但最根本的是，他们的痛苦在于想要与人建立联结，却没有可靠的方式来实现。这些羞耻感来访者的核心困境，是我们要在心智中帮他们所持有的。我们的解释性反应，或含蓄或明确地构建了这种共同理解，即他们渴望与人建立联结但又"自知"无法实现。

以我的来访者艾伦为例，她对完美表现的执着是使她不至于陷入毫无价值境地的唯一保护。我必须清楚地认识到，她母亲以她为荣的时候，是她与母亲之间关系最亲密的时刻。通过这段时间的治疗，她可能会觉得强迫自己与他人进行比较，然后陷入极度羞耻感的背后，是她想要成为**特别之人**的愿望。但实际上，她不断努力的背后，是她对人际联结的渴望。当她再次分享自己没能向同事和朋友证明自己的价值的失败经历时，我可以这样回应："我想知道，你真正想要的是不是与他们建立人际联结，从而让你有归属感？"

如果在我说这句话的时候，艾伦能感觉到我对她的共情理解，她也许能静下心来，感受自己渴望与人建立联结的事实和痛苦。如果她触及了这个事实，退缩了，我会告诉她，渴望与人建立联结并不是什么羞耻的事，正是它使我们成为人，使我们完整和健康。然后"羞耻感"这个词就出来了，它到底来自哪里、本应与哪些人建立联结可永远没可能做到？

如果艾伦能意识到，她对成为**"特别之人"**的需求是由她内心想与人建立联结的渴望所驱动的，那她可能会为自己真正的缺失感到悲伤。她羞耻感的核心不是失败，而是人际联结的缺失。她不知道被人了解和被人爱是什么感觉，她不知道"在乎"一个人和被人"在乎"是什么感觉。这种缺失才是她需要去感受并为之悲伤的。在这个悲伤的过程中，分裂的痛苦情绪得以整合，她可能会从自己追求良好表现的强迫中得到一些解脱。从更为整合的角度来看，她可能会相信自己能够以过去不可能的方式，与他人和自己建立联结。

对艾伦来说，我也必须理解我们关系中的动荡时期，即我们的相互联结暂时让她失望而她在尽其所能地挽回的时候。对于这种动荡，盖斯特是这样描述的："即使与来访者的体验相协调，如果心理治疗师不允许自己被纳入来访者的自我结构中，没有根据来访者的隐喻性需求把自己变成他们希望的样子，阻抗往往就会发生。"[9]

从这个角度看，我们甚至可以将来访者的**愤怒需求**理解为是他们为了维持其所需要的特殊人际联结而进行的健康尝试。我们当然可以从这个角度进行解释。例如，当艾伦告诉我，我所做的一切对她都没有帮助时，我会说："我认为可能是我做了或说了什么让你觉得现在与我的关系断开了。"无论她的答案是什么，无论我们怎么回答，这种解释性的引导不太可能被认为是评价性的、责备性的或羞辱性的，特别是因为这个回答是基于我未明说的信念，即她对与人建立联结的渴望使她走向健康。而且，这还传达了我的理解，即她之所以痛苦，是因为我们之间发生了一些事，使她那些合理的、有价值的需求没能得到满足。

让情绪自我可用

不过，当艾伦处于羞耻感状态时，这些都帮不到她。修复是不可能的，除非我能找到一种方法，继续进行**自我暴露**（self-disclosing），比如以"当我可能断开联结的时候，我是在思考我在其中的角色"作为开始。我可能会**分享**我心烦意乱或自我防御情绪突然爆发的故事，或者**询问**来访者是否注意到了发生在我身上而我可能不知道的事。

盖斯特强烈建议这最后一步，即在修复联结的时候，自我暴露我们当下时刻对这段关系的体验，以及我们如何暂时断开这段关系的想法。盖斯特相信，当同理心扩展到相互的联结、可渗透的边界和相互交织的自我时，同理心对治疗最有用，[10]这是自然发生的结果。关系破裂后的这些时刻，也许是将"连通"原则付诸实践的最重要时刻，尤其是在处理来访者的长期羞耻感时。

自体心理学总是教导我们，要从来访者的内部世界理解他共情失败的经历。当我们之间出现隔阂时，我们会真诚地说："你对我所做这些事的情绪感受是合理的；我能理解这对你造成的伤害。关于你，以及你的体验，都没有错。"乍一看，这正是解决来访者因关系破裂而感到羞耻的方法。但这样的交流是一种理解框架，而治疗师本人隐藏在这个框架之后，没有与来访者建立一种真正的人与人之间的联结，来访者想要感受到的也正是真正的治疗师，而非"我能理解你"。对于那些长期感到羞耻的来访者，治疗师需要采取进一步的措施，从"不是你的问题"到"我也感受到了关系破裂，我想知道我在其中起了什么作用"，或者就像盖斯特所说的，"你是我生命中可以感觉到的存在，就像我在你生命中那样"。

此外，在关系破裂时，治疗师说"发生这种情况时，我想知道我在其中起了什么作用"，长期感到羞耻的来访者将不再假设是因为他们的问题而造成了关系破裂。显然，"问题"可能出在别的地方，如果治疗师冷静地思考，并结合好奇心，"问题"就失去了它的破坏性。随着时间的推移，经过多次重复，来访者对关系破裂的总体体验会变得不再是对"出了严重问题"的如临深渊，而更多地将其视为修复误解的机会。

当我们通过尊重来访者对相互联结的需求来修复破裂的关系时，我们将有机会与他们一起注意他们的羞耻感是如何消退的。我们将有时间和他们谈谈，他们担心发生什么、期望发生什么。当他们的联结需求感觉不对的时候，以及当他们觉得建立的联结有严重问题的时候，我们可以一起对其进行探索。我们会注意到对需求和脆弱进行惩罚的力量，并称它为羞耻感。

当我们最终开始这些对话时，面对的不再是摧毁来访者的统整连贯性和价值观的自我厌恶飓风。羞耻感不是当下正在发生的，是早前发生的或者大多是过去发生的；或者如果关系事件按照来访者的期望发展的话，它是将来会发生的。从当下无羞耻的人际关系联结中，来访者可以看到自己内心的阴影，将潜伏在那里的黑暗力量命名为羞耻感，并把它带到阳光下。接下来发生的事情，可能会让人不那么舒服，需要付出更多努力，但它不会是毁灭性的。

坦诚与外交技巧

我们帮助来访者把他们的羞耻感暴露出来，因为我们相信，当他们知道并能够感受到伤害自己的是什么，就能得到疗愈。"阳光和空气"这个隐喻特别适用于隐藏的羞耻感，但它也适用于所有的痛苦情绪。隐藏愤怒、悲伤或恐惧也不利于来访者的情绪健康。能将各种困难情绪整合到有意识的、平衡的、有复原力的自我中，是维持情绪和心理健康状态的关键部分。

但是，人们很难承认自己的羞耻感。因此，我们把外交技巧（diplomacy skill）应用到治疗中。只要来访者能感受到这种情绪，并以某种方式谈论它，他们就不需要给自己的感受贴上羞耻感的标签。重要的是感觉的本质。对于求而不得的痛苦，我们可以感同身受。我们可以认识到"我就是有什么地方不对劲！"这种悲观绝望的想法；我们可以注意到，来访者想要从他人那里得到某种需求的满足是多么困难。简单地说，即使我们对长期感到羞耻的来访者做出诚实的回应，帮助他们将痛苦的脆弱暴露出来，我们也可以在必要的时候尽量避免使用羞耻感这个词。

有时候，我们有充分的理由非常小心地使用"羞耻感"这个词。某些被虐待和受折磨的来访者，遭受了常人无法忍受、难以言表的羞辱。朱迪斯·赫尔曼引用了克洛特（Cloitre）、柯文（Cohen）和科恩（Koenen）关于帮助来访者处理这种羞耻叙事的话：

> 恐惧叙事必须循序渐进地进行，把握好"度"，让来访
> 者在讲述中体验到对恐惧的控制，而不是恐惧的重现或是

复燃。同样地，羞耻叙事也应该循序渐进，把握好"度"，让来访者在讲述中体验到尊严，而不是屈辱。[11]

即使创伤来访者没有遭受羞辱，但对身体、情感或性方面的虐待，深刻侵犯了人际关系，也会让来访者在童年经历那些陷入极端和灾难性的羞耻感状态时，感到强烈的自我厌恶和自我憎恨。这些羞耻感会继续存在，当它们在成年生活中被唤醒时，他们会再次陷入极端和灾难性的羞耻感中。我们不希望来访者因灾难性的羞耻经历而再次受到伤害，但我们知道，完全避免触及他们的羞耻感会阻碍他们自我的整合。为了帮助来访者整合羞耻感和创伤经历，我们会以精微的方式引入羞耻感这个概念，并用不那么强烈的一些词语来代替，例如，感觉很傻、愚蠢、软弱、渺小、没有价值、不舒服或尴尬。通过这种方式，羞耻感可以成为来访者故事的一部分；在不断深化的治疗关系中，当情感变得更容易忍受、更容易谈论时，可以再次探索这些故事。[12]

对于有些来访者，他们并不清楚为什么羞耻感是个危险的词。但是，无论替代性情感状态是评判、嫉妒、敌意还是夸大，掩盖他们羞耻感的强度都是种危险信号。如果这样的状态出现又消失，我们仍然有机会帮助来访者说出他们对自己的需求和脆弱的感受。但是，如果其中的某种情感状态已经成了他们的个性特点，那我们将不得不接受，他们的故事目前还是一个不能谈论的羞耻故事。在这里，"外交技巧"意味着不要去谈对方不想听的那些事，因为那样只会让治疗关系处于危险之中。

我所说的外交技巧，是指我们所做的事是为了能与来访者真诚相处，不断地做出对他们最有帮助的小决定。对于某些来访者，不要过于追求事实才是正确的做法。但是，如果我们的外交技巧变得不诚实了，就会有损治疗关系，我们也就无法提供帮助。如果来访者可以面对和整合现实，我们却保护他们不去面对这些羞耻感，那我们就是在伤害我们的来访者。

当来访者能够感受到他们的羞耻感，并将它们暴露出来的时候，我们必须对他们坦诚相待。尽管我们想说"不，你并不丑、你并不是毫无价值""不，我从没觉得你自私或愚蠢"，但我们必须鼓励他们感受这种最困难的情绪。当然，我们想要他们相信，他们是有价值的、值得被爱的人。但我们也必须努力帮助他们解决那些丑恶、愚蠢和毫无价值的话语——这些话语会将他们推向深深的羞耻感之中，觉得谁都不在乎自己，觉得没人愿意帮助自己，以及深陷解体崩溃的痛苦中。

在安全联结中，长期感到羞耻的来访者可以再次接触到现实。我们要相信，这是他们摆脱丑恶、愚蠢和无价值感最好的办法，也许是他们唯一的办法。当来访者抽噎着说"没人……在乎……我！"时，我们可以轻声地用坚定的语气回应："是的，这就是你的内心感受。这就是你的真实感受。真是糟糕透了，真的很让人痛苦。"

总有一天我们会说："你现在很重要！"但是，我们必须首先体验羞耻感本身到底是什么。事实上，要让羞耻感来访者知道他们现在（对我们）很重要，最好的办法就是认真对待他们的羞耻感，和他们一起感受他们的羞耻感。如果我们试图"更好地"保护他们或保护我们自己，我们就无法回应他们想被充分理解的需求。但是，如果来访者能感受到我们与他们一起度过这段艰难历程（即理解并整合他们的孤独、崩溃的羞耻感经历）的深切用意，我们就能帮助他们认识到他们受伤的自我（wounded self）非常重要。

羞耻感教育

　　给来访者一些关于羞耻感的基础知识，可以让他们更容易地将羞耻感暴露出来，让他们能看到并感受到自己的羞耻感。这通常可以帮助他们认识到，羞耻感可能是人类可以感受到的最痛苦的情绪，它不仅让人感到非常痛苦，而且让人感到被隔离和被孤立，以至于很长时间都不会有人注意到它，除了那个感到羞耻的人自己。

　　认识到羞耻感是人类共有的一种体验，有助于减轻羞耻感来访者的孤独感，也有助于减轻他们因自身的羞耻感而产生的羞耻感。知道羞耻感是一种情绪，有助于他们将自己的羞耻感正常化。此外，就像其他情绪一样，羞耻感是对所发生事件的一种反应，需要像关注悲伤那样关注它，这样它才不会演变成慢性的耗竭感。我们可以这样说："为了克服羞耻感，我们必须与爱我们的人重新建立联结。"

　　我总是欢迎来访者与我们讨论羞耻感和内疚感之间的区别。当来访者告诉我他们在生活中有很多内疚时，我会问他们是否觉得自己做错了什么事情。如果他们感到困惑，我就解释我的观点："我认为内疚感是因为我们所做的事；如果我们对自己的存在感到羞愧，我认为那是羞耻感。对于内疚，我们可以道歉，并做一些弥补；但对于羞耻感，解决起来要复杂得多。"大多数来访者都能快速直观地理解两者之间的差异。我让他们知道，我讨论羞耻感就像讨论内疚感一样自在。我已经说出了那个不便直接说出来的字眼（羞耻感），并邀请他们随时与我一起讨论。

　　如果羞耻感变得可以谈论了，那我们就可以将羞耻情绪与来访者日常生活的事件联系起来，例如，注意到在关系中得到修复的羞耻体验与未得到修复的羞耻体验之间的差异，以及认为羞耻是一次学习经验与羞耻是毁灭性的经历之间的差异。一点一点地，我们还可以与来访者分享我们对长期羞耻感起源的看法。当他们讲述自己的故事时，他们会注意到自己的个人情感模式和对他人的反应模式。来访者可能想知道，羞耻感是如何影响他们的生活的，我们可以向来访者提供一些我们所知道的关于家庭系统中羞耻感如何产生的知识。[13]

引出家庭羞耻叙事

家庭系统理论阐述了很多与羞耻感相关的话题，但本着开放的好奇心和有趣的共同创造精神，我不会向来访者讲授这些话题。相反，我会等待时机，问一个"启动话题的"问题。为了保持开放性，创造事件和情绪可以联结的空间，我通常以"当……的时候，会发生什么／会怎样？"的形式提问。

关于交流的故事

如果来访者发现在治疗过程中很难交谈，我可能会问："当你和家人聊天时，会怎样？"一些来访者笑着回答说："什么聊天！"他们不记得上次聊天是什么时候的事了。

因此，我可能会更具体地问，"当你八岁或十岁的时候，围坐在桌子上吃饭是什么样子的？"无论是从吃饭开始，还是从家庭度假开始，来访者和我都会发现一个关于家庭交流的故事。我会问一些基本的问题，家人是否对他们的感受和需求持开放态度？他们善于倾听吗？我还会告诉他，有两种沟通失败，一种是讲话者不说出他们的真实意思，一种是对方不用心倾听。

来访者可能会提到其他家庭成员，家人说的话"让人觉得自己很差劲！"我会回应说："我认为那不是诚实。因为自己难过，就让别人也跟着难过，这是在隐藏自己的感受。责怪是一种狡猾的不诚实行为，它会给家庭带来巨大的羞耻感。"

家庭成员避免说出自己感受的方式还有很多。有的人通过沉默不言，或友善地一阵闲扯，隐藏自己的感受。也许是因为没人会倾听，也许是因为害怕说出来会受到伤害，因此就不想说。如果你认为其他人会忽视或攻击你，你就不会说出自己的感受。当你在准备你的辩护或反击时，你就无法倾听他人的诉说。

当来访者和我都想知道他们家里到底发生了什么，让谈话变得如此危险和不可能进行下去时，他们开始看到家庭中都交流了些什么：（1）我是谁以及我有什么样的感受并不重要，（2）交流不起作用。我们可以看到，这些结论是如何导致孤独和绝望感的——这正是长期羞耻感的核心体验。

关于情绪的故事

当我问"你家人有情绪时会发生什么"时，我是在问情绪调节情况。那些长期感到羞耻的人通常报告说，在他们家，情绪要么被压抑，要么就失控。压制情绪往往会导致情绪爆发，随后是更多的沉默不语。或者家里有人总是处于情绪"失控"的危险之中，而其他人都试图阻止这种情况发生。简单地说，当人们有情绪时，或者会发生某种紧急事件，或者情绪闸门被紧急关闭。

在这种背景下，我会问来访者一些问题，以获取关于可能发生了什么的线索。我问他们家里有没有人会说"我觉得……"。我想知道，父母在他们小时候是否帮助他们学会了表达悲伤或愤怒的情绪。他们是否有印象，即使父母无法解决问题，他们还是会以一种平静的方式陪在孩子身边？他们的父母是否也会感到生气，并谈论他们的感受？

当我问到"情绪谈话"时，我是在问来访者的家人是如何处理情感脆弱的。我可能会说，大多数家庭都可以毫不费力地说出事实或指导彼此。但是，许多家庭在谈论悲伤、恐惧或羞耻等情感方面的问题时存在困难。分享所谓的"负面情绪"会让人感到脆弱。说"我感到难过"或"我感到害怕"就像是一种软弱的表现。即使是说"我对你感到生气"（而不是大喊大叫或责备），也会让人觉得自己脆弱。

我告诉来访者，情绪让我们感到脆弱，是因为它们来自我们的核心自我。在我们的情绪中，即使感到痛苦和不安，我们也觉得自己活着，觉得真实。如果我们没有学会照顾自己的情绪，如果我们感到自己因脆弱的情感而被抛弃或毁灭掉，我们就会觉得我们的核心自我出了问题。久而久之，只要有情绪，我们就会觉得"我一定是出了什么问题"。

当告诉来访者这些时，我意识到我在讲一个替代过往叙事的故事，一个可以安全地表达情绪而不会被认定是有错的故事，一个情感联结而不是情感断开的故事，我认为这个故事在我们之间是可以实现的，因为有情绪是没有错的。

关于需求的故事

无论他们是否意识到，长期处于羞耻状态的人很可能相信，内心最深处的情感需求是使他们变得讨厌自己的原因。有时，当我感觉来访者有这种情况时，我就会想办法问："当你需要某样东西时，你的家人会怎样做？"当我们在探讨他们的家庭中如何满足成员需求时，来访者可能会开始反思一般需求对他们的意义。

我想知道，来访者是否可以提出他们的需求，以及他们的父母是否会以公平合理的方式给予回应。来访者在思考需求的时候，他们可能会意识到一些无形的东西，比如，他们觉得在得到了基本满足后又提出更多需求是不对的，或者觉得内心空虚，虽然父母给了他们很多物质上的满足，却很少陪伴他们，很少关心他们。我可能会问："需要某样东西，并希望得到它，这样是可以的吗，还是不要有太多需求更重要？"我还可能会问："你的家人在理解和关爱上，是吝啬还是慷慨？"

长期遭受羞耻感折磨的人，可能会感到情感贫乏，不知为何永远不会觉得满足。他们中的一些人成年后追求物质满足，以弥补小时候的缺失。我们关于需求的对话，可能会帮助他们将未得到满足的情感需求与他们其他的**不满足体验**联系起来。但是，我们建立的最重要的叙述联结，是情感需求和羞耻感（他们可能对自己的不满足感也会感到羞耻）之间的联结。情感需求是如何转变成长期羞耻感的呢？当我们深入情感需求的故事中时，来访者就会问我这个问题。

我很高兴有机会向他们"讲授"我所理解的羞耻感核心故事。当你还小的时候，你想要有人关心你，你想要有人理解你。当你想要得到某人的关注却没有得到时，这会让你感觉很受伤，这些伤害是无形的、看不见的。由此带来的感觉就是，你感觉很糟糕，没有人关心你的感受。因此，你认为这些情感需求是无用的，它们只会让人变得愚蠢。你告诉自己："我到底怎么了才会感受到这些？克服它！"这就是当情感需求被忽视或否认时，羞耻感是如何占据主导的过程。需求本身就是问题所在。随后，因为自己的需求没有得到满足而很受伤的感觉会带来更多的羞耻感。从来没有哪个来访者告诉我这个答案没有意义。

关于犯错的故事

不要问："在你们家，当有人犯了错会发生什么？"我通常会问："在你们家，如果有人把牛奶洒了，会发生什么？"如果我感觉来访者非常担心生活中与人（包括我）相处会犯错，我就会问这个问题。

我经常听到的回答是："那他要被骂。"我和来访者发现，即使他不是那个被骂的人，那些骂人的话语也会让他感到焦虑。有人被搞得很难过，下次被骂的人可能就是他自己。这传递的信息很清楚，犯错误是危险的。为什么犯错这么危险？因为它们证明你粗心大意，或愚蠢笨拙。想要证明自己是个毫无价值的大笨蛋，你只要犯一个错误就够了。

"哇！"我说，"一直生活在这样的环境中那得多焦虑！"我继续探究当他犯了"真正的错误"时，他的家人会怎样。我们可能会发现，在他们家，错误是不分大小的，所有的错误只要发生了都是一样的糟糕。我们可能会发现，没人会认为有人可能是好心办坏事。他们把坏事和坏人等同起来，没人认为这是不同的两回事。

这是讲授羞耻感和内疚感之间区别的另一个机会。你犯了错误，但仍然是个好人，你只是做了一件坏事，或者只是一件"错"事。你可以找到方法，为自己所犯的错误表达歉意并进行弥补。这完全不同于被"我是坏人"这种羞耻感所淹没。

来访者可能会意识到，自己从来没有见过自己的父母可以成为一个"偶尔会犯错的好人"。在一个被"我是坏人"这种羞耻感毒害的家庭中，说"对不起"就意味着成为错事中的坏人。因此，每个人都互相指责，来回推卸责任，不顾一切地想成为那个被对方冤枉的好人。

通常还会衍生出一个关于承担责任的故事。来访者可能会告诉我在他的家庭中权力是如何被滥用的。我认为，负责任的权力在于自我控制，这是对自己负责，也是对他人的尊重。也就是说：**"我在这里，专心地倾听你说话；在与你的相处中，我对自己的所作所为负责。我尊重你，就像尊重我自己一样。"**其实我是在含蓄地告诉来访者，"你和我之间可以建立这样的关系"。

关于意见分歧的故事

从犯错、羞耻感和责备，到"当家庭成员之间存在分歧时，会发生什么？"这一问题，并不是很大的叙事跳跃。在容易产生羞耻感的家庭里，即使是不同的意见，也会导致冲突，而且只有好人和坏人之分，只有对和错的区别。来访者说："在我们家，做自己是不可以的。没有人支持你，他们会评判你或批评你。就好像你总是达不到某个标准，即使你不知道那个标准是什么。"

来访者的故事，讲述了无法处理意见分歧的两种不同家庭。一种家庭因意见不合而长期陷入混乱，大吵大闹，情绪激动。家庭成员之间互相叫嚷，捶胸顿足。没有人"解决问题"，大家都只想赢，谁最愤怒谁就赢了。另一种家庭表面平静，实则剑拔弩张。没人知道其他家庭成员的感受，因为觉得不安全，大家都不把自己的感受说出来。没有人谈论对他们来说最重要的事情。爆发的冲突可能很短暂，但大家都不谈论它，也就不会为此达成某种理解。你甚至不能求同存异。这场冲突会转入地下，冲突双方几天甚至几年相互不说话。

这两种家庭都不允许意见有分歧，没有把分歧当作生活的正常部分，这是一个值得讨论的话题。在每个故事中，冲突都意味着有人会受到伤害，而且无法得到修复。冲突解决不了任何问题，即使人们"渡过了这个难关"，怨恨仍在心底悄悄燃烧。如果他们仍旧活在这个故事里，来访者很快就会注意到他们仍然"知道"做自己会遭到评判，或者注意到他们仍然因为害怕受伤而害怕冲突，他们甚至可能会注意到，他们对冲突的恐惧使得他们在治疗关系中停滞不前。

关于成就的故事

到目前为止，这些探究羞耻感故事情节的"会发生什么"之问，都与家庭关系中的日常情绪调节密切相关。但有时我会问一些看似毫不相干的问题："你的家人是如何帮助你学习技能和实现目标的？"或者："在你们家，做什么能让你得到关注或表扬？"这些技能或目标，不属于情绪调节的范畴。但是，在来访者努力实现他们的目标以及如何看待自己的努力得到认可的过程中，他们也会有强烈的情感。

有些成年后长期忍受羞耻感的来访者记得，他们曾因为在学业或运动中的失败而被父母羞辱。但是，对于大多数人来说，羞耻的故事情节是更加微妙和不易察觉的。有些人记得，他们必须自己解决问题，由于没有得到帮助，他们把事情搞砸了。另一些人则以"没有得到帮助也搞定了"而自豪。有些人还记得，他们不清楚自己的目标是什么，努力只是为了满足父母的期望。更有一些人记得，无论他们做什么，总是被人称赞聪明、有才华，但却一直无法定心地做好某件事情。

来访者的这些记忆，让我想起了一些教学片段。我解释说，即使我们达到了人生的目标，如果缺少了关心之人对我们的指导，也会让我们感到空虚。我注意到，父母未实现的梦想可能会转化为寄予孩子的厚望，从而主导孩子的生活。有研究表明，称赞孩子聪明或有天赋，并不能帮助孩子自我感觉良好；相反，赞美只会让他们更担心下次能否达到目标。[14]

对于这些，我的解释是，那些感到羞耻的父母也害怕自己作为父母的失败。他们给予孩子很多赞美，这样就会觉得自己是称职的，是幸福的孩子的好父母。但是，这种赞美对孩子毫无益处。它赞美的并不是孩子的真实表现，而是在赞美成功的、适应能力强的孩子——父母想要他们成为的那种孩子。孩子们努力保持这种形象，但并没有真正与父母或自己建立联结，而这种联结才是自尊的真正来源。

这些羞耻感来访者在成长过程中需要的是与父母的密切接触，父母要乐于与孩子分享技能和知识，同时要清楚地看到自己的孩子能力如何。这正是这些来访者所缺失的。现在，赞美或"积极反馈"对他们也没有多大帮助，除非它来自能把他们视为完整自我（一个可以被了解而不仅仅是被赞美的自我）的人。在我对他们困境的理解过程中，我请他们告诉我全部的经历，以便我能全面地了解他们。

如果不谈论家庭史

公开家庭故事可能会让我们的来访者更清楚地感受到羞耻感对其生活的影响。但是，有时长期感到羞耻的来访者并不想谈论家庭史。我们需要接受这样一个事实，即他们不需要通过修改自传体故事来获得更统整连贯、更少羞耻感的自我。对于某些来访者，与我们的新关系为他们提供了一个安全基础，让他们可以发展一个新的故事，这个故事不是关于过去的，而是关于他们现在是谁，以及希望未来成为什么样的人；这个新关系不仅足够好，而且可以是一个深度强化的过程。[15]

对于这些来访者，我们可以通过密切关注咨访关系中他们感受到的羞耻，来明确地解决羞耻感问题，特别是当羞耻感出现在治疗中的时候。在治疗中，没有什么比羞耻感对咨访关系造成的严重破坏更有变革意义了；在相互共情理解的"相遇时刻"，羞耻感消散了，我们可以再次感受到来访者与我们之间的联结。[16] 这是一个很有影响力的新故事，讲述了超越羞耻感的可能。

无论来访者的羞耻感故事是关于过去的，还是关于现在的，都会发生变化，因为在人际关系中，新的故事正在形成，对于人际关系的一种新的内隐认知也正在形成。在这个新故事里，来访者的记忆、想法和情感对某人来说很重要，因此这个重要的自我可以达到有意识的统整连贯。相较于与失调客体相处中体验到的自体分裂，这个体验完全相反。

将多重自我带入治疗中

对于某些感到羞耻的来访者，在治疗中才第一次有意识地体验右脑过程，这让他们感到不安，觉得自己的感觉支离破碎，与自己不一致。到目前为止，他们大部分时间都生活在自体的某个部分中，偶尔会在情绪低落或者"放松"的时候脱离角色。他们的烦恼自我已经被隔离在有意识的想法和情感之外。在此之前，他们从未感受过自体分裂状态。但是，现在他们可以感受到"自体"是由多个分离的"自我"组成的；而这种自我意识，无论多么难以理解和不完整，也是比任何单个的自我都更大的自体体验。这种体验需要理解和完成，因此需要将它们带到治疗中来。

处理好多重自我为何有益

如果来访者认识到自己有多个分身，他们就会察觉到自己的分裂。处理好这些**多重自我**，需要将这些自我整合起来，这需要关注内在的关系脱节，而这通常与羞耻感有关。在有兴趣的、积极投入的"协调客体"（如治疗师）的陪伴下，关注将有助于整合了的自我超越羞耻感，获得自主、自信和自我效能感的新体验。

为何处理好多重自我是将长期羞耻感暴露出来的一个有用方式，还有很多其他方面的原因。谈论受了严重创伤的或极度愤怒的那个自我，不像说"我受伤了"或"我恨他"那么危险。使用多重自我的语言，来访者可以谈论脆弱性，而不必完全感到脆弱。当某个自我感到羞耻或毫无价值时，另一个自我就可以远距离观察到底发生了什么。

通过这种方式，就可以一点点地整合羞耻感所带来的痛苦。

谈论多重自我可以探索来访者的内心世界，也可以让来访者的家庭史变得生动起来。即使是那些不想重温过去的来访者，也可以看到形成其人际关系的动力，因为谈论多重自我激活了他们的内在角色。例如，"法官"（Judge）可能代表内化的父母批评，"责备者"（Blamer）可能代表来访者早期对如何处理冲突的学习，"告密者"（Sneak）可能代表他们如何设法从批评和责备中保全自己，"牢骚宝宝"（Whiny Baby）则代表他们所鄙视的那个脆弱自我。

对来访者"主要自我"的关注和探索，可以与其他各个自我建立关系。这些自我之间也会相互关联。处理这些多重自我，通常涉及探索它们之间的相互关系。例如，要是一个内部系统从来没有对自己行为负责的成人模式，那么在这个系统中，"责备者"和"告密者"可能会永远处于对立状态。在理查德·施瓦茨的内在家庭系统治疗（Internal Family Systems Therapy）模型中，某些自我可能有多个名字，但都可以将它们分为三类，即放逐者（exile）、管理者（manager）和消防员（firefighter），它们是由彼此之间的相互关系定义的。

放逐者是那个受到伤害的自我，通常是孩子角色，他们会被人赶走——否认、压抑或解离，因为他们不能被容忍，更不被理解。管理者无法容忍放逐者的脆弱和受伤的情感。不管他们是控制型的、疏远型的，还是完美主义型的；不管他们是讨好者、忧虑者，还是守护者，管理者的使命是把放逐者赶出去，这既是为了放逐者的安全，也是为了整个系统的安全。他们可能看起来像成年人，但事实上，管理者的行为更像父母化的孩子，他们不得不在支持很少的情况下过早担当起成人的角色。当系统中有严重受伤的放逐者时，消防员就会出现，尽管管理者尽了最大努力，但放逐者的情绪还是被激活，爆发了，这时消防员用不那么"成人"的方式，比如吸毒、酗酒、暴饮暴食、自残或暴怒，浇灭这些脆弱情绪。[17]

施瓦茨认为，如果来访者能够了解这些内在自我，尊重每个自我的意向，并解决这些自我所处的困境，就会形成更平衡、和谐的"内部家庭系统"，就像外部家庭系统那样，为了合作共事并互相帮助，他们可以重新组织关系。[18]

邦妮·巴德诺赫提出的内部社区（internal community）模型与施瓦茨的观点略有不同，她认为某些自我源自实际经历，且与来访者认识并内化的真实客体相似。她还认为，那些被她称为"观察者"（watcher）和"保护者"（protector）的自我，有助于来访者适应环境，以获得滋养，并避免受伤。而且，还有非常重要的内在父母与小孩的二元组合，例如：关爱体贴的父母与得到滋养的小孩，冷漠的父母与受伤的小孩，以及遗弃型父母与被遗弃的小孩。[19]

在一个直接处理羞耻感的案例中，巴德诺赫谈到了多重自我。在来访者羞耻感体验的核心，她想象"一个年幼的孩子被愤怒和居高临下的父母随意呼来喝去，这对内在父母与小孩的二元组合很早就被植入孩子的自我中，从那以后就没有任何改变"。[20] 但她说，在直接接近这样的二元组合之前，我们必须付出时间和精力，保持冷静、专注和始终如一，缓解来访者对人际关系的恐惧，解除内部保护者的武装，为信任创造空间。用我一直在用的话说，培养右脑联结是第一位的。然后，巴德诺赫说，我们使用左脑接入来提出一种新的叙事，其中包括对父母与孩子羞耻互动的认识，这种叙事可以缓慢但深入地融入右脑情感与关系中。

在不断关注当下情感的同时，从如何安抚受伤的孩子，到如何理解父母行为背后的驱动力，"直到他们都安定下来"，巴德诺赫都进行了阐述。当来访者的"观察者"能同理他自己感到羞耻的内在小孩，并最终能同理他父母的内在小孩时，以前孤立的神经网络就连接起来了。前额叶皮层与边缘区域相连，纵向整合发生，自我调节变得更有可能。[21] 当多重自我平静下来后，大脑就会自我修复，当代人际神经生物学就是这么认为的。

老树发新芽：北美最早的一些心理治疗理论既符合"多重自我"，也支持我们现在所说的"右脑联结"。时至今日，格式塔治疗师也不给来访者提供诊断或治疗；相反，他们邀请来访者进入身体和情感意识，进入当下自我与他人相处的体验。感觉、情绪和表达的整体过程，是格式塔疗法的"素材"；左脑的理解、解释和概念化技能只会阻碍改变。带来改变的不是洞察、策略或努力，而是情感上对现实的完全接纳。当然，发现和整合"现实"的典型格式塔技术，是与各个自我进行积极的、情感投入的对话。[22]

如果羞耻感从根本上说是与失调客体相处时的自体分裂体验，那么用这些模型中的任何一种来处理多重自我，都可以深刻地反制羞耻感。每个模型都创造了一个安全的、情感上有说服力的现实，在这个现实中，脆弱和羞耻可以被赋予象征性的物质和声音——阳光和空气。但也许更重要的是，通过人际关系过程，把识别出来的人格化的羞耻感整合起来。曾经不能让他人知道的羞耻感，被带到了人际关系中。

现在，有了协调客体（治疗师）的帮助，新生的协调自我可以与分裂的多重自我进行情感接触。在与这些自我的互动中，以及在治疗师的指导和示范下，来访者可以学习共情、同理、责任、宽恕、勇气和尊重等综合的关系与情绪技术。所有这些扩展的自我意识，以及重新建立起来的联结，不是作为课程，而是作为一系列整体的具体化情感体验（即积极自我关系中有活力的右脑叙事）而存在的。

如何处理多重自我

施瓦茨和巴德诺赫都写有关于如何处理多重自我的手册，教人如何在他们的理论模型下开展工作。在北美各地，格式塔学院也提供很多有价值的培训。但是，我们不需要专门训练如何处理多重自我，也能从关系、心理动力学的角度来做这些工作。如果我们以自己的方式，理解了为什么处理多重自我有助于整合因羞耻感而分裂的自我，我们就可以灵活而创造性地进行处理。我们还可以通过听取别人对如何处理多重自我的建议，来扩展我们的想象力，并激发我们的创造力。

我们从施瓦茨那里了解到，整合是通过解决两极分化和促进交流沟通来实现的。因此，举例来说，将羞耻感暴露出来，通常会揭示出那个被坚强独立的自我所鄙视的需要帮助的自我。尊重地聆听这两个自我，并帮助彼此找到驱动对方的同理心，从而为整个自我系统带来更好的平衡与和谐。施瓦茨帮助我们认识到，来访者在治疗过程中感受到他们的能动性和领导力是多么重要。相反，巴德诺赫强调来访者与治疗师的依恋关系。在这个协调和谐的情感维系中，多重自我慢慢得到了了解，得到关心，并得到整合。在共情的多重自我中，大脑得到了自行修复。

他们的这些理论视角，都为我们提供了很好的线索，告诉我们在处理多重自我时要努力完成哪些内容。能动性和同理心都很重要。格式塔的提醒也很有帮助，当治疗过程全是关于当下时刻，我和你，自发的、各个自我之间的情感关系，而不是对任何事物的理解、阐释、控制或规定时，处理多重自我可以促进有机整合。

处理好多重自我可能带来让人惊讶的效果，但我不建议把它作为羞耻感来访者的必要项目。根据我的实践经验，我不会建议长期羞耻感来访者一定要使用多重自我的语言，因为这种语言会自然而然地出现。当我说诸如"因此有一部分的你对聚会感到兴奋，另一部分的你又感到非常焦虑"时，我其实就是在对其进行某种处理。这可能是"治疗语言"，但这其实也是心理治疗之外人们谈论内部冲突或犹豫不决时相当常见的方式，类似于"一方面……另一方面……"，或者"我对这个问题有两种看法"。

但是，当我不经意地引入多重自我的语言时，我经常发现羞耻感来访者会抓住机会，用这种受到保护但又立即吸引人的方式谈论他们自己。[23] 正如我的来访者克莱尔那样，很多来访者都喜欢游戏带来的快乐。我乐于见到他们的多重自我，并帮助他们讨论这些多重自我，因为我也喜欢这种强烈的、吸引人、有创意的游戏。当然，游戏空间正是右脑连接发生的地方，既在来访者的心智内部，也在咨访的心智之间。

对多重自我的探索，可以反复体验更宏大的、正在进行的、共同创造的叙事。亲身经历过的那些叙事，尤其具有整合性。当像巴德诺赫这样的治疗模式扩展到艺术领域时，多重自我可以通过心理剧、舞蹈、沙盘游戏或视觉艺术明确地呈现出来。在谈话治疗中，某个自我可能会以隐喻和图像的形式出现，大多数情况下只是存在于来访者的脑海中，但有时来访者会通过变换说话声音甚至改变坐姿来表现出他们的这个自我。有些来访者发现他们的某个自我不是人格化的，比如感觉像一堵墙、一盏小灯或一个树根。问问"这堵墙知道什么？"或者"这些树根想要什么？"仍然很有用。

简而言之，对于某些来访者（他们会让我们知道他们是否属于此类），处理他们的多重自我是一种强大而有用的方式，能让他们说出分裂的、破碎的自我体验，让他们的羞耻感暴露在阳光和空气中。某些自我可以找到空间来谈论那些无法言说的需求、渴望和羞辱，在他们诉说和被倾听的过程中，整合发生了。在治疗过程中，多重自我经常会反复出现和消失，后面来访者会带着怀旧之情回顾曾经作为"客体"遇到的那个自我，但这个自我现在只是他们所知道的自我的日常方面。

当然，并不是所有的来访者都适合处理多重自我。有些来访者在没有隐喻帮助的情况下，也可以进行高度整合。还有些来访者，根本就不能谈论他们的脆弱，甚至无法（用多重自我的方式）间接面对自己的羞耻感。他们无法接触到为了安全而隐藏起来的那个自我，确切地说，他们没有感觉到自己的分裂。他们的羞耻感是解离的，但它却产生了各种各样的痛苦。心理治疗如何帮助他们？这是下一章的主题。

注释

1. Elizabeth Shapiro and Theodore Powers, "Shame and the Paradox of Group Therapy," in *Shame in the Therapy Hour*, eds. Ronda L. Dearing and June Price Tangney (Washington, DC: American Psychological Association, 2011), 124.

2. 坦尼和迪林总结了关于这个观点的不同意见，"Working with Shame in the Therapy Hour: Summary and Integration," in *Shame in the Therapy Hour*, eds. Dearing and Tangney, 384–85。

3. Philip Bromberg 描述了纯自体心理移情 / 解释立场的局限性，"Interpersonal Psychoanalysis and Self Psychology: A Clinical Comparison," in *Standing in the Spaces:*

Essays on Clinical Process, Trauma, and Dissociation (Hillsdale, NJ: Analytic Press, 1998), 147–62。

4. 参见，例如，Judith Jordan et al., *Women's Growth in Connnection: Writings from the Stone Center* (New York: Guilford, 1991), and Lewis Aron, *A Meeting of Minds: Mutuality in Psychoanalysis* (Hillsdale, NJ: Analytic Press), 1996。

5. Diana Fosha, "Emotion and Recognition at Work: Energy, Vitality, Pleasure, Truth, Desire, and the Emergent Phenomenology of Transformational Experience," in *The Healing Power of Emotion: Affective Neuroscience, Development and Clinical Practice*, eds. Diana Fosha, Daniel Siegel, and Marion Solomon (New York: Norton, 2009), 181.

6. Richard Geist, "Connectedness, Permeable Boundaries, and the Development of the Self: Therapeutic Implications," *International Journal of Psychoanalytic Self Psychology* 3 (2008): 130–36.

7. Richard Geist, "The Forward Edge, Connectedness, and the Therapeutic Process," *International Journal of Psychoanalytic Self Psychology* 6 (2011): 246.

8. Geist, "The Forward Edge," 236.

9. Geist, "Connectedness," 140.

10. Geist, "Connectedness," 133–36.

11. Marylene Cloitre, Lisa R. Cohen, and Karestan C. Koenen, *Treating Survivors of Childhood Sexual Abuse: Psychotherapy for the Interrupted Life* (New York: Guilford, 2006), 290, quoted Judith Herman, "Posttraumatic Stress Disorder as a Shame Disorder," in *Shame in the Therapy Hour*, eds. Dearing and Tangney, 270.

12. Herman, "PTSD as a Shame Disorder," 267–68.

13. For example, James Harper and Margaret Hoopes, *Uncovering Shame: An Approach Integrating Individuals and Their Family Systems* (New York: Norton, 1990); Stephanie Donald-Pressman and Robert Pressman, *The Narcissistic Family: Diagnosis and Treatment* (New York: Macmillan, 1994); Merle Fossum and Marilyn Mason, *Facing Shame: Families in Recovery* (New York: Norton, 1986); John Bradshaw, *Healing the Shame that Binds You* (Deerfield Beach, FL: Health Communications, 1988); Gershen Kaufman, *Shame, the Power of Caring*, 3rd edn.(Rochester, VT: Schenkman Books, 1992).

14. Polly Young-Eisendrath, *The Self-Esteem Trap: Raising Confident and Compassionate Kids in an Age of Self-Importance* (New York: Little, Brown, 2008).

15. 参见 Morton Shane, Estelle Shane and Mary Gales, *Intimate Attachments: Toward a New Self Psychology* (New York: Guilford, 1997)。他们认为，有效的转化治疗可以通过不同的组合进行，来访者体验旧的或新的自我，在治疗关系中，来访者将治疗

师体验为旧的或新的其他人。因此他们说，来访者很有可能将治疗师体验为一个全新的、没有威胁的他人，然后以一个全新的自我体验作为回应。

16. 波士顿变化过程研究小组将心理治疗中的重大改变定义为来访者"内隐关系认知"的显著变化，即来访者感知和了解自我与他人的无意识结构的显著变化，我将其理解为关系认知／情感认知的右脑模式。一个人的内隐关系认知的转变，来自来访者和治疗师之间直接强大的新颖关系体验的重复。这种体验的机会是治疗中的"当下时刻"，当他们的潜力被实现时，用波士顿变化过程研究小组的话来说，就是"相遇时刻"。Boston Change Process Study Group, "Non-Interpretive Mechanisms in Psychoanalytic Therapy: The 'Something More' Than Interpretation," in *Change in Psychotherapy: A Unifying Paradigm* (New York: Norton, 2010), 1–29。

17. Richard Schwartz, *Internal Family Systems Therapy* (New York: Guilford, 1995), 46–53.

18. Schwartz, *Internal Family Systems Therapy*, 122.

19. Bonnie Badenoch, *Being a Brain-Wise Therapist: A Practical Guide to Interpersonal Neurobiology* (New York: Norton, 2008), 76–89.

20. Badenoch, *Brain-Wise Therapist*, 105.

21. Badenoch, *Brain-Wise Therapist*, 109.

22. Frederick S. Perls, Ralph F. Hefferline and Paul Goodman, *Gestalt Therapy: Excitement and Growth in the Human Personality* (New York: Julian, 1951; reprint, Goldsboro, ME: Gestalt Journal Press, 1994).

23. 菲利浦·布隆伯格（Philip Bromberg）是一位人际关系精神分析师，他邀请来访者的多重自我与他交谈，如果他们愿意的话。他说："如果使用得当，我发现解决多重自我的方法在体验上非常贴近大多数来访者的主观现实，很少有人会评论我为什么用'那样的方式'谈论他们。它会带来更大的整体感（而不是解体感），因为每个自我状态都会变得清晰和具有个人意义，这会逐渐减轻来访者之前的困惑感，即'真实的'他是谁，以及他是如何成长为这个人的。"Bromberg, "Standing in the Spaces: The Multiplicity of Self and the Psychoanalytic Relationship," in *Standing in the Spaces*, 290。

第 10 章
解离性羞耻感的治疗挑战

我们都知道那些在生活中并不快乐，但他们似乎决心永远不去接触内心最深切的感受的来访者。他们避免与所有人（包括治疗师）建立脆弱的联系，因为感到脆弱会带来羞耻感。对他们来说，羞耻感是无法忍受的，他们最不想要的就是把羞耻感暴露出来。在他们的治疗对话中，没有对羞耻感合适的讲授时机，没有与童年期脆弱的联系，没有对陌生自我进行探索的游戏。对于这些来访者，抵抗羞耻感已经成为他们生活的全部。他们的**自我—他者**操作系统（self-with-other operating systems），就是卡伦·霍妮所谓的解决羞耻感问题的"人格解决方案"（character solution），这些解决方案让羞耻感消失了，却没有真正解决问题。[1]

当这些来访者来找我们进行治疗时，他们希望感觉更好。但是，只要是心理治疗就会对羞耻感有威胁，他们的防御就会加强。我们治疗中的外交技巧立即告诉我们，要对他们的羞耻感保持沉默，要在他们操作系统的限制内行事，而且要为他们提供始终如一的共情协调。随着治疗的推进，这可以平息他们在治疗中被我们"羞辱"的恐惧。

这些来访者通常都非常努力地想成为好来访者。他们可能会分享包含痛苦记忆的个人成长史，但他们感受痛苦的自我，或曾经感受过痛苦的那个自我，并不在我们的治疗室里。这些来访者也许能够识别他们不同的自我，但这些自我并没有出现。在治疗过程中，很难感受到这些来访者的即时情绪；总觉得缺了点什么。有人没在这儿。出现这种情况，是因为脆弱的羞耻自我被解离了。

我们能提供给这些来访者的最好帮助，就是对他们隐秘的使人衰弱的焦虑和抑郁症状保持同理心。但是，如果我们知道关系创伤和解离会对他们造成什么影响，那么我们可以做更多。他们不会直接说出自己的创伤或解离。但是，有了基于无声线索的"大同理心"，我们可以想象一个他们还无法了解到的内在现实。这种富有想象力的心智化跳跃，给了我们真正接触他们的机会，首先是了解他们的保护性解离如何发挥作用，也许最终有一天能接触到与他们的意识完全分离的那个"羞耻自我"。

为了更好地理解解离性羞耻感，我将总结**解离**（dissociation）这个术语在理解和治疗创伤中是如何被使用的。根据每个使用者的参考框架，解离的含义会略有变化。我将从神经生物学的框架开始阐述。

解离与右脑

在艾伦·肖尔对关系创伤及其对大脑影响的理解中，解离本质上是右脑关系事件。一个脆弱的情感泛滥的自我，未能受到协调整合的情感调节，因此在本能反应的自我保护中，自我冻结了。肖尔认为，这种原始的应对策略最好理解为大脑右半球皮层和皮层下区之间纵向联结的丧失。[2]

将解离定位在右脑，有助于我们的理解，即解离主要不是断开与反思性语言思维过程的联结，而是断开与初级意识（primary consciousness）的联结，而初级意识将内部信息和情绪信息与自我感觉联系起来。"解离的个体不仅与环境分离，而且与自我（他们的身体、行为和认同感）分离。"[3] 同时，解离中断了右脑对外部世界的认知，这种认知是通过处理面部表情和社会线索获得的，并存储于对人际互动中"一般会发生什么"的内隐认知中。[4]

通过不断重复，这种解离可以演变成一个高度僵化的封闭的右脑系统，以及与之相匹配的个性风格。用肖尔的话来说："在生命早期，长期经历灾难性关系创伤的结果是……适应能力、采取防御行动或主张自我权益的能力逐渐受损，以及记录情感和痛苦的能力受到抑制，而所有这些都是生存的关键。"[5]

当一个人的自我感觉受损时，他就难以维持其内在活力。他也很难创造和整合"当下时刻"，即交织在生活经历基本结构中的那些与他人交流互动的小片段。[6] 因此，在治疗关系中，即使他尽了最大努力与我们交流，也经常觉得有情感的交流很少，这一点也就不奇怪了。

解离与创伤理论

在人际神经科学出现之前，解离通常是放在创伤的背景下讨论的，并将创伤理解为一种对个体心理完整性的强烈而压倒性的攻击。参加过战争的退伍军人以及绑架、酷刑和性侵的幸存者，还有童年期曾经长期遭受严重虐待的人，都被认为有一系列相同的症状，被诊断为创伤后应激障碍（PTSD）。PTSD 的主要症状之一就是解离。

关于创伤的文献，是从心理层面（而不是人际关系层面）描述解离的。它们解释说，当创伤经历过于可怕和痛苦，个人的情绪和心理系统无法处理时，他们就会与这些创伤经历分离，甚至可能在创伤发生时"离开身体"。创伤经历被封印为躯体感觉或情感状态，出于保护而阻止个体对创伤经历进行口头叙事。如果没有人介入帮助创伤幸存者处理所发生的事情，那么这种经历就永远不会被整合到叙事记忆中。他们的自我系统相信，创伤带来的情感痛苦体验会在心理上造成毁灭，因此，创伤经历持续与外显的叙事记忆和统整自我相分离。这些象征性信息的处理失败，是造成创伤后应激障碍（PTSD）症状的原因。[7]

创伤经历虽然解离了，但它并没有消失。它以孤立的感觉碎片、情感状态或行为重演的形式存储在大脑里，可能以闪回、噩梦的形式或未成形的感觉侵入意识，进而威胁到创伤幸存者的心智健全。因此，创伤幸存者在现实生活中需要不断地将这些令人不安的侵入再次解离。正如朱迪斯·赫尔曼指出的那样，这种解离只是使受创伤者的生活变得麻木，以及使他们对生活失去活力的众多束缚形式之一。

赫尔曼和许多专门从事创伤幸存者心理治疗的专家都认为，治疗的核心任务是让内隐记忆变成清晰明确的叙事，慢慢地从探索已知到探索未知。在有见证和支持的治疗关系的尊重和关怀下，来访者不仅能够记住创伤，而且能够哀悼创伤经历所带来的那些丧失（lose）。赫尔曼认为，在创伤恢复过程中，整合是核心，它可以全面消除解离；包括记忆和叙事的整合、通过深刻的哀伤过程进行的自我整合，以及当创伤幸存者与世界重新联结时自我与他人关系的整合。[8]

在合作撰写《创伤与复原》时，朱迪·戴维斯（Jody Davies）和玛丽·弗劳利（Mary Frawley）引用了他们在 20 世纪 90 年代初发表的关于创伤与性虐待的研究文章，从精神分析的角度，探讨了对儿童期遭受过性虐待的成年幸存者进行治疗的挑战。从这个角度来看，他们对解离和整合的含义有着略微不同的理解。

他们认为，创伤幸存者确实需要记住并感受那些与意识相解离的事件，但这只是必须完成的心理工作的一个方面。他们从客体关系的观点出发，认为创伤经历是幸存者内在自我和内在他者世界中的一个解离但强大的部分。幸存者创伤治疗的首要目标应该是"重现、涵容、编码和整合这一整个解离的经历"。[9]

最初解离的记忆，变成了封闭的内部自我—他者系统，其中包含创伤的影响。这个系统是受到惊吓的孩子用语言无法表达的世界（speechless world），由施虐者和受害者、渴望的救星以及那些袖手旁观的人组成。将这个内心世界解离出来，孩子的其他自我就有可能发展成一个通常非常有能力的成年人，虽然他们会受到莫名的焦虑、抑郁和自我厌恶的困扰。有效的治疗需要将解离的系统整合到意识中。

解离状态可能会以一个孩子在闪回的支离破碎的声音里回想创伤事件的形式出现。他们可能在实施惩罚的成年自我和危险愤怒的孩子这两个角色的战斗中挣扎。[10] 这可能会演绎成"共情剧"，其中孩子解离世界的某些角色被分配给来访者和治疗师：非虐待性的父母和被忽视的孩子、施虐狂和无助又愤怒的受害者、理想化的救星和想获救的儿童、引诱者和被引诱者。[11]

戴维斯和弗劳利并不认为这些人格化的自我状态是多重人格的"子人格"部分。他们确实认识到，有一小部分受虐幸存者生活在自我解离状态中，这些自我状态已经演变成完全不同的人格，其中一些人对自我系统中的其他人格一无所知。实际上，解离确实是控制多重人格障碍（现在称为解离性身份识别障碍）复杂机制运作的核心动力。[12]

关于治疗这些多重人格障碍的文献解释说，解离是个连续体，一端是对生活心不在焉的茫然状态，中间是故意诱导的催眠恍惚状态，另一端是自发的自我催眠所产生的失忆神游状态，并使人格完全分裂。[13] 在这种极端的情况下，解离不仅仅只是处理创伤记忆，虽然通常情况下某些"子人格"或身份持有其他人格一无所知的特定记忆。

在这种强大的形式中，解离对创伤幸存者来说也是一种极具创造性的方式，可以让他们摆脱创伤后遗症的束缚。自我的许多不同部分都可以找到与生活互动的方法，表达那些可能永远没有机会展示的才华、技能和活力。在本章后面的一个案例中，我们会清楚地看到，这些共享一个身体的不同人格／自我，也有可能以不寻常但真实发生了的形式整合凝聚起来。对于这个整合自我，这些解离的来访者通常不是称之为"我"，而是"我们"。

解离与无意识

精神分析学派一直认为创伤和解离属于"让无意识变得有意识"的范畴。在思考如何实现更加统整的自我意识时，当代关系精神分析学家更多考虑的是解离者的回归，而不是被压抑者的回归。[14] 在无意识中，不仅包括个体曾经知道但后来被压抑的东西，而且包括他们内隐的人际关系认知、[15] 在他们潜意识层面运作的那些心理组织原则，[16] 以及他们经历过但从未以表征形式了解过的那些事情；[17] 也就是说，在无意识中，不能只将它们定义为一个事件或一个情境。

　　在这种更广泛的无意识中，不仅仅是创伤与创伤幸存者意识的分离。创伤还创造了隐性知识和心理组织原则，它们也是与意识分离的——即使它们的作用是将某些想法、情绪、欲望和见解排除在意识外，让其进入所谓的"动态无意识"。此外，任何无意识的心智结构都可能是人际关系创伤的结果，哪怕没人认为这是虐待，但是，它们也可能会严重损坏一个人的心理完整性和情感健康。

解离与羞耻感

　　在这里，我将羞耻理论与创伤和解离理论结合起来讨论。身体虐待、性虐待和情感虐待，都会对受害者造成关系创伤，并使其产生强烈的长期羞耻感。但是，强烈的长期羞耻感也可能出现在没有明显虐待行为的亲子关系中。无论情感失调的关系创伤是以可怕的方式还是以不易察觉的方式发生在孩子身上，羞耻感都会随之而来。如果不加以修复，羞耻的自体分裂体验就会演变为一种慢性状态。这是我一贯的观点。我还注意到，在自我的情感核心中，这种难以启齿的羞耻感很快就变得无法触及和不可知。当一个人找到方法来隐藏、保护和补偿羞耻感的脆弱时，长期羞耻感本身就变得解离了。

接触解离的羞耻感，不同于接触解离的创伤。有时候我们帮助了来访者将创伤整合到真实的叙事记忆中，但没有注意到羞耻自我正消失在我们的视线之外。消失的不仅是有羞耻感的受虐孩子，有羞耻感的成年人也消失了。正如一位来访者向我解释的那样："这不只是事情发生时你的感觉，还有你之后对自己的感觉。你不想要那种感觉！"

因此需要记住，对于那些长期遭受严重虐待创伤的幸存者，对创伤经历的解离记忆，包括身体感受和情绪感受，只是需要整合的一部分。他们还需要接触那些他们过去（以及现在）无法忍受的羞耻感。在我为一位多重人格来访者提供的治疗中，这一事实得到了明确无误的证明。

解离与羞耻感的治疗案例

辛西娅（Cynthia）来找我，说了一些她认为是性虐待的侵入性闪回，对此她在以前的治疗中已经有了"一定程度"的了解。"那次治疗是十年前的事了，"她说，"事情已经沉寂了很长一段时间。"我倾听着，不带预设主题地去理解她说的话。有一天，她的眼皮颤抖着，突然变了一个人，她不再是那个女性化的辛西娅了，而是变成了希德（Sid），一个言谈举止都和辛西娅很像的男性化的人。但是，希德仍然是"她"，是男子高端运动器材领域的杰出女销售代表，也是女子橄榄球队的明星。"我有一张保险杠贴纸，"她面无表情地告诉我，

"橄榄球运动员吃死人。"①

　　希德还告诉我，她并不想来参加心理治疗。她只是忍受着来见我，想检验一下我，确保我没对她那些其他自我做坏事。但情况很糟糕。很多个晚上，她走到桥上，都想带着她的那些其他自我一起从桥上跳下去。"因此，我一直在想，你不像上次那个怪胎治疗师那么变态。你还是有点意思的。而且，希拉里（Hilary）说**我们**得和你谈谈。"

　　我很清楚，我需要在治疗中配合希德强硬的姿态，配合她情感活力的节奏，给出干脆果断的简洁回答，并大胆地直接提问。我了解到，她曾警告**"其余人"**不要去找上一个治疗师，但他们没有听，孩子们最终受到了虐待。我发现，希拉里以前是这个小团队的治疗师人格，后来她辞去了这份工作。希德很尊重希拉里，但她认为辛西娅是个孬种，是个懦夫——"太胆小了，才产生了多重人格。"希德和我达成协议，在我们下次见面之前，她不会跳桥自杀，也不会伤害**其他所有人**。

　　我们一直延长这个协议，直到几个月后不再需要了为止。我见到了这些孩子。有时候，希德会带书到我这里来并读给孩子们听，还会带毛绒玩具来"充电"，以免他们受到外面世界的危险的伤害。其他时候，希德和这些孩子回忆他们年轻时的一段复杂的性虐待经历，包括地下室、相机以及随后的轮奸。孩子们在治疗中经历了情景闪回重现，在治疗外（生活中）也得到了希拉里的帮助。每个人都开始感觉好一点了。就连辛西娅也开始模糊地回想起她失忆那段时间里发生的

---

　　① 1972 年 10 月 13 日，在乌拉圭橄榄球队赴智利比赛的途中，客机失事坠落在冰天雪地的安第斯山丛林中，幸存者们面临粮食断绝而被迫吃死者的人肉求生。在事故发生 72 天后，最终活下来的 16 人获救。他们的真实经历已改编成影片《天劫余生》（*Alive*）。——译者注

一些事情。后来，希德恋爱了。

希德，这个刀枪不入的人，以前从来没有恋爱过。这是一场旋风式的恋爱，希德能创造、修复和控制任何事情，可不管她多努力，这段恋爱还是失败了。希德崩溃了，然后整个团队都陷入了精神崩溃的状态，但他们保持了足够的清醒，在医院待了两周，而且没有泄露分离性身份识别障碍（dissociative identity disorder，DID）的秘密。崩溃之后，我们的工作非常艰难和痛苦。辛西娅真希望自己死了，因为其他人都消失了。"我想一切都结束了，"辛西娅说，"我不再是多重人格了。那一定是件好事。崩溃就像一个搅拌机，把所有人都扔进去，按下按钮，呼呼地旋转，切碎，她们都消失了。"

听到这些话，我感到很难过，因为这完全不像希德之前告诉我的："如果你像那些变态 DID 专家那样来整合我，我马上就走人。"我也想念希德。她是聚会的灵魂，是整个团体的能量和活力之源。我想知道辛西娅现在是否可以通过其他方式获得活力。

辛西娅在极度抑郁中挣扎了好几个星期。后来有一天，希德回来了，虽然不是我所认识的那个希德。她沉默不语，但我知道她知道我认出了她。我说了声"嗨，你好"，但她没有说话，也没有看我。房间里充满了羞耻感。我决定说出我的觉察。

"我没有做好我的工作。"希德平静而痛苦地说，"我照顾每个人，我应该小心。相反，我崩溃了，把他们都弄得很惨。如果我不坚强，不能照顾他们，那我就没有理由存在。我试着不存在，但也没用。"

这正是希德想要谈论的。因此，她接下来每周都来接受治疗，以消除她的羞耻感，虽然她鄙弃自己流过的每滴眼泪。我肯定了她做这种极其痛苦的工作的力量和勇气。她说："我讨厌你，因为这些工作是你让我做的。"然后她冲我微微一笑。我看着她发展出情感深度，变成一个更加立体的人。

与此同时，其他人一个接一个地回来了，我也倾听了他们的羞耻感。脆弱的小孩子们确信他们做了坏事，崩溃是对他们的惩罚。他们需要得到安慰，即使他们感觉不好，但他们并不是坏孩子。一些愤怒的大孩子和青少年跑出来诉说他们的看法："发生这种糟糕事，都是因为其他人太软弱。这说明，不要相信任何人，不要依赖任何人。人们只会伤害你。"他们需要知道，我理解他们来自哪里。当我告诉辛西娅（在希德的允许下），希德正在努力消除她的羞耻感时，辛西娅主动坦白说，她的抑郁很大程度上来自心理崩溃和无法面对生活中其他人的羞耻感。

发生了这些巨大变化，孩子们就有可能回顾被治疗师虐待的场景，该场景充斥着强烈的、灼热的羞耻感。我终于亲眼见到了希拉里。她吐露说，她仍然为自己没能意识到那位治疗师同事是一个掠食者、没能保护孩子们而感到羞愧。从那以后我就再没见过希拉里。我听说她总是忙着照顾孩子们，但我感觉她在看着我，就像她一开始那样，默默无声地严密监视着我们的治疗"质量"。我现在觉得，如果我犯了错误，而她想要就此和我谈谈，那我们会像同一团队的同事那样讨论，每个人都尽自己最大的努力。

我们是哪个团队的？我们要做什么？有时，当希德怀疑心理治疗的意义时，我发现自己会这样说："对我来说，重要的是你们都有一个更好的生活。如果你们能一起努力，并互相帮助，那就更好了。"这并不是希德所害怕和憎恨的"整合"，她认为那将使她失去她所知道的唯一的自我。虽然如此，但我认为这是一种重要的整合，与我们为不那么解离的来访者进行的整合，或我们自己设想的那种整合，并没有太大的不同。

整合正在辛西娅多重生活的多个方面进行。自从崩溃后，新的创伤记忆开始出现。在讲述过程中，他们从身体的闪回转向了叙事记忆。不仅仅是直接受到影响的孩子们，团体中的大多数成员都能回想起这些记忆，并且能感受到他们过去和现在所唤起的那些情绪。同样重要的是，辛西娅和希德共同发现了关于他们与辛西娅母亲之间关系的新叙事。"它就在眼前，"希德说，"我们只是没有看出来。"

辛西娅和她妈妈一直很亲近，主要是因为辛西娅非常努力来讨好她妈妈。在心理崩溃后，事情开始变得有迹可循，当她意识到妈妈因为她"生病"而厌恶她时，她发现其实以前每次自己抑郁的时候都会发生这种情况。过了一段时间，她把这些受伤感与她小时候被哥哥偷偷地欺负虐待的记忆联系起来。她曾试图告诉妈妈这件事，但妈妈总是说她太敏感或太夸张了。于是她开始认为，那些欺凌是自己的错。我听到希德恍然大悟地说："就是从那时候我们开始了！"

我一时没听明白，问道："你们开始了什么？"

"我们的存在开始了。当我们知道没有人会照顾我们，我们必须自己照顾好自己，这时就开始有我了。不是那些糟糕的性创伤带来的我们，童年时我们就已经存在了。"

辛西娅和希德后来发现，她母亲只会看到那些她想要看到的事情。他们正在学习如何"足够友好"地与她相处，同时保护好自己，甚至对她的评判做一些反击。在这个过程中，辛西娅需要时间来哀悼她对母亲的需求和丧失——她努力想要从她母亲那儿得到情感支持，而实际上却从未得到。有时，她也为自己的多重人格而深感难过。和希德一样，她现在相信多重人格不会消失，但她也清楚这会让她付出什么代价。她认为自己永远不会有亲密的朋友，当然也不会有这样一位爱人，能让她完全地做自己，可以自由而公开地谈论她的这些人格。团体里的其他成员，甚至是孩子们，似乎都能分享这种哀伤。正是这种哀伤，巩固了辛西娅更清晰、更强烈的自我意识。

总的来说，在整合时期，特定的情绪及其在特定身份中的体现，变得不再那么孤立。现在，从一开始就告诉我"我就是很差劲！"的孩子们不再孤单地面对羞耻了。抗拒的青少年和我进行激烈的言语争吵，这种接触的感觉就像玩耍。辛西娅，这个谦逊的讨好者，有时会感到生气。"我想我现在有发言权了。"她坐直了身子，看着我的眼睛说。但是，在激烈争吵的时候，希德仍然是站出来说公道话的人，而辛西娅对此没意见。办公室圣诞聚会该穿什么衣服以及涂什么指甲油，希德会听她的，并达成一致意见。

合作已成为自我系统内的常态，冲突是可以解决和处理的。希德和希拉里一起照顾孩子们。我听说希拉里现在的压力小了很多，她不是全职做危机管理了。她很喜欢做儿童心智发展方面的工作，而希德则带孩子们出去亲近自然世界。希德在公园里骑着车，听着其他孩子的欢声笑语，感受着轻抚过他们脸庞的微风。作为一个"硬汉"，希德对所有人都有着惊人的同理心，即使是辛西娅，现在她也已经稍微能为自己挺身而出了。（关于性方面，希德深情地仍旧称她为"假正经"。）

有时，当希德感到害怕或难过时，她会说："我不敢相信这是我。"她想知道，如果她已经和过去的希德完全不同了，那她要如何继续存在下去。"如果我不保持强硬，那我存在的理由就消失了，对吧？"

我明白她的意思。对于这种多重人格是如何运作的，我们到底真正了解多少呢？"嗯，"我说，"但看来你还在这里。"我们相视而笑。我告诉她，我认为她并没有改变，她只是比以前那个希德更深沉、更强大了。我告诉她，我认为他们说的是真的，真正的男子汉也会哭。她轻蔑地哼了一声，告诉我她爸爸就不哭，但她领会了我说这句话的意思。我没用"整合"这个词，但是，我确实相信，一种整合正在发生，它减少了多重自我系统中的冲突和情感痛苦。

是什么使这种整合成为可能？培养右脑联结是我的初衷。我怀着一种开放、接纳的精神，怀着一种好奇的同理心，见到了辛西娅（和其他人）。希德一定也感觉到我很有兴趣，因为当她邀请我进入她的多重自我世界时，她完全地接受了我。我发现自己处于一个违背逻辑的右脑现实中，但这种现实在至关重要的、令人信服的意义上是真实的。我觉得我和她处于一个"初级过程"中，情绪动态构建了其中的现实。这是什么原理？我知道就连温尼科特也会叫我别问这个问题。[18] 就像对待所有来访者那样，重要的是在那里，并与他们在一起。

因此，我进行调整，让出现的任何一个自我都可以在情感上接触到我。我调集我能够收集到的多重自我资源——我是一个支持、包容的创伤治疗师，但我也是一个让人安心的为八岁孩子读故事书的妈妈，一个五岁孩子的假想玩伴，一个同喊着"别废话了"的愤怒且见诸行动的青少年一起工作的人，一个硬汉／烈女的铁哥们儿。从本质上讲，这与适应任何来访者的不同自我状态没有什么不同，事实上还更容易，因为这里每个"自我"都非常清晰地与其他"自我"划分开来。

在这个右脑世界里，我提供不同种类的右脑联结。可靠性、一致性和讲真话有助于安全依恋。镜映（即没有预设主题的简单直接的理解）巩固了我与他们所有人的自体客体关系。当孩子们能够以一种理想化的方式建立联结时，他们就会平静下来；当青少年既可以对抗又可以热情拥抱时，他们就会表现得很好；而亲切感对于希德和我之间的联结至关重要。我感觉，每次我在谈论或写下为这个群体提供的治疗工作时（比如现在），希拉里都在某个地方听我说、看我写。这是不可能的，但我认为，这是我的右脑为达成盖斯特所说的相互的联结、可渗透的边界和相互交织的自我的非逻辑解决方案。[19]

我们右脑的联结改变了一切。它让我们能够共同创造一个生动而含蓄的叙事，讲述我们如何能在一起，以及我们对彼此来说是谁。在这个安全的故事内，辛西娅、希德和其他人讲述了更多的故事。每个故事都以尚未被同化的情感和人际关系上的"认知"作为开始，然后在理解情感、他人和自我的右脑网络中找到自己的位置。假以时日，也许很快，这种新的认知就会成为左脑逻辑线性叙事的材料，但是在这个团体中，有的东西并没有到达那里。我想，这对我们所有的来访者来说都是真实的，联结促进了一些重要的右脑改变——在内隐关系认知以及内隐自我意识方面，而这些可能永远不会出现在左脑叙述中。这不是问题，因为我们的来访者可以通过右脑整合的力量，感觉到自己更加完整和强大。

辛西娅的核心羞耻感竟然有一天能暴露出来，这真是个奇迹，因为她的性格注定了她不会提及它。多年来，希德是解离的脆弱感的化身，是会走路、会说话的羞耻感问题的"人格解决方案"。但后来，希德违背了她更好的判断，违背了她的发展历史和模式，她允许自己和我建立联结，然后她允许自己恋爱。正如那些愤怒的青少年所知道的，这是个错误。不要与人建立联结，不要相信任何人，否则，只会给你带来伤害。

希德向脆弱联结的转变，打破了建立在强有力的羞耻管理基础上的整个自我系统的不稳定平衡。虽然希德不遗余力地想要维持这段恋爱关系，但她的恋人告诉她，分手是她的错。就在这个时候，一直处于解离状态的羞耻感爆发了，自我憎恨缠绕着核心内隐认知——"我永远不会从别人那里得到我想要的。这是我的错。我错了，我是坏人，我真讨厌自己。"一股羞耻感的洪流关闭了自我系统，阻断了自我各部分之间的联结，这让辛西娅深感抑郁。

更准确地说，因突然爆发的强烈羞耻感，辛西娅的系统被紧急响应关闭了。她不惜一切代价，采取了极端措施，把它重新锁起来。然而，这个紧急情况（一点儿也不安全的紧急情况！）产生的时刻也是改变可能发生的时刻。这种痛苦的情感经历，能以某种方式分享吗？希德找到了某种方式，让我看到了他身体里的羞耻感。我认出了它，并邀请它走到阳光下。我们给它起了个名字，让它成为一种易于理解和探索的"东西"。希德需要"我们"这种强烈的联结感来渡过难关。然后，很多事情开始发生变化。

在心理治疗中，因果关系很难证明。但是，这些故事强烈地表明，在"右脑"对羞耻感（即早期关系创伤所引发的羞耻感）的命名、感知和处理之后，一系列的右脑联结可能会发生。对辛西娅来说，这个沉默的羞耻感，被嵌进了当下的每一个"自我"中，需要把它放在整个系统中进行感知和命名。与此同时，一种新的叙事正慢慢变得清晰。我并没有告诉辛西娅／希德，她对母亲的新认识（即她完全没有对她早期长期遭受的创伤做出反应，事实上还责备了她）与她的长期羞耻感有很大关系。看得出来，她的系统已经知道它现在所该知道的了。但是，我会为她保留这个左脑解释，如果她哪天需要它的话。[20]

解离与羞耻感的人格解决方案

我并不是要将上述案例作为 DID 的治疗指南。事实上，我只是想通过这个案例说明，指导 DID 治疗的原则，与关系心理动力学对治疗那些早期关系创伤、解离和羞耻感的指导原则是一样的。正如科林·罗斯（Colin Ross）所说的，DID 之所以特别，是因为一切都在表面上。你不会一下子看到全部，但你会看到它们陆续生动地展现在你面前。[21] 我希望辛西娅的生动故事有助于阐明，在治疗那些以更不易察觉的方式遭受解离痛苦的来访者时，什么是危险的、什么是困难的以及什么是可能的。他们的人格分裂也是由关系创伤引起的，他们的分裂具有共同的功能，即保护自己免于承受无法承受的情感痛苦，尤其是毁灭性的羞耻感的痛苦。

如果解离很好地隐藏于性格内部，那解离本身就变成了一个秘密，像它所隐藏的东西那样让人难以发现。关于否认羞耻和脆弱的性格背后是什么，很多理论都认为，这些性格通常与自恋型病理有关。出于诸多原因，我喜欢杰克·丹尼利安（Jack Danielian）和帕特丽夏·吉亚诺蒂（Patricia Gianotti）的解释。最主要的原因是，他们认为羞耻感迫使"自恋"进行自我保护，而且羞耻感对于来访者所遭受的广泛自恋伤害是一种可能且强力的反应，这些自恋伤害包括和谐关系的破裂，以及明目张胆的虐待。他们说，羞耻感是我们为那些自恋受伤的来访者提供人道理解和有效深入治疗的难题中的"关键缺失部分"。[22]

丹尼利安和吉亚诺蒂并没有将自恋伤害定义为 DSM 诊断的一组症状，而是定义为"由于过去不同程度的创伤、剥夺或与缺乏足够的关系协调，保留到现在的往往难以克服的性格损伤的残余"[23]。那些长期感到羞耻的自恋受伤的来访者，可以用丹尼利安和吉亚诺蒂（这两人是卡伦·霍妮的追随者）所说的"人格解决方案"来管理他们的痛苦。使用解决方案（而非人格结构）这个词让我们认识到，人格是动态的、不断发展的，"它让我们看到来访者竭力想要通过不近人情的解离来摆脱掉的那些疼痛、自我厌恶以及有害的羞耻感"[24]。

换句话说，人格解决方案具有表演性。人际关系和内在心理是一个整合的系统，在当下扮演着自我关系的角色。我们不是通过询问来访者的过往经历，而是通过来访者与我们相处的过程中"自我"所表现出的组织条理性，来了解他们的过去。[25] 这与我对心理治疗中治疗师和来访者如何交流互动的理解是契合一致的。

我也认同丹尼利安和吉亚诺蒂所提倡的贴近体验（experience-near）的互动实践形式。他们培训治疗师如何有效地利用自己，从时刻沉浸在来访者的主观生活中开始。他们认为，只有贴近体验的倾听，才能让我们感知来访者当下动态运行的解离状态。只有在来访者的主观体验中，我们才有机会识别到来访者的可渗透时刻——他们对关于是什么发生了解离"既知道又不知道"的时候。正是在这种时时刻刻的达成主体间理解的努力中，来访者将获得力量和真实性。[26]

对于丹尼利安和吉亚诺蒂提出的"重新想象（re-imagine）移情"，我也表示同意。与其他关系理论家一样，他们认为"重新想象移情"是来访者潜意识组织原则的"人际关系化"。虽然移情表现在此时尚未进入来访者的意识觉察，但它提供了进入那些仍然解离但并不严重的来访者"自我"的途径，它向我们展示了来访者的自我保护是如何运作的。在移情中工作需要我们立足于自己的"主观当下"。丹尼利安和吉亚诺蒂认为，当我们从主体间角度操作时，要把移情和反移情分开并不容易。但也不是必须要把移情和反移情分开，更重要的是，对我们和来访者之间所发生的一切，要有更深入、更完整的理解。[27]

　　这种对移情以及如何运用移情的阐述，既熟悉又发人深省，它为探索羞耻感如何影响咨访关系铺平了道路。但是，在我讨论如何处理共同移情行动化（co-transference enactment），包括解离羞耻感的行动化之前，我需要先简要介绍一下丹尼利安和吉亚诺蒂提出的四象限模型，以解释羞耻感问题的人格解决方案。

贴近体验的四象限模型

　　丹尼利安和吉亚诺蒂把他们的模型称为"贴近体验"，因为他们不希望它沦为一个诊断工具或技术指南。他们建议我们简单地记住这四个象限，以便在当下时刻更深入地倾听来访者。如果我们从他们的谈话中听到了隐藏的分裂，那么我们贴近体验的反应可以巧妙地传达我们所听到的信息。来访者在与我们漫游这四个象限的过程中，将会一点一点地体验到他们针对羞耻感脆弱问题的人格解决方案的运作方式。他们对自我解离的"既知道又不知道"会慢慢让位于更完整、更真实的知晓与存在。

　　四个象限代表了一个人的四个方面。两个方面是在来访者的意识中：左上是第一象限——**我如何看待自己**（抱负、信念体系和自我强加的标准）；右上是第二象限——**症状**（抑郁、行为、焦虑和躯体症状群）。**我如何看待自己**是指自我和谐或"感觉良好"，第二象限的**症**

状是指自我不和谐或"感觉不好"。

在来访者的日常意识之外，在隐藏的、潜意识的或无意识的领域中，还有两个象限，位于左下方和右下方。第三象限在左下方，是这两个象限中"感觉良好"的一个，被称为**忠诚等待**，指来访者对行为模式和关系模式的坚定承诺，他相信最终会得到回报，即使所有证据都不支持他。"感觉不好"的第四象限在右下方，称为**复仇行为**，指当忠诚等待一次又一次地失败时对自己和他人施加的报复。这四个象限的动态中心是羞耻感，如果感觉到羞耻，就会有人格湮灭的危险。这个象限图描绘了一幅为让身心免受羞耻感的侵扰而组织起来的人生版图。

事实上，这个四象限结构只是因为羞耻感而存在。当孩子脆弱的自我没有得到安全的养育、支持和欣赏时，孩子必须消除这种缺失带来的羞耻感。他必须"通过幻想／想象创造出一个理想自我，一个过于武断的、绝对标准的、强迫驱动的自我"[28]。这四个象限描述了一个过度理想化的害怕羞耻感的自我组织的互动子系统。丹尼利安和吉亚诺蒂认为，我们可以将自恋受伤的来访者为了保护他们的脆弱而发明的各种人格解决方案映射到这个象限图上。

但是，把这个象限图牢记于心并不是说我们就能以感同身受、充满好奇、贴近体验的方式理解这些来访者的内心。我们继续跟随他们的脚步，与他们一起探索他们的兴趣和关注点，共同创造（就像与我们所有的来访者那样）他们自我体验的叙事。我们当然有机会了解他们是如何看待自己的（第一象限），我们可以了解他们的希望是什么，是什么在驱动他们，是否追求完美、特别、不可战胜、被认可或被爱。我们可以帮助他们澄清他们对自己和他人的信念体系和评价标准，帮助他们用语言表达他们的评估、判断和批评。我们当然也会了解他们的不适症状（第二象限），如抑郁、焦虑、成瘾、自我忽视或过度劳累。

等来访者的叙事涉及实质内容，达到一定深度，我们将开始理解他对第三象限"忠诚等待"的特定故事。由于它在意识之外，我们可能无法窥见这个忠诚等待的故事全貌，但有些故事情节是可以触碰到的，因为它们是"自我和谐"的。它们让人感觉舒适，也符合第一象限"我如何看待自己"。值得注意的是，"忠诚等待"一词并不是指基于相互关系的健康忠诚，而是指一个人的个人幻想结构，这种幻想结构基于童年未得到满足的渴望打造而成。这是一种基于深层潜意识的渴望与他人建立关系的方式，希望有人以某种方式弥补他从未得到满足的深层关系需求，从而填补核心自我的空虚。[29]

对有些来访者来说，"忠诚等待"意味着等待一个完美的他者来弥补他们在童年时缺失的和谐关爱。有些人抱着希望等待现在的施虐伴侣变成完美的爱人。有些来访者忠诚地等待着某一天他们长期默默付出的自我牺牲最终能被对方看到，并得到回报。另一些人过着更混乱、更绝望的生活，但从未放弃得到援救的希望。而有些人对生活愤世嫉俗，以此掩盖他们有权得到"更好的东西"的想法，仿佛固执任性就可以迫使生活有所改变。"忠诚等待"可能看起来像苦涩或持续的悲伤失望。

对有些来访者而言，"忠诚等待"意味着对家庭或团体价值观的坚定承诺，无论他们需要多么自我约束。另一些人则致力于完美的个人理想，努力工作，等待有一天他们的努力取得成果，他们的非凡能力得到认可。"忠诚等待"有时看起来像是对别人的错误和失败视而不见，有时看起来像是殉道，有时又像是对那些不能达到理想要求之人的蔑视。

当我们了解了来访者内部世界的这个象限或子系统时，我们就可以开始理解这个子系统与他们的信念、自我概念和自我批评的子系统（第一象限）之间的联结。这些不具威胁性的联结可以很容易地整合进来访者发展中的自我叙事里。我们也会注意到，当"忠诚等待"出现问题时，第二象限的症状会加剧。例如，来访者因为晋升失败而焦虑不安，或来访者在丈夫"发怒时"又买了六双她并不需要的鞋子。

如果自恋受伤的来访者执行第三象限"忠诚等待"的要求，那事态不可避免地会出问题，部分原因是他们与他人的互动基于幻想，而不是他们可以从中得到成长和学习的真实互动交流。误解和伤害无处不在。但是，他们的等待会带来不幸，最根本的原因是他们不可能得到他们所等待的东西。他们早期经历的严重丧失，是无法得到弥补的。当听到他们反复讲述那些因为不可能实现的渴望和追求而以失望收场的故事时，我们需要控制住自己的不耐烦，记住这是他们的核心故事，甚至比他们的羞耻感故事更深刻——未得到哀悼的严重丧失。这样，我们就可以与他们一起，慢慢地为他们的渴望、努力和失望编织一段自我关怀的故事。

我们将围绕颠覆性的破坏展开工作，这些破坏是不可见的第四象限造成的，承载着他们对丧失的愤怒。它也包含着轻蔑，这是他们对羞耻问题过于理想化的解决方案的另一面；一种强烈的厌恶性的蔑视，可能针对的是自己，也可能针对的是他人。如果这些来访者对第三象限的整个故事一无所知，无法面对他们徒劳的等待，那么他们肯定需要把第四象限"复仇行为"的情绪放到一个遥远的地方，而不是自己身上。

我们能从第四象限了解到的唯一信息，是与意识层面的第一象限"我如何看待自己（抱负、信念体系和自我强加的标准）"相一致的事件和情绪。在有些来访者的自我系统中，因为犯错和失败而惩罚自己是有价值的。在潜意识的层面上，对自己快速而严厉的报复，能增强他们对羞耻感所造成的自我统整连贯性威胁的抵御力量。他们对自己"应得的"蔑视或惩罚，不会对自我的统整连贯性构成威胁。对于许多这样的来访者而言，当他们觉得有人对他们造成真正的不公平时，用愤怒或轻蔑猛烈抨击那个人也是自我和谐的，因为他们的报复是"合理"的。

我们可能发现，很难带着同理和接纳的心态，去倾听那些由失望转变成个人背叛的故事。我们可能想要质疑或挑战来访者贬低自己、指责他人伤害感情或者用蔑视和贬低来"报复"的倾向。当我们受到指责和贬低时，要与来访者的主观性保持一致尤其困难。因此，记住这个复仇子系统与所有其他子系统处于无意识的平衡状态中，并且它们共同组织起来保护那个羞耻脆弱的自我，这是非常有用的。当来访者非常憎恨自己或他人时，一定是某个地方出了问题，最有可能是在"忠诚等待"的关系象限。我们可以理解为第四象限的行为体现了自我的愤怒——努力被挫败、渴望被拒绝，或者合理的情感需求被忽视或被误解，而不是去质疑来访者的逻辑，或去挑战他们对我们的不公正。

我们和来访者可以在第三象限失望的渴求和第四象限轻蔑的愤怒之间建立一个有意识的叙事联结。如果能这样的话，我们就能够稍微软化或淡化这种分裂，在整个系统中创造出稍微多一些的联结和灵活性，并为某些更真实的自我体验提供更多的空间。但我们不会改变这个系统，因为围绕羞耻感而建立的自我构造不会让位于线性解释。

丹尼利安和吉亚诺蒂认为，消除羞耻感需要的不是线性思维，而是"耐心和深入的倾听……对羞耻感恰当的处理需要把握其复杂性，将四个象限的各个部分与整体联结起来，最终消除和瓦解自恋防御结构"。[30] 为了避免刻意让这种自恋结构瓦解，我们需要听听丹尼利安对一位接受督导的心理治疗师的指导，这位受督者是第一次接触到长期感到羞耻且自恋脆弱的来访者。

> 不要为了追求你能获得结果而给自己施加压力。一旦这样的事发生了，心态就再也回不去了。做这项工作的力量在于跟踪过程。如果我们继续跟踪并将各个部分联结到整体，这个过程就会自行完成。[31]

我不禁想起我从辛西娅和希德那里学到了什么。改变来自我们之间的关系处得如何，而不是通过解释或理解。同样地，四象限模型是很有用的，因为它帮助我了解并友善对待我们大家（分裂的来访者和我）都彼此隐瞒的那些自我。如果我能在愤怒的青少年告诉我"相信你还不如相信一坨狗屎"时保持冷静，也许我就能控制自己对贬低的反应，这些对我的贬低来自渴求、过度理想化自我的失望。如果我能理解辛西娅对她那趾高气扬的母亲的坚定忠诚，我就能理解忠诚等待如何让那些容易感到羞耻的来访者保持情绪平衡。如果我能欣赏希德的傲慢自大和自命不凡，那我就能欣赏那些"矫枉过正"的来访者的巨大活力和浮夸幻想。如果我能感受到一个小孩是如何知道自己一直很差劲的，那么我就不仅能记住受伤来访者的羞耻感，而且还会将它"放在心上"。

友善对待来访者的所有分裂体验，意味着他的任何一个自我都不需要改变。我没有什么预设目标。我认为你的各个自我都有很好的理由存在。你想说的一切、你任何一部分的自我，我都会认真倾听。我不会被吓到，我也不会躲起来。我不会因为你的感受、想法和需求而伤害你。我关心是什么伤害了你，我想帮你处理好，这样它就不会让你那么痛苦了。我不是这段关系的控制者，你才是。但是，我肯定会在这里陪着你。我会像你希望的那样与你真诚相待。

　　这就是无条件回应的情感协调客体所提供的东西。换句话说，这是针对右脑关系创伤所进行的右脑关系工作，这种创伤导致了解离和羞耻感。

移情行为

　　正在进行的治疗中的右脑过程，通常会在来访者和治疗师对彼此的感受中显现出来。精神分析理论一直把来访者的部分称为"移情"，把治疗师的部分称为"反移情"，来区别这种复杂多变的情感互动。我将借用唐娜·奥兰治的术语"共同移情"（cotransference）来说明其中的主体间本质。[32] 我所说的"共同移情"仅指打断来访者和治疗师之间开放式交流的那些感觉，它缩小主体间的空间，并阻碍相互理解。

　　为了追踪共同移情，我们从主体间的、贴近体验的角度进行研究。我们会注意到当对话感觉像是被迫的或虚假的时候。我们能感觉到当来访者看起来不舒服、自我保护或咄咄逼人的时候。我们时刻关注自己的感受——能胜任还是不能胜任、被理想化还是被贬低、被邀请进入还是被拒之门外。我们会注意谈话中隐含的权力动态。我们问自己："这个来访者认为我是什么样的人？我可能会作出什么承诺，带来什么危险？"关于我们自己，我们也问同样的问题："在这段关系中，对我来说的承诺和危险是什么？我感受到的是吸引还是厌恶？"

丹尼利安和吉亚诺蒂坚持认为，意识到治疗师对共同移情的影响是我们的责任，无论这些共同移情是来自我们对某些挑衅的无意识反应、我们的人际关系史还是我们所珍视的理论。[33] 在意识中，我们对自己的共同移情保持觉知，这样我们就可以尽可能有意识并仔细地关注来访者所传达的信息。我们之所以如此仔细地关注，是因为这可能是我们在治疗过程中能获得的最有价值的信息。

这些信息之所以非常有价值，是因为它很难理解和把握，我们得到的不是一堆理性的言语信息，而是隐藏在行动化（enactment）之中的非言语信息。移情行为是来访者关于如何与他人建立关系的有组织的非意识认知，与我们治疗师一起发挥作用。[34] 他们形成的情绪体验／关系体验，已经变成无意识的自组织原则，通过互动方式，绕过语言的构建和过滤，直接从他们的情感右脑／关系右脑传递到我们的右脑。[35] 我们的右脑也会根据自己的内隐关系认知做出回应，但我们希望至少对我们自己能明确地说明正在发生什么。

这些非言语信息之所以有价值，正是因为这些来访者无法有意识地通过语言了解他们的问题所在。它让我们与他们解离的体验联结起来。例如，如果我们能注意到来访者未说出口的持续压力，期望我们用爱拯救她（第三象限），同时我们容忍她复仇失望的痛苦（第四象限），即我们不会成为她从未有过的那个"救星"或母亲，我们将理解她行动化中的情感叙事／关系叙事。如果在这个过程中，我们既不拯救也不报复，而是耐心地用同理和接纳的态度，探索她未得到回应的渴望，那么这种关系可能会成为让她更满意的联结形式。

　　这将如何实现呢？当我们没有按照来访者的关系认知所预设的方式参与互动的时候，没有在我们解释说明我们对他们的理解的时候，来访者的分裂就会减弱，各个自我之间的障碍就会变薄。我们温和地坚持，以一种更临在、更真实的方式互动。真实的沟通有助于来访者发展新形式的内隐关系认知。在这些新的关系可能性中，心灵中分裂的多重自我可以慢慢地组合成一个更复杂的整体。[36] 这个改变的过程，不是由理性的语言理解产生的，而是由出乎来访者预期的体验产生的。

　　丹尼利安和吉亚诺蒂参照非线性系统理论解释了这种情况是如何发生的。这个理论描述了一个系统的多个部分是如何通过递归的反馈循环（recursive feedback loop）影响所有其他部分和整个系统的。变化是突然出现的，被定义为"多种元素汇集形成具有新功能的新结构"[37]。

　　如果可以将移情动态看作一个使来访者对"他者"的预测和期望变得更加复杂的机会，那么在任何特定时刻涌现的属性，都可能是更多的理解、接受和信任的展开。这反过来有可能导致人格中出现更大程度的真实性和自发性。[38]

　　需要注意的是，产生突然变化的"不同体验"是**情感关系体验的增强**。这是心理治疗的精髓，至少在关系模式和心理动力学模式中是这样的，即它为关系强度的发展创造了安全的共同移情空间，然后随着行动化强度的提高而得到体验。从这个角度来看，移情行为有助于治疗改变的发生，因此是大家喜闻乐见的。

　　那些用"人格解决方案"来解离处理羞耻感所带来的脆弱性的来访者，通过把它们排除在意识之外来保持其防御系统的完整性。但是，他们不禁会发生移情，当他们与我们一起这么做的时候，我们就可以进入他们自我封闭的世界。当他们因为失败而惩罚自己时，会假设我们会和他们一样蔑视他。由于害怕让人觉得可悲，他们不会谈论自己的伤心、难过或渴望。他们隐藏了积极看待自己的一面，做好被我们嘲笑的准备。解离的羞耻感驱动了这么多的移情行为，我们能做些什么来帮助它呢？

我们对羞耻感来访者的必要防御表示极大的同理心，并与他们进行即时的真实互动，这些互动不会增强他们受移情驱动的对我们的期望。这可能就是我们能做的"全部"。波士顿变化过程研究小组的专家也从非线性动态系统理论的角度思考这些问题的解决办法。[39] 他们指出，虽然移情行为经常被视为将解离内容带入意识的载体，但在内隐关系的变化过程中，"反思"并不是必要的。互动过程本身就可以带来改变。[40]

到这里，我们已经详细阐述了如何处理来访者的解离和移情，可以结束本章了。但是，我们还没有充分探讨这个现实，即我们治疗师也容易受到解离和移情的影响。在非常紧张的关系中，包括与来访者的关系，我们可能会发现自己在做一些我们甚至没有注意到更不要说能理解的事情。有时，我们用自己的行动化来应对来访者移情的相关压力。为了进一步深入了解相互移情这个令人羞耻的棘手问题，我将从丹尼利安、吉亚诺蒂以及波士顿变化过程研究小组的研究开始，继续讨论另一个理论。[41]

解离／行动化理论与羞耻感

解离和行动化一直是人际间和关系精神分析理论界的热门话题，有大量的相关研究文献，这些内容超出了本章的讨论范围。[42] 作为这一理论的重要贡献者，唐纳尔·斯特恩已将他的多篇文章汇编成一本书，以解决治疗关系中相互解离的行动化问题。[43] 值得注意的是，相互之间的羞耻感从未远离他所描述的那些问题，无论这种羞耻感是有意识地体验到的，还是解离的或者无意识地表现出来的。

非我

斯特恩认为，解离不是对感觉、想法或记忆的防御，而是对身份认同的防御。解离并不是将我们无法忍受的事情抛在脑后，也不是否认心理冲突。相反，它是"我们从未创造过的主体性，我们从未有过的体验"。[44] 我们从未创造这样的主观自我，因为（我们相信）如果进入这样的自我状态，我们就会在心理上被毁灭。斯特恩把这种可怕的存在状态称为**非我**（not-me）。一个人不会也不可能成为这样的人，因为当他成为这样的人时，生活将变得无法承受；然而，如果**非我**进入意识，他就会成为那样的人。[45]（斯特恩认为，这种解离不需要明显的或虐待性的创伤，"无法忍受的体验"是自我未能拥有的那些关系体验。[46]）

由于**非我**从未被表征化，它仍然是"一个定义模糊的体验，一种原始的、全局性的、非观念性的情感状态"[47]。虽然它没有被表征化，但**非我**确实有其源头，它是对无法忍受的恐惧或羞耻感的一种情感反应。在我看来，最好将这种情感状态称为原始的、全局性的羞耻感，即先于任何可识别的羞耻情绪或对羞耻的构想的右脑失调分裂。斯特恩所说的与**非我**状态相关的情感，我认为是恐惧和屈辱，也是惊恐、不知所措、被人鄙视、羞耻和软弱的感觉。当然，当**非我**解离时，所有这些强烈的（以及尚不明朗的）情感也都能被排除在外。

斯特恩指出，解离的**非我**是无法接近其他自我状态的，它不是菲利浦·布隆伯格（Philip Bromberg）所描述的正常多重性和可预期解离的一部分——在这种解离中，我们可以"站在"自我状态之间的可渗透的分离空间中，并从另一个状态的视角来理解这个状态。[48] 但没有**非我**认知，也没有**非我**联结。斯特恩还对**坏我**和**非我**做了有效区分。**坏我**是我们不太喜欢自己的地方，但如果我们能想到它，它就不属于**非我**的范畴。我们根本不了解**非我**，因为我们承担不起了解**非我**所要付出的代价。[49] 我认为，这个区别也标志着**坏我**羞耻感与**非我**羞耻感之间的界限。**坏我**羞耻感可以从心底的黑暗藏身之处出来暴露在阳光下，而**非我**羞耻感必须保持解离和不可知。

相互行动化

由于心理治疗提供了关系空间，来访者可以在其中了解自我的未知方面，因此心理治疗为**非我**创造了一个危险的（如果不是不可能的话）情况。当无法忍受的**非我**威胁要闯入自我意识时，来访者通过把治疗师变成那个羞耻身份，以避免自己成为那个无法忍受的身份。"我不卑鄙，你才卑鄙。"解离被人际化了。[50]

作为这个无意识蔑视的双方当事人，治疗师可能会从自己的脆弱性中解离出来，陷入自己对羞耻感的防御中。随后，会发生相互行动化，这是两个自体之间的一种根深蒂固的僵化的相互解离，这两个自体都来自闯入的具有威胁性的**非我**身份。对于治疗师和来访者而言，他们都断开了与自己其他方面的联结，都断开了与他们共同人际关系的联结。正在发生的这些让双方都感觉很不好，感觉彼此很疏远，但他们都没有意识到这是治疗中的行动化，都不知道这就是行动化的表现。

对于治疗师所产生的这种与来访者的相互行动化，斯特恩没有归咎于"投射性认同"。他认为，治疗师的解离是他自己生活的产物，正如来访者的解离是他生活的产物那样。因此，对行动化的处理，需要治疗师的成长，也需要来访者的成长。对于这种情况，治疗师能做的不是让自己变得刀枪不入、无懈可击，而是"坦率地接纳和处理自己的脆弱性，展现出一种特殊的意愿（虽然不一致）、一种实践的能力（虽然不完美）"[51]。

在行动化过程中，叙事的共同创作逐渐停止。来访者和治疗师不再是心灵上的伙伴。在行动化过程中，叙事不会产生意义。想象力与创造力的过渡空间崩塌了，体验、想法和感受也不再能用隐喻的方式联结起来。之前灵活开放的咨访关系，逐渐变得僵化重复。关系中的双方都没有意识到，这种情况体现了自己的内心冲突，因为双方都把自己（解离的）内心一半的冲突烦恼放在了对方的心灵之中。

如何结束行动化

在治疗中（就像在生活的其他方面那样），相互行动化可能是非常痛苦的。有时来访者无法忍受它或看不到方向，就退出了治疗。但通常情况下，如果治疗师能与他们一起承受，同时与他们分享这种信念，即他们正在一起经历的这些事情在某种程度上是至关重要的，那他们一般都会留下来继续治疗。斯特恩的工作经验向我们展示了治疗师是如何保持这种信念的，即使他们还不知道发生了什么。

斯特恩认为，行动化不是通过洞察（insight）结束的。任何理性或言语，都不能消除这种解离。来访者和治疗师继续努力，承诺在艰难过程中尽其所能地相互合作，在曾经的相互信任中坚持下去。然后，直到有一天，某些事情发生了。斯特恩将其描述为同伴之间情感和关系的变化，它引发了每个同伴对自己和对方的感受也发生微小的变化。随后出现的才是对变化的洞察，并且才可能有帮助。

来访者接受治疗是想有所改变，通常是想改变当下的某个微小方面。自我的扩展发生在当下，以微小的增量进行。[52] 随着行动化的消退，治疗重新以持续有效的方式展开，新的叙事再次自发地出现在分析空间中。[52]

斯特恩建议，把心理治疗的自我叙事看作非线性的自组织系统。治疗师的责任不是指导叙事，而是作为同伴参与创造叙事的过程。这些经过重新叙述的故事的力量在于，讲述者扩大了自我意识，并获得了与他人公开而互惠地体验自我的新自由。行动化最终演变为叙事，"与其说我们知道了事实真相，不如说我们超越了过去的自己"[53]。

当行动化消退时，解离的羞耻感已经在人际关系的意向中保持了足够长的时间，以至于在某种程度上受到了触动。有些人会温柔地看着对方，而对方也会报以微笑。斯特恩描述了他自己和一个羞耻感来访者之间的这样一个过程，以表明关系的变化先于心智的变化。[54] 我不再重述斯特恩的故事，而是分享我自己类似的故事。我在他的故事中看到的，就像在我自己的故事中看到的那样，即使是短暂的、有所保留的"我看见你了"，也承载着识别的承诺。相互识别，让我们所有人"超越过去的自己"，超越我们的羞耻感。

相互行动的治疗案例

在我还是一名新手治疗师时，我专门为那些曾经遭受过童年创伤和虐待的成年人提供服务。艾琳（Erin）已经可以回归正常生活了，她出院的时候，医院的心理治疗部门把她转介给了我。在整个青春期和成年初期，艾琳努力克服了反复发作的重度抑郁症，接受了教育，获得了稳定的工作。但当她意识到自己打算自杀时，她终于去找专业机构寻求帮助。她接受了药物治疗、住院治疗、电休克治疗，最后还接受了心理治疗。当艾琳来找我的时候，她不想接受任何治疗，用她的话说："你想对我做点什么！"听到她这样说，我很高兴。我在学习自体心理学和自我关系理论，我相信共情沉浸和相互联结是治愈的力量。

我们的关系一开始很好。艾琳强迫自己在治疗过程中表达自己的感受，这是她之前的治疗师一直强调的一项技能。我告诉她，对于"好的治疗"，我没有设定标准。在我们的治疗中，她可以做自己。她看起来开始放松了，说话更自然了，也开始信任我。然后，真相开始非常胶着地慢慢出现。我完全不知道发生了什么。我发现她开始害怕来接受治疗，而我也害怕与她在一起的时间。她只是告诉我，她在我的治疗中感到不安全，我让她感到不安全。

我问她，我该怎么帮助她。她告诉我："除了我所说的，不要问我别的，也不要告诉我该做什么。不要把你的想法、你的好奇心、你认为我应该感受或做的事情，强加在我身上。你只需要让我知道你理解我的感受。仅此而已。"我领会了艾琳的意思。我认为，这就是我在践行的治疗模式，绝对的非侵入。我确信我能满足艾琳的要求。

但是，好像我越努力，艾琳就越容易被我不断犯下的小错误所伤害和惊吓，她并不觉得更安全。事实上，她感觉更糟，虽然我说我很安全，但其实事实并非如此，她怎么能相信我呢！但她也并没有威胁要放弃治疗。于是我一直在努力，努力做得更好。我们两人每周都要被困三个小时，做一些让我们感觉很不好的事，而且我们俩都无法停下来。

为什么我等了很久才把遇到的这个困难告诉我的自体心理学督导？当然是因为羞耻感。当时，我认为自己是因共情治疗做得不好而感到羞愧。现在，从行动化理论和羞耻感理论的双重视角，我更好地理解了艾琳和我之间发生了什么，我理解了其中更深层次的羞耻感。但是，在解释我们的共同行动化之前，让我先描述一下它是如何结束的。

当我把这个故事告诉我的督导时，他说："这个治疗真的非常艰难，就像把双手绑在背后工作一样！"

我记得我当时想："说得太对了！"然后我说："哦，所以不是我能力不行！"我开始想，如果把我的双手解开，我会做什么？

我决定对艾琳说："我想告诉你我的一些感受，因为我觉得有种更强大的东西来自我们两人之外。对于你的情况，我怎么做都觉得不太对劲，就好像我的双手被绑在背后一样。我必须不断努力，但我永远也做不到。这就是我的感受。它让我想起了你和你妈妈在一起时的感受，拼命想做到完美，却永远不够好。我不知道你是不是从某种意义上把她带到了我们的治疗中。"

我对"投射的母亲"这个过程的解释，艾琳并不满意，回想起来，我也不满意。但是，从那天起，我们之间的紧张关系开始缓和。我想，这只是因为我告诉了艾琳我的感受，事情就缓和了下来，而且她确实可以想象那种感觉——即使非常努力却还是失败了。我分享了我的脆弱，这对我来说是个微小的变化。当她看到我虽脆弱但仍试图与她建立联结时，她自己也会产生微小的变化，把我看作一个更完整的人，虽然我不完美，但我是站在她这边的。她可以感觉到，我对她不再是个威胁；我也可以感觉到，我并没有完全让她失望。就这样，我们之间的关系一点一点地缓和了下来。

让我们这么久都停滞不前的相互行动化的本质是什么？是我们每个人都在避免成为那个我们无法忍受的自我。后来，在治疗过程中我渐渐明白，艾琳不可以成为那个曾经因为对人际关系的需求而严重被误解和被侵犯的自我。如果她没有需求，就不会成为别人需要的棋子，对她来说这是一种无法忍受的体验。于是，她的需求自我变成了一种深沉而无言的羞耻感，一个**非我**。为了不成为那个自我，她关闭了进一步的需求以及随之而来的所有被误解和被侵犯的可能性。我想要成为一名优秀的治疗师，这对她意味着巨大的危险。但是，根据治疗方案的要求，她需要我的理解，而且得向我敞开心扉。

那我的**非我**呢？我无法忍受成为这样的自我——对联结的强烈渴望曾经遭到断然拒绝，因为渴望了解和被了解而被推开，自己的热情被他人视为麻烦和无理要求。我还需要好多年才能感受到那个**非我**。不过，我回顾发现，我们之间相互解离的行动化，既是我的人际关系史的产物，也是艾琳的人际关系史的产物。治疗方案要求我继续提供联结，即使我的治疗方法让来访者觉得像是威胁，我非常清楚这个错误认识，正是它创造了一个我无法忍受的自我。

由于我们都无法忍受自己的**非我**，因此我们都把自己的问题归咎于对方。我们双方都不自觉地相信，只要对方有所不同，我们就不会受到关系创伤的伤害，这种创伤能产生原始的压制整个系统的情感，即**非我**的羞耻感。艾琳认为："如果你能通过了解我是谁而不是你需要什么来回应我对人际关系的需求就好了！"我认为："如果你能接受我的帮助而不是把它看作威胁就好了！"我们双方都相信："如果你能……那么我就不那么差劲了。"

我们陷入了这种不可能的无意识的相互需要中，失去了与对方交谈的能力，甚至把对方视为威胁。但后来发生了一些事，因为虽然我们无法触及**非我**的羞耻感，但我们的本意是好的。在人际关系的意向中，我们解离的羞耻感被保持了足够长的时间，让它能被触及和缓解。我谈到了艾琳所理解的脆弱性。我可能会犯一点错误，她也可能会有一点脆弱，但我们可以建立起一些联结。当我们从相互行动化中走出来，共同避免**非我**羞耻感时，我们无法说出发生了什么，但在一些小的方面，我们变成了不同的人。

然后，治疗继续进行。叙事展开了，关于她的故事以及我们的故事，都发生了改变。我们从来没有谈论过曾经困扰我们治疗进展的**非我**羞耻感，但是，如果我现在请求她允许我使用这些素材，也许我们会对此进行一些谈论。[55] 二十年后，艾琳仍然每月来找我做一次治疗，和我进行她在生活中与其他人不曾有过的那种谈话。她说，我们的谈话让她感觉更完整、更了解自己。我喜欢把它们看作右脑对话。

最后谈一下右脑

斯特恩认为，**非我**是一种原始的、全局性的、非观念性的情感状态，这种状态是如此痛苦，以至于无法被意识控制。正如我说的，**非我**听起来像是自我分裂的一种右脑的、原始的、全局性的羞耻体验，它与失调客体相关。从这个角度来看，当客体无法找到我，并与处于那个状态的我相处时，当那个状态持续存在而没有得到修复时，羞耻感的失调状态就变成**非我**。**非我**是"自我—他人"模式的失败，是情感调节深层而核心的失败。

如果情况是这样的话，那么只有通过行动化才能把**非我**带回自我；也就是说，当我处于**非我**状态时，只有通过"自我—他人"模式的体验才能把**非我**带回自我。事实上，这是肖尔关于行动化的观点，即它们代表了"基本的治疗环境，潜在地允许揭示尚未知晓的自我部分（解离的**非我**状态）"。[56] 认可行动化的心理疗法，欢迎那些不能用语言表达的、无意识回避的以及已经解离的自我。通过协调的情感"右脑"，这将变成现实，最终使斯特恩所述的从行动化到自由的转变成为可能。

肖尔将处理行动化带来的治疗效果归功于右脑。非常有趣的是，斯特恩现在提出，即使不涉及右脑，表达的意义也不局限于"言语"。用他自己的话来说，"我现在的立场是，言语和非言语意义都可以被表述出来。我把言语意义的表述称为**表达**（articulation），而把非言语意义的表述称为**领悟**（realization）"[57]。领悟是一种强大的认知形式，例如斯特恩认为，将一个人带出行动化的对他人以及自己的感知，就是一种非言语感知。它的效力在于它的非言语表述，而不在于它日后可能产生的深刻洞察。

对斯特恩来说，即使是新的叙事也不是由新的深刻洞察驱动的，而是由新的、意想不到的关系体验驱动的。我们所寻求的不是所谓洞察，而是超越我们过去的自由。用肖尔不那么存在主义的更科学的语言来说，我们"适应性的右脑情感功能从受限向完善转变"[58]。

肖尔在为菲利浦·布隆伯格的一本专著所写的前言中，明确了右脑理论和关系精神分析理论的融合。这本专著讲述了如何处理关系创伤来访者的行动化。[59] 肖尔认为，布隆伯格的观点和他自己的观点非常一致。在他的脑科学术语中，肖尔将行动化描述为来访者和治疗师之间隐性的右脑对右脑非言语情感状态的交流。[60] 当受到调节时，边缘系统之间的这些对话促进了右脑自上而下和自下而上的整合。[61] 布隆伯格用接触、情感和关系改进的叙事，讲述了同样的故事。在他的隐喻、意象和右脑术语中，关系型心智在"贴近你"的体验中得到治愈和成长。[62]

作为治疗师，我们尽可能地保持这种个人情感上的贴近（nearness），在困难时期至少保持给予贴近的意愿和表示，我们给那些羞耻感来访者一个软化他们的自我防御的机会，即使是对那些把**非我**羞耻感自我锁在解离壁橱里的来访者。我们有理由希望，当他们接触到自己那些从未被触及过的自我时，当他们允许自己从他人的存在中得到安慰时，他们与他人以及自己分离的羞耻感将得到很大减轻。我们有理由期待，他们确实能够讲述自己的故事，甚至是讲述他们的渴求和羞耻感的故事，并且获得超越过去自己的自由。

注释

1. 参见 Karen Horney, *Our Inner Conflicts: A Constructive Theory of Neurosis* (New York: Norton, 1945) 以及 *Neurosis and Human Growth: The Struggle towards Self-Realization* (New York: Norton, 1950)。 Jack Danielian and Patricia Gianotti, in *Listening with Purpose: Entry Points into Shame and Narcissistic Vulnerability* (New York: Jason Aronson, 2012).

2. Allan Schore, *The Science of the Art of Psychotherapy* (New York: Norton, 2012), 277.

3. Jon G. Allen, D.A. Console, and L. Lewis, "Dissociative Detachment and Memory Impairment: Reversible Amnesia or Encoding Failure?" *Comprehensive Psychiatry* 40

(1999): 165, quoted in Schore, *Science of the Art*, 277, Schore's italics.

4. Schore, *Science of the Art*, 291.

5. Schore, *Science of the Art*, 190.

6. Schore, *Science of the Art*, 126.

7. Bessel A. van der Kolk and Rita Fisler, "Dissociation and the Fragmentary Nature of Traumatic Memories: Overview and Exploratory Study," *Journal of Traumatic Stress* 8 (1995): 505–25.

8. Judith Lewis Herman, *Trauma and Recovery* (New York: Basic Books, 1992).

9. Jody Messler Davies and Mary Gail Frawley, *Treating the Adult Survivor of Childhood Sexual Abuse: A Psychoanalytic Perspective* (New York: Basic Books, 1994), 64.

10. Davies and Frawley, *Treating the Adult Survivor*, 62–85.

11. Davies and Frawley, *Treating the Adult Survivor*, 167.

12. 美国精神医学学会，精神疾病诊断和统计手册，第五版 (DSM-5) (Arlington, VA: American Psychiatric Association, 2013)。"多重人格障碍"是 DSM-3 中的条目；DSM-4 (1994) 将其修订为"分离性身份识别障碍"，DSM-5 继续保留。

13. 参见，例如，Eugene L. Bliss, Multiple Personality, Allied Disorders, and Hypnosis (New York: Oxford University Press, 1986)。

14. 参见，例如，Philip Bromberg, *Standing in the Spaces: Essays on Clinical Process, Trauma, and Dissociation* (Hillsdale, NJ: Analytic Press, 1998) and Donnel Stern, *Partners in Thought: Working with Unformulated Experience, Dissociation, and Enactment* (New York: Routledge, 2010)。

15. 波士顿变化过程研究小组，"The Foundational Level of Psychodynamic Meaning: Implicit Process in Relation to Conflict, Defense, and Dynamic Unconscious," in *Change in Psychotherapy: A Unifying Paradigm* (New York: Norton, 2010), 143–60。

16. Robert Stolorow and George Atwood, "Three Realms of the Unconscious," in *Contexts of Being: The Intersubjective Foundations of Psychological Life* (Hillsdale, NJ: Analytic Press, 1992), 29–40.

17. Donnel Stern, *Unformulated Experience: From Dissociation to Imagination in Psychoanalysis* (Hillsdale, NJ: Analytic Press, 1997).

18. 在温尼科特对过渡客体和过渡现象的经典解释中，作为内部体验和外部体验之间的中间体验，包括属于游戏、想象、艺术、精神分析的过渡空间／体验，是不受挑战的，因为它属于内部或外部（共享的）现实。用他的话说："过渡客体和过渡现象让每个人开始思考对他们来说永远重要的东西是什么，即不会受到挑战的中性体验领域。对于过渡客体，可以说这是我们和婴儿之间的共识，我们永远不会问这样的问题：'这是你构想出来的吗，还是外界呈现给你的？'重要的是，这个问题还没有定论。这个问题不必提出来。"Donald W. Winnicott, *Playing and Reality* (London: Tavistock, 1971, Penguin Education reprint, 1982), 14 (page reference to the reprint edition), Winnicott's italics。

19. Richard Geist, "Connectedness, Permeable Boundaries, and the Development of the Self: Therapeutic Implications," *International Journal of Psychoanalytic Self Psychology* 3 (2008): 133–36.

20. 辛西娅、希德和希拉里每个人都读了书稿，并友好地允许我使用。

21. "在 MPD 的治疗中，重要的是尽可能浅显。没有必要进行'深层'探究，因为最重要的材料可以立即在表面找到，尽管表面被分解成了不同的部分。"Colin Ross, *Multiple Personality Disorder: Diagnosis, Clinical Features, and Treatment* (New York: Wiley & Sons, 1989), 217。

22. Danielian and Gianotti, *Listening with Purpose*, xii.

23. Danielian and Gianotti, *Listening with Purpose*, 21.

24. Danielian and Gianotti, *Listening with Purpose*, 5.

25. Danielian and Gianotti, *Listening with Purpose*, 10–11.

26. Danielian and Gianotti, *Listening with Purpose*, 4–5.

27. Danielian and Gianotti, *Listening with Purpose*, 221–31.

28. Danielian and Gianotti, *Listening with Purpose*, 80.

29. Danielian and Gianotti, *Listening with Purpose*, 44–47.

30. Danielian and Gianotti, *Listening with Purpose*, 173.

31. Danielia and Gianotti, *Listening with Purpose*, 179.

32. Donna Orange, *Emotional Understanding: Studies in Psychoanalytic Epistemology*, (New York: Guilford, 1995), 63–74.

33. Danielian and Gianotti, *Listening with Purpose*, 225–26.

34. 参见波士顿变化过程研究小组 , *Change in Psychotherapy*, 188–90。

35. 参见 Schore, "Therapeutic Enactments: Working in Right Brain Windows of Affect Tolerance," in *Science of the Art*, 152–219。

36. Danielian and Gianotti, *Listening with Purpose*, 224.

37. Danielian and Gianotti, *Listening with Purpose*, 227–28.

38. Danielian and Gianotti, *Listening with Purpose*, 230.

39. 波士顿变化过程研究小组 , *Change in Psychotherapy*, 70–74, 90.

40. 波士顿变化过程研究小组 , *Change in Psychotherapy*, 190。

41. 丹尼利安和吉亚诺蒂倾向于这样一种观点，即相互行动化可以通过注意反移情来避免，并且应该尽可能地避免。像唐纳尔·斯特恩这样的人际关系理论家认为，治疗师实际上不可能对无意识中存在的东西有那么多的"了解"，也不可能对人际关系过程有那么多的控制。他们认为，相互行动化往往是形成分离材料的唯一途径。因此，虽然相互行动化的体验是困难的，但他们欢迎它进入治疗实践，因为这是不可避免的，而且是有用的，并写了很多相关论文。

42. For example, Stern, *Unformulated Experience*; Jodie Messler Davies, "Dissociation and Therapeutic Enactment," *Gender and Psychoanalysis* 2 (1997): 241–57; Karen Maroda, "Enactment: When the Patient's and Analyst's Pasts Converge," *Psychoanalytic Psychology* 15 (1998): 517–35; Stuart Pizer, *Building Bridges: Negotiating Paradox in Psychoanalysis* (Hillsdale, NJ: Analytic Press, 1998); Lewis Aron, "The Paradoxical Place of Enactment in Psychoanalysis: Introduction," *Psychoanalytic Dialogues* 13 (2003): 273–87; Philip Bromberg, *Awakening the Dreamer: Clinical Journeys* (Mahwah, NJ: Analytic Press, 2006), *The Shadow of the Tsunami and the Growth of the Relational Mind* (New York: Routledge, 2011), and *Standing in the Spaces*.

43. Stern, *Partners in Thought*.

44. Stern, *Partners in Thought*, 95.

45. Stern, *Partners in Thought*, 120.

46. Stern, *Partners in Thought*, 19–20.

47. Stern, *Partners in Thought*, 119.

48. Stern, *Partners in Thought*, 50.

49. Stern, *Partners in Thought*, 88.

50. Stern, *Partners in Thought*, 121.

51. Stern, *Partners in Thought*, 89.

52. Stern, *Partners in Thought*, 124.

53. Stern, *Partners in Thought*, 128.

54. Stern, *Partners in Thought*, 174–80.

55. 艾琳读了我的邮件，并很有礼貌地允许我在这里使用。

56. Schore, *Science of the Art*, 164–65.

57. Stern, *Partners in Thought*, xv.

58. Schore, *Science of the Art*, 165.

59. Bromberg, *Shadow of the Tsunami*.

60. Allan Schore, foreword to *Shadow of the Tsunami*, by Bromberg, xxvii.

61. Schore, foreword to *Shadow of the Tsunami*, xxxiv.

62. Bromberg, *Shadow of the Tsunami*, 7.

第 11 章
终生的减耻行动

　　长期羞耻感有方法治疗吗？作为一位心理治疗师，我想对来访者说：是的，肯定有方法。我们能打败它！作为一个努力理解和整合自己长期羞耻感的人，我想回答，是的，我已经从中走出来了。然而，说实话，我不认为长期羞耻感可以治愈。长期的关系创伤给我们的心灵留下了不可磨灭的印记。即使接受了最好的心理治疗，我们也会一辈子都在想，对于最亲近的人我们是否真的重要？对于那些在乎我们的人我们是否足够好？我们不会从根本上重塑建立在焦虑的自我保护之上的人格。

　　另一方面，相比无知地勇往直前，与长期羞耻感达成和解会让生活变得更容易忍受。"更容易忍受"是谨慎的表述。我见过人们从长期的羞耻状态转变为持续的幸福状态，有满足也有快乐。这是因为虽然羞耻感无法治愈，但我们可以减少羞耻感给日常生活带来的痛苦。这种羞耻感的减少，既发生在治疗过程中，也发生在治疗过程之外。

　　如何在治疗过程中消除羞耻感，是本书的宗旨。关键是来访者和治疗师之间的关系，它与羞耻关系完全相反。我们协调的反应，鼓励来访者重新与长期被否认的关系需求和强烈情感建立联结。**我们同理**

的好奇心，让来访者敞开心门，讲述自己与他人相处的情感故事。我们对他们所有经历的同理接纳，为把羞耻感暴露在阳光和空气里创造了条件。也许我们能提供给来访者的最有效的解药就是，我们愿意承认并处理我们和他们之间在治疗过程中出现的羞耻感。

如果我们的来访者长期生活在羞耻感中，那么我们与他们的关系就是他们抵御痛苦的杠杆支点。但是，他们每周来找我们进行治疗的时间只有一两个小时，其余时间是他们在治疗过程之外的日常生活。他们会感到不那么羞耻吗？当治疗结束时，他们的生活还会继续。他们的羞耻感会继续缓解吗？

我们的来访者带着新的记忆离开了治疗室，有了新的体验。当治疗起了作用，他们带着与我们以及与他们自己建立关系的能力离开我们。我们希望，与我们一起开始的改变能有机地扩展到他们治疗之外的新成长之中。事实上，我们所做的不仅仅是希望。我们不仅仅相信春风和雨露，还播下一些精心挑选的种子，并细心培育。虽然这超出了心理动力学实践的范围，但我们会为长期感到羞耻的来访者提供某种实际的帮助，以便他们能有更好的机会减少终身的羞耻感。

减少羞耻感

我们的许多长期感到羞耻的来访者对以前的治疗感到失望，这是有充分理由的，因为治疗并没有帮助他们应对羞耻感。治疗师和来访者通常会回避他们对彼此的羞耻感。没有人愿意看到这种核心羞耻感对关系造成的破坏。相反，治疗师鼓励羞耻感来访者努力改善他们内在的错误、丑陋、不足或无价值的感觉——这些是问题的结果，而不是原因。羞耻感的关系本质并没有得到解决。可悲的是，当这种"对羞耻感的治疗"未能产生持久改变时，来访者可能会对这种失败也感到羞耻。

我们要与来访者一起找到羞耻感的根源。但是，我们仍然需要与他们讨论"减少羞耻感"，而不是"治愈"。我们知道，即使来访者能够与他们所遭受的羞耻感所带来的关系痛苦联结起来，他们也会发现自己无法摆脱这些痛苦或羞耻感。这会让他们感到非常失望。即使他们开始感到与我们的联系更加紧密，他们自己也更加坚强，这些来访者仍然渴望一种更具变革性的治疗，他们可能会强烈地抗议在脆弱时仍然折磨着他们的那些困难情绪，以及再次纠缠他们的那些不好想法。

对于来访者的愤怒，我们将其理解为他们对无可挽回的丧失感到哀伤的一种表现。他们永远不知道安全依恋的天真幸福，无法回到过去改变那些已经发生的事情。我们也明白，他们对治愈的期待是建立在他们的羞耻感之上的。从长期羞耻自我的角度来看，治愈就像是历尽千辛万苦后知道自己没有任何问题。治愈后，你会变得完美，得到完美的爱。容易感到羞耻的人，不会大声说出心里的这种幻想。他们对此有非常清晰的认识。但是，如果来访者在找你之前接受过多位治疗师的治疗，那么他们可能会告诉你，有羞耻感的人很容易被**改变的承诺**诱惑。他们真的希望自己身上隐藏着一个真实的完美自我，当他们找到那个自我时，他们就能把那个不真实的羞耻自我丢在路旁。

为了避免陷入这种幻想，我不会告诉来访者我们要通过治疗来实现改变。我知道，幻想我们的工作能完全治愈来访者，或最终找到那个真实的完美自我，这对我们所有人，包括来访者也包括治疗师，都不是最有利的。对我们所有人来说，我们在治疗中经历的变化，就像在生活中那样，是真实的，而且很重要。然而，当我们继续改变的时候，可能我们变老了、变聪明了、少了烦恼，与自己和他人的关系更紧密了，但是，我们还是原来的那个人。

我们希望的不是治愈羞耻感，而是减少羞耻感，因为羞耻感不仅顽固，而且已经成为我们的一部分。即使设法得到我们需要的帮助来面对和感受羞耻感，我们也不能把那个羞耻自我丢在路旁。不管你喜欢还是不喜欢，那个自我仍然是我们的重要组成部分。用多重自我的语言来说，不要排斥那个永不满足的需求自我，而应该理解它，并友善地对待它。用人际神经生物学的语言来说，我们可以改善关系创伤对大脑的影响，但我们无法消除关系创伤。[1]

神经可塑性意味着新的信息、新的神经活动可以帮助大脑进行自我修复。但是，正如关于中风和创伤性脑损伤康复的文献所表明的那样，建立新的神经通路和神经网络非常艰难，而且需要很长时间。[2]受到关系创伤后，新的神经通路不能代替已经遭到破坏的神经网络。但是，新的神经通路会联结那些被解离的东西，打开那些被阻断或未得到充分发展的存在。然后，内在的人际关系和抚慰成为可能，甚至旧的伤害也可以得到缓解。在与他人和与自己的共情关系中，个体可以体验整合（甚至是羞耻自我），而不是体验与失调客体相处中解离的羞耻感。但是，即使这些变化成为可能，神经元在开始连接之前也需要多次共同放电，并且需要不断地使用这些新能力来保持它们的活性。

对许多来访者来说，也许这最能解释为什么"羞耻感是无法治愈的"。我们无法清理内部操作系统并进行重启。但是，我们可以让大脑情感／关系的一侧有机会接收新信息，并以不同的方式处理它们。

对于那些知道自己为羞耻感付出了多少代价并想知道"我该怎么办"的来访者，我可能会这样说。他需要能够不断创造新突触连接的体验，让这些新突触取代并重新配置旧突触。

用关系理论的话来说，来访者需要反复不断地与人接触，这种接触让他感到自己比他之前所期望的更安全、更有回应、更受认可。而且，他也需要很多与自己相处的新奇而积极的体验。在这种人际关系中，"真实"（authentic）这个词非常有用，即他需要学习如何与他人和自己建立真实的关系。这总结了长期羞耻感来访者试图减少羞耻感对日常生活的影响时最需要我们提供的实际帮助。

与他人建立真实联结

所有长期感到羞耻的来访者，都有人际关系方面的困难。对于有些来访者，这种困难是显而易见的，无论他们表现得谦逊还是傲慢。对于那些将羞耻感隐藏在卓越表现背后的人或将其解离的人来说，人际关系方面的困难就不那么明显了。但是，对于这些人来说，无论他们的自我保护是什么，他们的羞耻感都来自相同的基本经历，即在他们早期与客体的联结中，出现了某些严重且持续的问题。因此，只要是在可能与客体发生人际关系联结的地方，问题就会存在。用朱迪斯·约旦的话来说，"羞耻感中最重要的是觉得自己不值得处于联结之中，深切地觉得自己不值得被爱，却又非常想与他人建立联结"[3]。

当来访者能够面对他们深深的不被爱的感觉，并将其与他们未得到满足的人际联结渴求联系起来时，他们就会开始感受到他们当下的孤独感。正如我在第一章中所说的，这是长期羞耻感来访者的一个共同点，即他们过着极其孤独的生活，往往比他们所意识到的更孤独，因为他们能意识到的就只有这些了。

认为自己不值得被爱的来访者之所以孤独，并不是因为他们的生活中没有朋友（我们很少看到隐士来接受治疗），而是因为他们与他人之间的关系不真实。这些来访者可能看起来很正常，他们甚至可能有很多朋友，但在斯通中心理论家强调的关系悖论中，他们通过不让自己与他人真正建立联结来保持着联结的假象。我们可以帮助来访者注意到这个模式，我们也可以帮助他们学会用不同的方式建立联结，不仅是与我们，而且是与他们生活中"真实的他人"。

分享情绪

对许多来访者来说，在人际关系中变得更真实的第一步，是学习如何与亲近之人分享他们的情绪。我们可以用简单直接的方式助力这个过程。例如，来访者可能已经发现，当她最好的朋友简（Jane）不停地谈论明年夏天的婚礼计划时，她先是感到嫉妒，然后觉得受伤和疏远。当我们确信来访者感受到我们对她的共情时，我们可能会问："你有没有想过和简谈谈这件事？如果你和她谈，你认为会发生什么？"这时来访者会坚定地告诉我们，她感觉这样只会给她俩之间的关系带来麻烦。如果她还想继续和简做朋友，就得把自己的痛苦藏在心里。

我们可能会同意来访者的看法，也许简听不进去她的话。有些人就是不会倾听朋友的内心感受。"另一方面，"我们可能会说，"考虑到你这么喜欢简，考虑到小时候没人倾听你说话，你可能会把过去的一些信念带到现在来。我们都会这样做，这是很自然的事。但是，当那些旧有信念让你伤心失望时，似乎值得去想一想它们是否真的合适。如果简能真正理解你的感受呢？如果你的大脑是在用旧的习惯处理新的情况，而它原本能做点新的尝试呢？你认为和简一起做些新的尝试值得吗？"

当然，我们不是一下子说这么多，我们一起回忆，一起探索，我们停下来倾听，然后对话交流。如果我们一直以有趣又好奇的探索模式接纳所有的发现，那么来访者通常会愿意做一些新的尝试。

但是，他们也会很快迷失方向，不知道该怎么做，并且可能会寻求建议。然后，我们就有机会讨论如何为两个人创造空间来倾听彼此的感受。我建议来访者可以先告诉简，她理解简对自己婚礼的兴奋之情，以及她对谈论这件事的情不自禁。我们解释说："这样简就更容易听到你的烦恼心事。特别是如果你说，你不开心只是因为她这几次所做的这些事情，而不是因为她这个人，以及当她这样做时，你会觉得自己不重要。"我们问来访者，如果有朋友这样和她说话，她会有什么感受。她会采取防御姿态并生气吗？她能够倾听对方吗？

通常情况下，如果来访者遵循周密的计划，与他们认为可以信任的人分享情绪，他们会为自己的新体验感到愉快和惊讶，甚至感到非常震惊和兴奋。这并不是他们所熟悉的认知，在羞耻感来访者的内心世界里，情感上的协调从来没有发生过，因此，在本应存在共情联结的地方，取而代之的是封闭的自我保护，甚至没有一点点感觉到共情的可能性。

正如约旦解释的那样，关系治疗把来访者带回到存在共情可能性的人际联结中。我们也可以帮助来访者探索治疗之外的共情可能性。在人际联结中，随着对自己以及对他人共情的增加，羞耻感就会减少。[4] 然后，更强大的相互共情使更深入、更丰富的联结成为可能。这种人际联结的真实感，需要我们的来访者在尽可能多的环境中反复体验，直到他们习以为常。这不是自我肯定训练。真正的联结是在"我知道你在认真听我讲"的主体间空间中分享情绪——我会告诉你我的感受，因为我们双方都在倾听并关心对方的感受。

磨合需求

"让我的需求得到满足"，这句话让我听了感觉很不舒服。虽然我经常说，长期羞耻感的痛苦源于个体早期的情感联结需求没有得到满足，但我并没有将它作为来访者的治疗项目，让他们试着从生活中其他人身上得到这种情感需求的满足。在我看来，这项治疗与真实联结正好相反。它将人与人之间的互动（欲望与风险、希望与失望、给予与接受），简化为一系列交易性质的需求清单。这是一种试图建立情感联结的左脑方式！

但是"让需求得到满足"这句话确实吸引了许多容易感到羞耻的来访者，也许是因为左脑治疗为他们创造了一种安全感。对于具有羞耻感的人来说，需求确实是个很危险的领域。如果他们从来不需要情感协调、积极回应，当他们没能得到的时候，就不会陷入如此之深的羞耻感之中。需要或需求是"我出现问题"的根源。

那些曾经因情感需求而深感羞耻的人，可能会抓住机会让他们的需求"全部得到满足"，这不足为奇。不过，我怀疑这种巧妙的逆转只是绕过了关系羞耻感。坚持"让我的需求得到满足"会把自己的需求放在第三人称，从而使它们远离自己。我不会看着你的眼睛说"我想从你这里得到这个"，我也不会要求你告诉我，那对你来说意味着什么，或者你想从我这里得到什么。讽刺的是，谈论我的需求让我的需求自我避开了与你的关系时刻。我不会再冒陷入人际关系羞耻的风险，但我也无法与你进行真正的接触。

当然，如果来访者想要讨论如何满足他们的情感需求，我不会对他们的表达吹毛求疵。我会让他们根据自己的人际关系背景，告诉我更多关于这些需求的信息：当需求出现时，人们会怎么做？他们在那一刻有什么感受，想要什么？我会试着帮助他们想象他们可能进行的具体对话细节。例如，他们将如何告诉伴侣他们到底想要什么？他们认为对方会倾听吗？他们可以做些什么来增加相互倾听的可能？如果他们的伴侣想要某些东西作为回报，他们会怎么想？

当然，来访者对他人的需求很重要。但是，他们适应了另一种需求，一种他们很久以前就放弃的情感需求。他们需要与自己亲近的人进行安全、真实的对话，讨论他们想要什么、不想要什么。如果他们真的想要减少羞耻感，那么他们的需求、渴望、脆弱的自我最需要的是与他人建立真正的互惠关系。在这个过程中，他们的某些需求会得到满足，但最重要的是磨合（negotiation）。正如在母亲和婴儿之间不断地错过信号／修复联结的磨合过程，磨合是真实的联结——自我可以与他人一起处理需求和情感问题，从而找到安全和自由。

停止羞耻／责备的循环

在为长期羞耻感来访者进行治疗的初期，我们可能会注意到，他们很容易将人际关系中出现的所有问题都归咎为自己的责任，这是不合理的。这是展现好奇心的时刻，也许还可以说："我不认为仅仅因为某人感觉不好，就意味着你做错了。"对他们来说，这可能是一个新颖而有趣的想法。然后，我们可能有机会讨论责备和羞耻是如何影响他们的人际关系的，也许与他们成长的家庭系统有关。

没有人（尤其是那些有羞耻感的人）愿意把自己看作给他人带来责备或羞耻感的人。这就是为什么在来访者遭受指责时，最适合帮助他们学习责备的作用机制："她认为让她感觉更好的唯一方法就是'让你感到痛苦'。我想她不允许自己脆弱，来谈论自己真实的感受。这样做需要真正的勇气，去承认你的感受。"

当来访者开始理解羞耻／责备机制时，就会想摆脱它。他们希望家人和朋友能更感性和提供情感上的支持。然后他们发现，如果想要改变他们的关系，可能必须自己带头。他们会用自己的情绪感受和体验来回应指责，而不是用指责回应指责。这时，他们就会向我们寻求指导，让自己变得更感性、更负责任。

基础已经打好了。到现在为止，来访者已经接受了一段时间的治疗，开发了理解和接纳的新神经网络。他们知道，我们不会因为他们的感受或想法而"伤害他们"。他们不像以前那样需要分裂和防御。在这种更放松、更紧密的自我状态中，来访者知道共情可能是什么感受。因此，他们可以探索如何在艰难的对话中保持共情的可能性——对自己和他人共情，甚至想象如果有机会，他人也可能对他们共情。

责备的替代选择是感性、真实性以及同理心，来访者希望我们为此树立榜样。因此，当治疗中出现某种感觉时，我们会承认它们。当我们犯了错误时，我们会道歉；如果错误给来访者造成了影响，我们会做出弥补。如果我们之间有误会，我们不会责怪来访者，而是会试着从双方的角度看待所发生的事情。

如果来访者以指责的方式对我们发脾气，我们当然会感受到责备，但我们不会辩解和反击。相反，我们会试着理解他们对我们所做的事情。向他们展示，我们可以为自己的行为负责，理解和关心对方的反应，但不为对方的感受承担责任。这种情感／关系学习是一种右脑体验。即使不对其进行解释，也可以培养来访者摆脱羞耻／责备循环的能力，以及更开放、更真实地与他人建立关系的能力，并带来重大的改变。

将内疚和自责作为真实联结

这真是不幸中的万幸，我们有机会与来访者分享一连串的关系——在咨访关系中的情感伤害、内疚、自责和宽恕。无论是我们还是来访者造成了伤害，都可能带来重要的新体验。举个例子，假设我们伤害了某位来访者，为了大家能够更好地学习和体会，我愿意背负着内疚感，用第一人称讲述这个棘手的故事。

假设我昨晚的睡眠受到了影响，现在状态不是很好，为了让一对处于危机中的夫妻冷静下来，并集中精力解决危机，我花了十分钟做了简短笔记，然后欢迎我的来访者参加每周的治疗。她看起来很紧张，告诉我这周她过得很糟糕，治疗不起作用，一直没有奏效，而且可能永远都不会有效。我知道这是一种经常让她崩溃的状态。我知道，对于她话语背后的情感现实，我需要带着好奇的同理心；我也知道，她会说她没有生气，只是感到绝望，难道我看不出她完全有理由感到绝望吗？

我竭力压制住自己不断上升的挫败感，试图扮演"好治疗师"的角色。但是，她当然知道（她的右脑知道）我在治疗中并没有真正带着好奇的同理心，我真的受够了，而且我对自己也很生气。最终，在我们之间没有任何改变的情况下，我产生了一个想法。我没有仔细考虑，只是感觉松了一口气。我用好治疗师的平静声音说："你知道吗？你可能是对的，也许这种疗法对你不起作用。我们已经为此苦苦挣扎好一阵子了。也许你需要的是一些更密集的治疗，也许是每周两到三次的精神分析，这也许会让你在两次疗程之间不会陷入这种感觉非常糟糕的状态。这样你的生活就会变得不那么痛苦了。"

她好像没听见我说的话。我们继续讨论她生活中其他不顺的细节，然后平静地结束了这次治疗。但是当她一周后回来的时候，她感到非常受伤，觉得自己被误解了。她也觉得对我太过分了，以至于我正在努力摆脱她。

因此，我必须承认我做的有些事给来访者造成了伤害。这是真的，在上一次的治疗中，处于应激状态的我没能处理好她的破坏性焦虑情绪，我确实想要摆脱她，至少在当时那个时候确实有这种想法。现在，我必须迅速认识到，我因自己的失败而感到羞耻是没有用的，而承认自己犯了一个错误给来访者造成了伤害是有价值的。

我告诉她，我明白她在说什么，我清楚我做了什么。我请她多告诉我一些她的感受。在我倾听的同时，我也有时间评估自己的内疚感，并考虑最好的谈论方式。我决定不谈论我上周的应激状态（这是自我防御），也不谈论她的绝望如何折磨我（这是责备）。相反，我决定简单地告诉她，她所感受到的我的感觉以及我所做的事情都是正确的。

我说："在那次治疗中，我感觉自己能力有限，我说的那些话只是为了让自己感觉好受一点，而不是为了帮助你。我让它看起来像是在帮助你，但我知道，我说的那些话很伤人，我很抱歉伤害了你。我认为，那是我在报复你的愤怒。我想我有一些愤怒情绪，但我当时没有意识到。我知道，在那个时候，我不想继续我正在做的事，也不想继续我当时的感受。因此，在某种程度上，我想要摆脱你，这就是为什么你会有这种感受。"

我检查了一下，到目前为止，我是否准确地倾听了她的感受并理解了。她认可了我的话，因此我继续说："我知道，我们的协议是，你讲出你的任何情绪感受，我的责任是帮助你探索和理解它，而**不是对它做出反应**，所以我失败了。我犯了一个严重的错误。我很感激，你坚持自己的立场，告诉我你对我所做的事的感受。我确实应该向你道歉，所以请接受我的道歉：我很抱歉，我会尽力不让你再次失望。"

来访者看着我，认真地听着我说话。她的眼睛闪着光，脸不再因为愤怒而绷得紧紧的了。她说："谢谢你这么说。"我点点头，接受了她的谢意。她补充说："我需要这个道歉。"我又点了点头，感觉基本得到了原谅，并且感觉我们之间的联结比我很久以来感受到的更紧密了。我很感激，这让我学到了如何心怀内疚而不陷入羞耻感。如果我是一个做了错事的好治疗师，我就不必因为羞耻感而与我的来访者断绝关系，我可以怀着自责的心情走向她，这种自责的程度与我所做错事的大小和影响是相称的。然后，我们可能发现有这样一个潜在的情感机会，一连串的伤害、内疚、自责和宽恕可以创造出真实和有意义的联结。

在接下来的几个星期里，当我回想起这件事的时候，我意识到这位来访者带着强烈而痛苦的羞耻感，总是拼命地不让自己对不起任何人。但是，现在她开始谈论她生活中希望自己能"更好一些"的时刻。她想知道自己是否因为愤怒而做了一些错事，而我们一起探讨错误是否可以容忍、是否可以解决。我们谈论善意的内疚和羞耻感相反——有时候，从自责（而不是羞愧）的角度说对不起，可以让你更接近对方。我们甚至还讨论了对羞耻感的极度焦虑。

这一切都是关于她"咨询室之外"的生活。由于来访者没有谈到我们之间发生的那些事，因此我也就不提了。她可能不会有意识地看到这种联结，也许她那些记录内隐关系认知的右脑神经网络正在发生变化。我希望她能与内疚、自责和宽恕建立真实的联结，能放下羞耻感的孤独。我很高兴，不管她记不记得，我已经和她"一起走过这段路"了。

与自我建立真实联结

根据精神分析和心理治疗的关系理论，我们的自我意识是通过与他人的人际联系而产生的。[5] 不仅我们早期的人际关系创造了核心的自我意识，而且我们现在的自我意识也是一种持续变化的关系的产物。[6] 在任何时候，我们的自我体验都会随着当前与他人联结（关系）的具体好坏程度而发生改变。

类似地，我们对自我的感觉，也是我们自己与自我（self-with-self）关系的产物。这种内在的动态关系，是由我们大脑的一部分创造的，它不断地将内在的认知、情绪、身体感觉、记忆和幻想同步成所谓的自我模式。即使我们的多重自我或自我状态几乎没有引起我们的注意，但使我们保持统整连贯性的是我们在各个部分自我中所体验到的当下联结。

因此，重要的是，我们与来访者交谈不是为了揭示他们的真实自我，而是为了找到他们不同自我体验之间的联结。这一目标与关系疗法工作原理的一个简单解释很契合，这个解释对大多数来访者都很有意义，即在关系治疗中，你花时间与对方建立一种有意义的真实关系，这样你才能与自己建立有意义的真实关系。

那些长期遭受羞耻感折磨的来访者发现，与他人建立联结跟与自己建立联结同样困难。正如我们可以帮助他们学会与我们以及与生活中其他人建立更真实的联结一样，我们也可以帮助他们养成与自己建立更真实的联结的终身习惯（开发新的神经网络）。在对抗长期羞耻感的影响方面，与自我建立联结的三种习惯特别有用：**自我关怀**（self-compassion）、**正念**（mindfulness）和**自我表达**（self-expression）。

自我关怀

羞耻理论家注意到，羞耻感来访者有一种特别具有破坏性的、非同理心的自我—自我（self-to-self）的关系。保罗·吉尔伯特（Paul Gilbert）的一些研究发现，自我批评是关系创伤与抑郁和焦虑之间的主要联系。他总结道："困难、压力和创伤经历对自我—自我关系的影响方式，才是精神病理学脆弱性的关键。"[7] 但是，改变这种自我—自我的有害关系绝非易事，因为高羞耻感的人很少体会到来自他人或自己的关怀。吉尔伯特的结论是，我们不能仅仅希望我们的来访者通过成长变得自我共情（self-empathy），我们还要教导那些高度羞耻感的来访者自我关怀，为此他建议使用关怀聚焦疗法（Compassion Focused Therapy）。

　　正如所有关系治疗师所做的那样，在与羞耻感来访者交流互动时，吉尔伯特首先表现出不带评判的关怀的好奇心，向他们展示如何捕捉那些让人不安的感觉，如何"觉察"它们，以及如何简单地接纳它们。他将这种右脑模型与左脑教学相结合，利用心理教育这个机会，使消极情绪、内部冲突和矛盾情绪正常化或"去羞耻感"。考虑到来访者的成长史和生活环境，他认为羞耻体验是痛苦的，也是可以理解的。

　　吉尔伯特与来访者分享他的理解，即来访者可能已经学会了责备自己，以便在危险关系中保护自己的安全。他帮助来访者探讨，如果他们停止这种自我批评，可能会在人际关系中冒什么风险。他帮助来访者区分基于羞耻感的自我批评（包括愤怒、蔑视和失望情绪）和关怀式的自我纠正。在这种自我纠正中，来访者可以将错误视为成长和改进的指导。吉尔伯特还提出了一些指导方针，以帮助来访者区分羞耻感和内疚感。[8]

　　由于左脑干预为来访者提供了协调的、验证性的体验，因此它们也在潜意识中影响了来访者右脑的羞耻感。但是，我们怎样才能更直接地与它对话呢？吉尔伯特解释说，如果来访者从未经历过积极的情绪调节，那么我们最富有同情心的努力可能也不会触及来访者的羞耻感。那些在缺乏同理心或关怀的环境中长大的来访者，无法调动内啡肽／催产素情绪调节系统，与多巴胺兴奋系统相反，内啡肽／催产素可以舒缓情绪、镇痛，并产生一种亲密感和联结感。因此，吉尔伯特提出了这个关键的问题："我们是不是可以教导大家练习并创造一种基于自我关怀的特定类型的自我关系……目的是刺激情绪舒缓系统？"[9]

　　吉尔伯特的回答是"可以的"，他的回答所描述的"教导"是高度右脑／体验式的。他建议我们帮助来访者感受关怀的特性，首先，帮助他们体验到自我关怀是可取的，而不是软弱的表现。我们请来访者像关心别人那样关心自己的感受和需求。我们贴近他们的痛苦和恐惧体验，让他们看到我们被他们的烦恼所触动，并请他们触及自己的痛苦。我们支持他们容忍那些不愉快的消极情绪以及让人不安的积极情绪。我们以一种心智化的方式，温和地理解他们在生命早期学到的那些"安全策略"。一次又一次地，我们把非评判的关怀带到他们的治疗对话中。[10]

吉尔伯特还告诉我们，要教来访者关怀技术。为此，我们帮助来访者以有用和前瞻性的方式关注问题，而不是自我批评和自我限制。帮助他们发展这些技能需要很多善意和支持性的重复，我们必须记住，最重要的是来访者学会倾听和感受他们每次自我对话的情绪基调。吉尔伯特承认，帮助羞耻感来访者感受到温暖、善意和鼓励是非常困难的。但是，培养一种"自我—自我"模式的积极情绪基调，对于他们的治疗成功非常重要，这应该成为我们与他们合作的明确重点。

吉尔伯特建议通过练习增强自我关怀的体验，来促进这种非常困难的右脑学习。练习可以从专注于自我平静的呼吸开始，然后请来访者想象自己是一个富有同情心的人。作为一个富有同情心的人，要求她注意自己脸上的表情、说话时的语气以及想法的情感品质。当她安全地扮演自我关怀的角色时，请她观看那个暂时远离的焦虑、恐惧的自我，就像在视频回放中那样。这个练习的目的很简单，就是让她对那个自我感到同情。如果自我批评开始突破，视频画面会变为黑色，来访者重新聚焦于扮演自我关怀的角色。

这个练习的细节远不如整体理念重要，因为"创造一种体验，可以让来访者能够通过关怀自我（compassionate self）的眼睛，接触到自己有问题的一面”[11]。把关怀自我作为中心，长期羞耻感来访者可以从中探索记忆和情绪，否则这些记忆和情绪很可能会激发出自我责备和自我批评。吉尔伯特指出，可以将关怀自我理解为众多其他可能自我（如愤怒自我、焦虑自我、孤独自我）中的一个，通过练习，关怀自我可以在来访者的多重自我系统中找到一个重要的位置。

在我的治疗实践中，至今还从未使用过这样一个明确的练习来激发来访者的关怀自我。我更喜欢在与来访者谈话的过程中鼓励他进行自我关怀，就像我谈论来访者当下“出现”的这个自我那样。无论来访者的关怀自我何时出现，无论其出现的时间多么短暂，我都会认可并给予肯定。吉尔伯特清楚地阐明了羞耻感来访者是多么需要（但没有）自我关怀，这有助于我更好地理解是什么让他们与自己建立真实联结如此困难。当我能帮助来访者轻松地关怀自己时，我会变得更加警惕。有时，更有帮助意味着我们只是抓住了来访者对自我关怀的需求，希望某些自我关怀的心智化会发生在潜意识中。

正念

在简单的世俗意义上，正念就是对当下时刻的反思意识，这对所有练习者的心理健康都有好处。正如众多正念练习的支持者那样，接受过依恋训练、了解神经生物学知识的精神病学家、心理治疗师丹尼尔·西格尔也这么说。[12] 许多羞耻理论家认为，正念非常有助于来访者体验受羞耻感限制的神经网络的变化。[13] 对于这些来访者，练习正念是一个很好的方法，可以给他们一个减少终生羞耻感的机会。

正如西格尔所述，正念不只是对当下时刻的中立性反思意识，它是一种以好奇、开放、接纳和爱来体验当下每个时刻的方式。[14] 正念是一种有意识的、专注的练习，把先入之见和评判放在一边，以友善和尊重的态度对待我们自己的体验。简单地说，正念就是自我关怀，作为一种日常重复练习，它建立了神经网络，包括激活内啡肽／催产素情绪调节系统，支持人际关系幸福的体验。

如果从发展理论、关系理论的角度进行治疗，我们相信来访者会内化情绪调节、心智化和自我关怀的能力，这些能力根植于他们与我们的关系之中。我们不会"重新养育"（re-parent）他们，但来访者接受这些右脑"产物"的方式，与孩子内化父母的情感能力和意向的方式大致相同。正念练习让来访者每天都能从我们（治疗师）这里得到更多相同的右脑"产物"。西格尔在正念专著中的指导性假设是，正念练习可以提升幸福感，因为它是对自我的一种调节，它的作用原理（激发神经元）与人际关系共情协调的作用原理非常相似，而且具有许多相同的效果。[15]

西格尔认为，通过自我调节练习，可以将童年期的依恋经历很大程度地复制到成年期。在诸多关系体验之中，正念是其中之一，可以促进大脑自我调节的发展。如果我们将正念视为与自己的一种安全关系，我们就能理解这种内在协调如何支持诸如情感身体调节、情绪平衡和灵活性、协调沟通、同理心、自我意识和恐惧调节等能力。[16] 我们还注意到，这些能力可以归入肖尔所谓的"右脑功能"范畴。西格尔承认，大脑研究还没有证实人际协调和个体正念练习之间的对应关系，但他引述了这个方向的一些相关研究。

西格尔还假设，自我协调涉及大脑中具有神经同步性质的高度复杂功能的创造，也就是说"当扩展的神经群在神经整合状态下联结时，这些神经群会协调地传导信号"[17]。在主观上，神经同步是一种连贯的状态。不过，还没找到这种同步现象的确凿证据。但西格尔认为，练习者本人对正念练习所产生的幸福感和协调感的描述，提供了大量（非大脑研究的）证据支持他的观点，即自我协调可以在大脑中创造统整连贯性。

在人际关系心理治疗师最感兴趣的完整治疗周期中，西格尔将他关于自我协调的观点带回到人际关系上。他列举了心理健康的三个相互依赖的基本方面——神经整合（neural integration）、心理统整连贯（mental coherence）和人际关系共情（empathic relationships）。每一个都是必要的，它们彼此不可或缺。自我协调促进神经整合和心理统整连贯，从而增强人际关系共情。安全协调的人际关系与个人正念相互作用，产生更多的神经整合，这就是主观上感受到的统整连贯、协调和幸福。[18]

如果正念和同理心携手并进，那么我们和来访者都不需要担心专注于正念会强化他们对焦虑和自恋的先占观念。相反，来访者对开放和接纳的承诺，会自然地拥抱他人和自己。我们也可以预期，当来访者与自己建立起安全且共情的关系时，就像孩子与父母之间的相互共情关系那样，他们会将自己的安全感作为基础，带着好奇心、热情和自我表达来探索世界。

正念的好处不仅限于那些能够坚持每天练习冥想的践行者。我们的某些长期羞耻感来访者会发现，学习正式的正念练习非常有帮助，更重要的是这种练习的可行性，所有来访者都可以学习。但是，我们也要记住，开放、好奇、共情和接纳的立场非常重要，因为这样的心理治疗过程本身就是一个正念过程。正如西格尔所强调的，人际协调和个人内部协调是密切相关的。在我们充满共情、不加评判的氛围中，也会引导来访者对自己产生同样的关注。我们可以期待，在友善和尊重的治疗氛围中沉浸了数小时之后，来访者可能已经学会了给予自己一些这样贴心的友善和尊重。

自我表达

很明显，自我关怀和正念是与自我建立真实联结的两种模式，而且很容易看到，这样的正向思维习惯消减了长期羞耻感的影响。但是，自我表达是如何与自我建立真实联结的呢，它又是如何缓解羞耻感的呢？我只能说，我想到一种非常特殊的"自我表达"来回答这个问题，这种"自我表达"被明确定义为不是来访者为了防御羞耻感所需要的那种自我表演。

长期感到羞耻的来访者在进入治疗时，会无意识地通过自我表演来保护他们的脆弱性。正如我们所看到的，这些表演范围从无助的愤怒，到冷漠的独立，到针对羞耻感问题的复杂"分裂"的人格解决方案。把这些称为表演，并不是在贬低来访者。在所有案例中，来访者都在做那些他们已经学会做的事情，与世界进行必要的接触，同时避免接触他们知道会让他们再次陷入孤独的需求自我、空虚自我和羞耻自我。但是，所有他们花在管理危险人际关系上的精力，都是让他们无法去探索生活中真正让他们感动和兴奋的东西的精力。

心理治疗创造了人际空间，随着治疗的推进，羞耻的孤独自我在这个空间中，得到了认识和理解，在这个过程中，自我保护性质的表演变得不那么必要。以全新的方式，我们的来访者可以了解到他们自己是谁、有什么感受。他们的了解过程与他们的表达过程是密切相关且相互作用的。

这种自我表达是缓慢地出现的，从表达被否认的情感开始。来访者允许他们感到愤怒和嫉妒。他们记得过去的痛苦，也承认现在的痛苦。他们与隐藏的那些渴望进行情感接触，沉痛地哀悼他们的丧失。他们在人际关系中感受到了友善和困难，他们选择更真实地与亲近的人互动。他们得到了理解，并从中得到安慰；他们利用支持和鼓励在生活中做出必要的改变。所有这些都是情感自我／关系自我在现实生活中的表达，也是获得了足够力量和自我意识来面对羞耻感的表现。

　　布琳·布朗和其他人建议，为了培养羞耻感复原力，有羞耻感倾向的人需要伸手求助，并说出他们的羞耻感。[19] 我很同意这个观点，如果人们能把羞耻感暴露在阳光下、暴露在他人可以接受的地方，那么羞耻感就失去了力量。说出羞耻感的过程，为更真实的自我表达铺平了道路，对此我也表示同意。布朗认为，真实意味着接受不完美、局限性和脆弱感。在与困难做斗争时，真实性锻炼了关怀心，而且培养了心理韧性和联结。布朗还认为，真实性指的是足够真实，它不是一个成就，而是一种实践，是关于如何实现真实的一系列有意识的日常选择。[20] 换句话说，真实性、自我关怀和正念是一体的。

　　心理治疗不仅是自我关怀和正念的训练场，也是真实自我表达的训练场。在治疗的互动中，**我感觉、我想要、我选择、我打算、我喜欢、我将要做的**……这些神经网络已经被很好地建立了起来，开始覆盖基于羞耻感和恐惧的网络，也开始覆盖表演和完美的补偿网络。对于我们那些具有长期羞耻感的来访者，这种易于日常进行的自我表达，既引人入胜，又非常脆弱。这种自我表达值得也很需要我们直接的鼓励。

　　当我们真诚而高兴地回应来访者突然的自我发现时，我们就在帮助他们发展减少羞耻感的自我表达神经通路。随着来访者过往经历影响力的减弱，更好的未来正在向他们招手，我们让他们知道，谈论令人兴奋的"好事情"与谈论痛苦的事情同样重要。我们理解他们尝试做某些可能不会有好结果的事情有多么可怕，我们帮助他们专注于做这些事——无论是加入跑步小组、修建花园还是写诗作赋。**做这些事感觉如何？它是你生活的一部分吗？做这些事对你来说意味着什么？**当来访者提出新的行动计划时，我们会带着幽默有趣、共情同理的好奇心，温和地谈论这些问题。

帮助来访者克服对犯错的恐惧，支持他们"勇敢地犯错"，这是我们的荣幸。他们在生活中冒险时自尊难免会受伤，我们帮助他们接纳这些挫败。过一段时间后，我们和来访者会发现，他们的梦想不再是逃避的幻想，他们不再用幻想来弥补隐藏的自我厌恶。他们想要的都有可能实现，而我们支持他们去追梦。

在学习如何成为一个不完美且脆弱的自我、如何拥有关怀心和创造力的过程中，我们的来访者开始意识到，他们还是原来的那个人，但也发生了一些新的改变。出现的并不是一个全新的真实自我，但另一方面，这不仅仅是他们羞耻感的强度和频率的降低，在这场旨在减少终身羞耻感的运动背后，有一些重大而深刻的变化。来访者与他人和自己的关系正在发生深刻的转变，而这种转变的核心是他们与自己的羞耻感建立起来的新关系。

我们的来访者不再受他们不了解的分裂力量的摆布。他们可以讲述一个故事，谈论是什么让他们感觉如此糟糕。当来访者向我们以及其他人寻求安慰时，他们会感觉更好。他们可以让自己平静下来，也能安抚自己。羞耻感不再控制他们，而是他们在控制羞耻感。来访者知道自己的羞耻感隐藏在哪里、何时会发动攻击，以及如何限制它所造成的伤害。

随着我们的来访者接纳了减少羞耻感的终身挑战，他们越来越能意识到没有完美的家庭，没有完美的生活，也没有完美的结局。这通常是他们开始考虑结束治疗的时候。他们现在告诉我们，不完美、局限性、死亡……这些都是生命的一部分。随着他们接纳了治疗的局限以及生活的局限，他们学会了顺应，也找到了智慧。我们之间的关系让人感觉温暖，充满了相互理解。虽然看到他们离开我会难过，但是，这并不是继续进行治疗的充分理由。因此，是时候说再见了，至少现在是。他们说，他们可能还会回来。如果需要找我们治疗，他们会打电话来的。他们知道，我们也知道，这没有什么可羞耻的。因为脆弱和需要他人的帮助是人类的本性，我们都在其中，谁也不例外。

注释

1. 有些大脑意识治疗师认为，对关系的内隐学习是可以擦除的。在 *Unlocking the Emotional Brain: Eliminating Symptoms at Their Roots Using Memory Reconsolidation* (New York: Routledge, 2012) 一书中，布鲁斯·艾克（Bruce Ecker）、罗宾·蒂契奇（Robin Ticic）以及劳雷尔·赫利（Laurel Hulley）教导治疗师如何诱导情绪体验，重新激活特定的旧知识，然后在与旧知识不匹配的新情绪学习中保持它们的开放性。他们坚持认为，有了良好的计划和时间安排，这样的"擦除次序"可以快速、轻松、永久地消除那些症状。

2. 参见，例如 Norman Doidge, *The Brain that Changes Itself* (New York: Viking, 2007)。

3. Judith Jordan, "Relational Development: Therapeutic Implications of Empathy and Shame", in *Women's Growth in Diversity: More Writings from the Stone Center*, ed. Judith Jordan (New York: Guilford, 1997), 138–61.

4. Jordan, "Relational Development," 152–53.

5. 例如，自体心理学家坚持认为，统整连贯的自我意识是从基于情感协调的自体客体体验中产生的。心智化理论告诉我们，当孩子的心智被另一个人的心智所控制时，他就开始了解自己的心智（或自我）。在情感调节理论中，当一个孩子的情感从另一个人的情感中找到对于最佳右脑发育所必需的一致调节时，自我意识就会作为一种右脑体验出现。斯通中心的自体关系理论家认为，只有当一个人体验到另一个人的共情理解时，对自己的共情才成为可能。

6. 我的想法与精神分析的人际关系学派的理论家更一致，他们与斯通中心的自体关系理论家一样，不强调本体论定义的单一自体的存在；自体心理学和其他以发展为导向的理论，在某种程度上仍然依赖于个体概念，即历史建构的本质自我。

7. Paul Gilbert, "Shame in Psychotherapy and the Role of Compassion Focused Therapy," in *Shame in the Therapy Hour*, eds. Ronda L. Dearing and June Price Tangney, (Washington, DC: American Psychological Association, 2011), 330.

8. Gilbert, "Compassion Focused Therapy," 331–38.

9. Gilbert, "Compassion Focused Therapy," 341.

10. Gilbert, "Compassion Focused Therapy," 341–43.

11. Gilbert, "Compassion Focused Therapy," 345.

12. Daniel Siegel, *The Mindful Brain: Reflection and Attunement in the Cultivation of Well-Being* (New York: Norton, 2007)；也可参见 Jon Kabat-Zinn, *Full Catastrophe Living: Using the Wisdom of Your Body and Mind to Face Stress, Pain, and Illness* (New York: Dell, 1990) 以及 *Coming to Our Senses: Healing Ourselves and the World Through Mindfulness* (New York: Hyperion, 2003)。

13. For example, Gilbert, "Compassion Focused Therapy," 343; Leslie Greenberg and Shigeru Iwakabe, "Emotion-Focused Therapy and Shame," in *Shame in the Therapy Hour*, eds. Dearing and Tangney, 77; Brené Brown, Virginia Hernandez, and Yolanda Villarreal, "Connections: A 12-Session Psychoeducational Shame Resilience Curriculum," in *Shame in the Therapy Hour*, eds. Dearing and Tangney, 364; Shireen Rizvi et al., "The Role of Shame in the Development and Treatment of Borderline Personality Disorder," in *Shame in the Therapy Hour*, eds. Dearing and Tangney, 249.

14. Siegel, *Mindful Brain*, 15.

15. Siegel, *Mindful Brain*, 17.

16. Siegel, *Mindful Brain*, 191.

17. Siegel, *Mindful Brain*, 193.

18. Siegel, *Mindful Brain*, 198–201.

19. Brown, Hernandez, and Villarreal, "Connections," 368.

20. Brené Brown, *The Gifts of Imperfection: Let Go of Who You Think You're Supposed to Be and Embrace Who You Are* (Minneapolis, MN: Hazelden, 2010), 49–50.

参考文献

Ainsworth, Mary. 1978. *Patterns of Attachment: A Psychological Study of the Strange Situation*. Hillsdale, NJ: Erlbaum.

Ainsworth, Mary, and John Bowlby. 1965. *Child Care and the Growth of Love*. London: Penguin Books.

Allen, Jon G., D.A. Console, and L. Lewis. 1999. "Dissociative Detachment and Memory Impairment: Reversible Amnesia or Encoding Failure?" *Comprehensive Psychiatry* 40 (1999): 160–71.

Allen, Jon G., Peter Fonagy, and Anthony W. Bateman. 2008. *Mentalizing in Clinical Practice*. Washington, DC: American Psychiatric Press.

American Psychiatric Association. *Diagnostic and Statistical Manual of Mental Disorders, Fifth Edition (DSM-5)*. 2013. Arlington, VA: American Psychiatric Association.

Aron, Lewis. *A Meeting of Minds: Mutuality in Psychoanalysis*. 1996. Hillsdale, NJ: Analytic Press.

Aron, Lewis. 2003. "The Paradoxical Place of Enactment in Psychoanalysis: Introduction." *Psychoanalytic Dialogues*, 13: 273–87.

Bacal, Howard. "Shame – the Affect of Discrepancy."1997. In *The Widening Scope of Shame*, edited by Melvin Lansky and Andrew Morrison, 99–104. Hillsdale, NJ: Analytic Press.

Badenoch, Bonnie. 2008. *Being a Brain-Wise Therapist: A Practical Guide to Interpersonal Neurobiology*. New York: Norton.

Bliss, Eugene. 1986. *Multiple Personality, Allied Disorders, and Hypnosis*. New York: Oxford University Press.

Boston Change Process Study Group. 2010. *Change in Psychotherapy: A Unifying Paradigm*. New York: Norton.

Bowlby, John. 1988. *A Secure Base: Parent-Child Attachment and Healthy Human Development*. New York: Basic Books.

Bradshaw, John. 1988. *Healing the Shame that Binds You*. Deerfield Beach, FL: Health Communications.

Bromberg, Philip. 1998. *Standing in the Spaces: Essays on Clinical Process, Trauma, and Dissociation*. Hillsdale, NJ: Analytic Press.

Bromberg, Philip. 2006. *Awakening the Dreamer: Clinical Journeys*. Mahwah, NJ: Analytic Press.

Bromberg, Philip. 2011. *The Shadow of the Tsunami and the Growth of the Relational Mind*. New York: Routledge.

Broucek, Francis. 1991. *Shame and the Self*. New York: Guilford.

Brown, Brené. 2007. *I Thought It Was Just Me (but it isn't): Making the Journey from "What Will People Think?" to "I Am Enough."* New York: Gotham.

Brown, Brené. 2010. *The Gifts of Imperfection: Let Go of Who You Think You're Supposed to Be and Embrace Who You Are*. Minneapolis, MN: Hazeldon.

Brown, Brené. *Daring Greatly*. New York: Gotham.

Cloitre, Marylene, Lisa R. Cohen, and Karestan C. Koenen. 2006. *Treating Survivors of Childhood Sexual Abuse: Psychotherapy for the Interrupted Life*. New York: Guilford.

Cozolino, Louis. 2012. *The Neuroscience of Psychotherapy: Healing the Social*

Brain, 2nd edn. New York: Norton.

Danielian, Jack and Patricia Gianotti. 2012. *Listening with Purpose: Entry Points into Shame and Narcissistic Vulnerability.* New York: Jason Aronson.

Davies, Jodie Messler. 1997. "Dissociation and Therapeutic Enactment." *Gender and Psychoanalysis,* 2, : 241–57.

Davies, Jodie Messler, and Mary Gail Frawley. 1994. *Treating the Adult Survivor of Childhood Sexual Abuse: A Psychoanalytic Perspective.* New York: Basic Books.

Dearing, Ronda L., and June Price Tangney, editor. 2011. *Shame in the Therapy Hour.* Washington, DC: American Psychological Association.

DeYoung, Patricia. 2003. *Relational Psychotherapy: A Primer.* New York: Routledge.

Doidge, Norman. 2007. *The Brain that Changes Itself.* New York: Viking.

Donald-Pressman, Stephanie, and Robert Pressman. 1994. *The Narcissistic Family: Diagnosis and Treatment.* New York: Macmillan.

Dutra, L., K. Callahan, E. Forman, M. Mendelsohn, and J.L. Herman. 2008. "Core Schemas and Suicidality in a Chronically Traumatized Population." *Journal of Nervous and Mental Disease* 196: 71–74.

Ecker, Bruce, Robin Ticic, and Laurel Hulley. 2012. *Unlocking the Emotional Brain: Eliminating Symptoms at Their Roots Using Memory Reconsolidation.* New York: Routledge.

Fonagy, Peter, Gyorgy Gergely, Elliot Jurist, and Mary Target. 2002. *Affect Regulation, Mentalization, and the Development of the Self.* New York: Other Press.

Fonagy, Peter, Miriam Steele, Howard Steele, George Moran, and Anna Higgitt. 1991. "The Capacity to Understand Mental States: The Reflective Self in Parent and Child and Its Significance for Security of Attachment." *Infant Mental Health Journal* 12: 201–18.

Fosha, Diana. 2009. "Emotion and Recognition at Work: Energy, Vitality, Pleasure,

Truth, Desire, and the Emergent Phenomenology of Transformational Experience." In *The Healing Power of Emotion: Affective Neuroscience, Development and Clinical Practice*, edited by Diana Fosha, Daniel Siegel, and Marion Solomon, 172–203. New York: Norton.

Fossum, Merle, and Marilyn Mason. 1986. *Facing Shame: Families in Recovery*. New York: Norton.

Geist, Richard. 2008. "Connectedness, Permeable Boundaries, and the Development of the Self: Therapeutic Implications." *International Journal of Psychoanalytic Self Psychology* 3: 129–51.

Geist, Richard. 2011. "The Forward Edge, Connectedness, and the Therapeutic Process." *International Journal of Psychoanalytic Self Psychology* 6: 235–50.

George, Carol, Nancy Kaplan, and Mary Main. 1985. The Adult Attachment Interview. Berkeley, CA: University of California at Berkeley, unpublished manuscript.

Goldberg, Arnold. 1999. *Being of Two Minds: the Vertical Split in Psychoanalysis and Psychotherapy*. Hillsdale, NJ: Analytic Press.

Guntrip, Harry. *Schizoid Phenomena, Object Relations, and the Self.* 1969. New York: International Universities Press.

Harper, James, and Margaret Hoopes. 1990. *Uncovering Shame: An Approach Integrating Individuals and Their Family Systems*. New York: Norton.

Herman, Judith Lewis. 1992. *Trauma and Recovery*. New York: Basic Books.

Herman, Judith Lewis. 2012. "Shattered Shame States and Their Repair." In *Shattered States: Disorganized Attachment and Its Repair*, John Bowlby Memorial Conference Monograph 2007, edited by Judy Yellin and Kate White, 157–70. London: Karnac.

Horney, Karen. 1945. *Our Inner Conflicts: A Constructive Theory of Neurosis*. New York: Norton.

Horney, Karen. 1950. *Neurosis and Human Growth: The Struggle toward Self-*

Realization. New York: Norton.

Hughes, Daniel. 2007. *Attachment Focused Family Therapy*. New York: Norton.

Jordan, Judith. 1997. "Relational Development: Therapeutic Implications of Empathy and Shame." In *Women's Growth in Diversity: More Writings from the Stone Center*, edited by Judith Jordan, 138–61. New York: Guilford.

Jordan, Judith, Alexandra Kaplan, Jean Baker Miller, Irene Pierce Stiver, and Janet Surrey. 1991. *Women's Growth in Connection: Writings from the Stone Center*. New York: Guilford.

Kabat-Zinn, Jon. 1990. *Full-Catastrophe Living: Using the Wisdom of Your Body and Mind to Face Stress, Pain, and Illness*. New York: Dell.

Kabat-Zinn, Jon. 2003. *Coming to Our Senses: Healing Ourselves and the World Through Mindfulness*. New York: Hyperion.

Kahn, Michael. 1997. *Between Therapist and Client: The New Relationship*, 2nd edn. New York: Freeman.

Kaufman, Gershen. (1980) 1992. *Shame, the Power of Caring*. Rochester, VT: Schenkman Books, 1980. 3rd edn.

Kohut, Heinz. 1971. *The Analysis of the Self: A Systematic Approach to the Psychoanalytic Treatment of Personality Disorders*. New York: International Universities Press.

Kohut, Heinz. 1984. *How Does Analysis Cure?* Chicago: University of Chicago Press.

Lee, Ronald, and J. Colby Martin. 1991. *Psychotherapy after Kohut: A Textbook of Self Psychology*. Hillsdale, NJ: Analytic Press.

Lewis, Helen Block. 1971. *Shame and Guilt in Neurosis*. New York: International Universities Press.

Lewis, Helen Block. ed. 1987. *The Role of Shame in Symptom Formation*. Hillsdale, NJ: Erlbaum.

Lichtenberg, Joseph. 1989. *Psychoanalysis and Motivation*. Hillsdale, NJ: Analytic Press.

Lichtenberg, Joseph. 2007. *Sensuality and Sexuality across the Divide of Shame.* New York: Routledge.

Luborsky, Lester, Barton Singer, and Lise Luborsky. 1975. "Comparative Studies of Psychotherapies." *Archives of General Psychiatry* 32: 995–1008.

Main, Mary "Adult Attachment Interview Protocol." http://www.psychology. sunysb.edu/attachment/measures/content/aai_interview.pdf. Accessed January 18, 2014.

Main, Mary, and Ruth Goldwyn. 1998. *Adult Attachment Scoring and Classification System.* University of California at Berkeley: unpublished manuscript.

Main, Mary, and Judith Solomon. 1990. "Procedures for Identifying Infants as Disorganized/Disoriented during the Ainsworth Strange Situation." In *Attachment in the Preschool Years: Theory, Research, and Intervention*, edited by Mark T. Greenberg, Dante Cicchetti, and E. Mark Cummings, 121–60. Chicago: University of Chicago Press.

Main, Mary, Nancy Kaplan, and Jude Cassidy. 1985. "Security in Infancy, Childhood, and Adulthood: A Move to the Level of Representation." In *Growing Points of Attachment Theory and Research*, edited by Inge Bretherton and Everett Waters, 64–104.

Maroda, Karen. 1998. "Enactment: When the Patients' and Analysts' Pasts Converge." *Psychoanalytic Psychology,* 15: 517–35.

Maté, Gabor. 2008. *In the Realm of Hungry Ghosts: Close Encounters with Addiction.* Toronto: Knopf.

Miller, Jean Baker, and Irene Pierce Stiver. 1997. *The Healing Connection: How Women Form Relationships in Therapy and in Life.* Boston: Beacon Press.

Miller, Susan. 1985. *The Shame Experience.* Hillsdale, NJ: Analytic Press.

Morrison, Andrew. 1987. "The Eye Turned Inward: Shame and the Self." In *The Many Faces of Shame*, edited by. Donald Nathanson, 271–91. New York: Guilford.

Morrison, Andrew. 1989. *Shame, the Underside of Narcissism*. Hillsdale, NJ: Analytic Press.

Morrison, Andrew. 2011. "The Psychodynamics of Shame." In *Shame in the Therapy Hour*, edited by Ronda L. Dearing and June Price Tangney, 23–43. Washington, DC: American Psychological Association.

Nathanson, Donald, ed. 1987. *The Many Faces of Shame*. New York: Guilford.

Nathanson, Donald, ed. 1992. *Shame and Pride*. New York: Norton.

Orange, Donna. 1995. *Emotional Understanding: Studies in Psychoanalytic Epistemology*. New York: Guilford.

Orange, Donna. 2008. "Whose Shame Is It Anyway? Lifeworlds of Humiliation and Systems of Restoration." *Contemporary Psychoanalysis* 44: 83–100.

Perls, Frederick S., Ralph F. Hefferline, and Paul Goodman. (1951) 1994. *Gestalt Therapy: Excitement and Growth in the Human Personality*. New York: Julian. Reprint, Goldsboro, ME: Gestalt Journal Press.

Pizer, Stuart. 1998. *Building Bridges: Negotiating Paradox in Psychoanalysis*. Hillsdale, NJ: Analytic Press.

Potter-Effron, Ronald. 2002. *Shame, Guilt, and Alcoholism*, 2nd edn. New York: Haworth.

Rogers, Carl. 1951. *Client-Centered Therapy: Its Current Practice, Implications, and Theory*. London: Constable.

Rogers, Carl. 1961. *On Becoming a Person: A Therapist's View of Psychotherapy*. London: Constable.

Ross, Colin. 1989. *Multiple Personality Disorder: Diagnosis, Clinical Features, and Treatment*. New York: Wiley & Sons.

Rusch, Nicolas, Klaus Lieb, Ines Gottler, Christiane Hermann, Elisabeth Schramm, and Harald Richter. 2007. "Shame and Implicit Self-Concept in Women with Borderline Personality Disorder." *American Journal of Psychiatry* 164: 500–508.

Rusch, Nicolas, Daniela Schulz, Gabi Valerius, Regina Steil, Martin Bohus, and Christian Schmal. 2011. "Disgust and Implicit Self-Concept in Women with Borderline Personality Disorder and Posttraumatic Stress Disorder." *European Archives of Psychiatry and Clinical Neuroscience* 261: 369–76.

Schore, Allan. 1994. *Affect Regulation and the Origin of the Self*. Mahwah, NJ: Erlbaum.

Schore, Allan. 2003a. *Affect Dysregulation and Disorders of the Self*. New York: Norton.

Schore, Allan. 2003b. *Affect Regulation and the Repair of the Self*. New York: Norton.

Schore, Allan. 2011. Foreword to *The Shadow of the Tsunami and the Growth of the Relational Mind*, by Philip Bromberg. New York: Routledge.

Schore, Allan. 2012. *The Science of the Art of Psychotherapy*. New York: Norton.

Schwartz, Richard. 1995. *Internal Family Systems Therapy*. New York: Guilford.

Shane, Morton, Estelle Shane, and Mary Gales. 1997. *Intimate Attachments: Toward a New Self Psychology*. New York: Guilford.

Siegel, Daniel. 1999. *The Developing Mind: How Relationships and the Brain Interact to Shape Who We Are*. New York: Guilford.

Siegel, Daniel. 2007. *The Mindful Brain: Reflection and Attunement in the Cultivation of Well-Being*. New York: Norton.

Stern, Daniel. 1985. *The Interpersonal World of the Infant: A View from Psychoanalysis and Developmental Psychology*. New York: Basic Books.

Stern, Donnel. 1997. *Unformulated Experience: From Dissociation to Imagination in Psychoanalysis*. Hillsdale, NJ: Analytic Press.

Stern, Donnel. 2010. *Partners in Thought: Working with Unformulated Experience, Dissociation, and Enactment*. New York: Routledge.

Stolorow, Robert, and George Atwood. 1992. *Contexts of Being: The Intersubjective Foundations of Psychological Life*. Hillsdale, NJ: Analytic

Press.

Stuss, Donald, and Michael Alexander. 1999. "Affectively Burnt-In: One Role of the Right Frontal Lobe?" In *Memory, Consciousness, and the Brain: The Talin Conference*, edited by Endel Tulving, 215–27. Philadelphia, PA: Psychology Press.

Talbot, Jean, Nancy Talbot, and Xin Tu. 2004. "Shame-Proneness as a Diathesis for Dissociation in Women with Histories of Childhood Sexual Abuse. *Journal of Traumatic Stress* 17: 445–48.

Tangney, June Price, and Ronda L. Dearing. 2002. *Shame and Guilt*. New York: Guilford.

Tomkins, Silvan. 1963. *Affect, Imagery, Consciousness*. Vol. 2, *The Negative Affects*. New York: Springer.

Tronick, Edward, Heidelise Als, Lauren Adamson, Susan Wise, and T. Berry Brazelton. 1978. "The Infants' Response to Entrapment between Contradictory Messages in Face-to-Face Interaction." *Journal of Child Psychiatry* 17: 1–13.

van der Kolk, Bessel A., and Rita Fisler. 1995. "Dissociation and the Fragmentary Nature of Traumatic Memories: Overview and Exploratory Study." *Journal of Traumatic Stress* 8: 505–25.

Wallin, David. 2007. *Attachment in Psychotherapy*. New York: Guilford.

Wampold, Bruce E. 2001.*The Great Psychotherapy Debate: Models, Methods, and Findings*. Mahwah, NJ: Erlbaum.

Winnicott, Donald W. (1971) 1982. *Playing and Reality*. London: Tavistock. Reprint, Harmondsworth, Middlesex, England: Penguin Education.

Wolf, Ernest. 1988. *Treating the Self: Elements of Clinical Self Psychology*. New York: Guilford.

Young-Eisendrath, Polly. 2008. *The Self-Esteem Trap: Raising Confident and Compassionate Kids in an Age of Self-Importance*. New York: Little, Brown.